中医千年抗疫史及新冠肺炎研究与思考

刘宁 刘景源 著

王庆侠 张泽灵 整理

中国中医药出版社
·北京·

图书在版编目（CIP）数据

中医千年抗疫史及新冠肺炎研究与思考/刘宁，刘景源著 . —北京：
中国中医药出版社，2020.4（2023.1重印）
ISBN 978-7-5132-6134-0

Ⅰ.①中… Ⅱ.①刘… ②刘… Ⅲ.①瘟疫—医学史—中国 ②日冕形病毒—
病毒病—肺炎—中医治疗法 Ⅳ.①R254.3-09 ②R259.631

中国版本图书馆 CIP 数据核字（2020）第 028185 号

中国中医药出版社出版

北京经济技术开发区科创十三街 31 号院二区 8 号楼
邮政编码 100176
传真 010-64405721
三河市同力彩印有限公司印刷
各地新华书店经销

开本 710×1000 1/16 印张 12.5 字数 217 千字
2020 年 4 月第 1 版 2023 年 1 月第 2 次印刷
书号 ISBN 978-7-5132-6134-0

定价 49.80 元
网址 www.cptcm.com

服务热线 010-64405510
购书热线 010-89535836
维权打假 010-64405753

微信服务号 zgzyycbs
微商城网址 https：//kdt.im/LIdUGr
官方微博 http：//e.weibo.com/cptcm
天猫旗舰店网址 https：//zgzyycbs.tmall.com

如有印装质量问题请与本社出版部调换（010-64405510）

作者简介

刘宁，男，中共党员，民盟盟员。北京中医药大学东直门医院针灸科副主任医师，中医内科学博士，针灸推拿学硕士。国家级名老中医、首都国医名师、温病学家刘景源教授学术继承人，刘景源名医传承工作室主任。岐黄中医药传承发展奖优秀继承人、全国名老中医药专家传承团队领军人才。现任世界中医药学会联合会温病专业委员会副会长，中国中医药信息学会温病分会副秘书长，中国中医药信息学会中医药人才信息分会副会长，北京中西医结合学会养生专业委员会青年委员。曾任世界中医药学会联合会经方专业委员会理事。

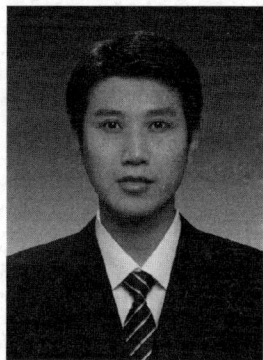

从事中医内科、针灸临床及教学、科研工作十余年。在温病学方面有深入研究，曾作为主要完成人参与国家级课题"基于传染病中医临床应急模式的人才支撑研究"。临床诊疗坚持针药结合，针之不及，药之所宜，相合以治，疗效显著。对外感病、疼痛类疾病、骨关节病、皮肤病、妇科病、内科疑难杂症、急危重症具有独到经验。从业11年内门诊量高达10万3千余人次，日均门诊量近百人。2013—2015年连续3年荣获东直门医院"中药处方奖"。参与国家级、省部级课题3项，发表学术论文55篇，其中第一作者21篇，核心期刊14篇；出版学术著作6部，其中3部为副主编，3部为编委。曾多次参与录制北京卫视"养生堂"、中央电视台"健康之路"等节目。曾多次应邀到国外与国内各地讲学及从事诊疗活动。

新冠肺炎疫情暴发后，作为国家中医医疗队第二批骨干队员，于2020年1月27日赴武汉支援湖北省中西医结合医院进行新冠肺炎诊疗和救治，首批进入隔离病房。

作者简介

刘景源，男，1943年11月生，河北省唐山市丰润区人（祖籍浙江省义乌市）。中共党员，北京中医药大学教授、主任医师、研究员、博士研究生导师，国家级名老中医、首都国医名师。毕业于北京中医学院（现北京中医药大学），从事中医临床、教学、科研工作50余年，具有丰富的临床与教学经验，为著名温病学家。

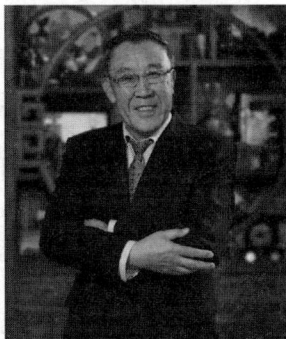

曾任中国国家中医药考试中心与中国国际针灸考试中心考务部主任，北京中医药大学国际中医药交流与合作中心主任，国家中医药管理局中医师资格认证中心顾问、首席专家。曾任国家中医药管理局中医药经典课程示范教学项目《温病学》《温病条辨》主讲教授，教学光盘在国内外发行，深受好评。

现任国家中医药管理局突发公共事件中医药应急专家委员会委员、国家中医药管理局中医师资格认证中心首席专家、国家中医药管理局全国优秀中医（基础、临床）人才研修项目指导专家及温病学授课老师、全国老中医药专家学术经验继承工作及学位指导老师、中国中医药信息学会温病分会会长、世界中医药学会联合会温病专业委员会会长，中国中医药研究促进会仲景医学分会常务副会长、中国民族医药学会国际交流与合作分会学术委员会副主任委员、中国医药新闻信息协会中医药临床分会专家委员会副主任委员、世界中医药学会联合会名医传承工作委员会顾问、世界中医药学会联合会肿瘤经方治疗研究专业理事会顾问、《中国临床医生》顾问等。

历年来出版学术著作8部，发表学术论文70余篇，主持完成省部级科研项目6项。包括国家中医药管理局2003年中西医结合治疗SARS临床研究特别专项课题"历代疫病流行文献整理及献方献药研究"、2009 年中医药行业科研专项课题"基于传染病中医临床应急模式的人才支撑研究",对全国各省级传染病医院的中医人才进行培训。曾多次应邀到国外与国内各地讲学,从事诊疗活动,主持国际中医、针灸专业人员水平考试及学术交流。

临床擅长治疗各种急慢性发热,出血性、发疹性疾病,痛症及各种内、妇科疑难病。

前言

己亥岁末，庚子年初，新型冠状病毒感染的肺炎首先在武汉流行，继而传遍全国，来势迅猛，势成"大疫"。面对西医没有有效治疗方法的困境，中医迎难而上。首先是北京、广东相继派出了两支国家医疗队，继而全国各地纷纷响应，多省市各路中医优秀战士披甲上阵，奔赴疫区，支援武汉。中医药的介入，取得了卓越的战绩，彰显了有数千年历史的中医学的功力，扬我国威。翻开中国医学史的篇章，自《黄帝内经》以降，历代典籍中都不乏关于温病与疫病的记载。往事越千年，中医学抗疫的记载，从灾难中总结出来的宝贵防治经验，连篇累牍，著述甚丰，在举国抗疫的今天，更闪烁着熠熠光辉，指导着抗疫临床实践。

作为一名从事温病教学与研究数十年的中医专家，刘景源教授在 2003 年SARS 流行期间，承担了国家中医药管理局的专项课题——"历代疫病流行文献整理及献方献药研究"。该课题的主要部分是对中医学防治疫病的文献进行整理，由此撰写出较为系统的研究成果。为此，完成了"中医疫病学发展史略"一文。该文最早收录于由宋乃光、刘景源教授主编的普通高等教育中医院校教材《中医疫病学》，于 2004 年出版。由于 SARS 疫情已过，各高等中医药院校大多没有开设《中医疫病学》课程，该教材除在北京中医药大学少量使用外，并未广泛发行。此次疫病流行，重新回顾历史，发现"中医疫病学发展史略"一文，内容堪称丰富。文中介绍了数十部有关温病、疫病的古籍，而且对每一部古籍都有较详细的介绍和点评，读来颇有启迪，对当今的抗疫工作很有参考价值。为此，本人协助刘景源教授对原作稍作修订、补充，命名为"中医温病学与疫病学发展简史"，作为本书的上篇。中医学关于温病的治法，其中也包含疫病的治法，内容非常丰富，刘景源教授根据多年的教学与临床经验，带领我们对其进行了梳理、归纳，撰写了"温病治法九讲"，作为本书的中篇。由此可以说，本书的上篇、中篇部分作为中医温病学与疫病学的源流与治法，形成了较为完整的体系。

　　我作为刘景源教授的学术继承人，从师多年，对中医温病学、疫病学进行过系统探讨与研究，自新冠肺炎在武汉流行以来，时刻做好奔赴抗疫一线的准备。在此期间，查阅了大量文献，进行了深入思考，撰写了"生命的宿敌——病毒的前世今生"和"病毒无情人有情——一位中医眼中的抗击新型冠状病毒斗争"两篇文章。2020 年 1 月 27 日，我获得北京中医药大学东直门医院批准，进入疫区武汉支援湖北省中西医结合医院进行新冠肺炎诊疗和救治。通过半个月的临床观察，接受媒体采访时从新冠肺炎的中西医病因、病机、治法进行了阐述，并由刘景源名医传承工作室王庆侠教授和张泽灵博士协助进行录音稿整理、修订，形成文字，题名为"武汉抗疫阵地战的研究与思考"。其中，关于中医的治法，在处方用药中突出强调了扶正法的重要性，并倡导针灸疗法。这些内容都来自于自己的临床实践与思考，可供同道参酌。上述三篇文章收入了本书下篇，名为"新冠肺炎的研究与思考"。

　　因时间紧迫，又属一己之见，书中难免存在不当之处，敬希读者诸君不吝赐正。

刘　宁

2020 年 2 月 12 日

目录

上 篇

中医温病学与疫病学发展简史

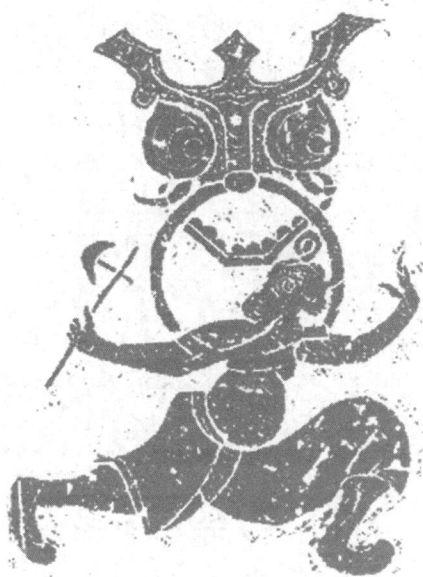

温病，是外感四时温热邪气所引起的，以发热为主要临床特征的多种急性热病的总称。温病学是研究温病的发生发展规律、预防与辨证论治的一门学科。

疫病，是外感疫疬邪气所引起的，具有强烈传染性，容易引起大流行的一类急性发热性疾病的统称。疫病学是研究疫病的发生发展规律、预防与辨证论治的一门学科。

由于感受的邪气不同，疫病有诸多病种，其中有温疫、湿热疫，也有寒疫、寒湿疫，其共同特征是都有急性发热过程。前人多将外感热邪所引起的疫病统称为温疫或瘟疫，从而将其隶属于温病的范畴。可以说，温疫是温病中的一种类别，就二者的关系而言，温病之义广而温疫之义狭。二者的区别在于，除温疫外的其他温病，是发生于不同季节的，由温热邪气所引起的疾病，一般为散发、不传染或传染范围小，而温疫是具有强烈传染性，容易引起大流行的一类温病。由此可见，温病与温疫之间并没有绝对界限，其区别仅在于传染性的强弱和流行范围的大小而已。如果不传染或传染性不强者，就称为温病；传染性强，引起大流行者，就称为温疫。即使同一病种，如果传染范围不大，未引起大流行，就称为温病；如果传染性强，引起大范围流行时，就可以称为温疫。因此，自清代以后，凡温病学的著述，都将温疫涵盖于内。

疫病学的研究对象是疫病，也就是西医学的急性传染病，有些甚至是烈性传染病。这类疾病大多起病急骤，来势凶猛，如不及时采取预防措施，会在人群中迅速传播蔓延，引起大流行，且一旦发病，则其病情严重，病死率高。因此，对疫病进行深入研究，不断提高防控与诊疗水平，是摆在医学界面前的重大课题与重要任务。

自古以来，人类就在与疾病进行着顽强的斗争，也从而推动着医学的发展，并在医学实践中积累了丰富的经验。20世纪以来，随着科学技术的发展，特别是抗生素的广泛应用与合理的防治措施，使不少传染病得到了有效的控制，有些传染病甚至已经被消灭，这是人类在对传染病的斗争中所取得的重大成果。但是也应当看到，传染病并未在地球上绝迹，而且有些已被控制的病种发病率又有上升趋势，还有一些未被认知的新病种也悄然袭来。面对诸如此类的新问题，目前医学界的困惑是：对病毒性疾病，西医学尚无有效的抗病毒药物；对细菌性疾病，虽然抗生素有确切疗效，但因近年来滥用抗生素而导致了细菌耐药性的弊病，致使药量越用越大，而疗效却未必越好，而且其毒副作用难以控制；还有一些新病种，由于人们对其知之甚少，所以也谈不上及时、有效地治疗，等等。在这种新形势下，就给中医学提出了新的任务，如何深入发掘中华民族的优秀医药学遗产，开创出中医药治疗急性传染病的独特思路与体系，这正是中医温病学、疫病学所应担负的艰巨而光荣的历史使命。

中医学对温病、疫病的认识较早，可溯源至战国时期，而后经过历代医家的不断努力研究，对温病、疫病的认识逐步深化，临床诊疗经验不断丰富，为温病学、疫病学的形成奠定了基础，至明、清时期终于形成较完整的包括疫病学在内的温病学学术体系。可以说温病学、疫病学是在古代科学尚不发达的情况下，历经近两千年的时间，在多次疫病流行的危难中，经过无数医家前赴后继的努力，经过反复实践，在大量死亡病例与获救病例中筛选总结出的精华。正因为温病学、疫病学是在温病与疫病的诊疗实践中逐渐形成的，它对维系中华民族的种族绵延、繁衍昌盛作出了不可磨灭的贡献，所以它是中医学宝贵遗产中的重要组成部分。在全世界都在对传染病给人类造成的危害重新认识与估量的今天，重新发掘中医温病学、疫病学遗产，更觉弥足珍贵，进一步将其发扬光大，将是中医学对全人类的重要贡献。

关于温病学、疫病学的形成与发展过程，按历史分期，可以分为萌芽阶段、成长阶段、形成与发展阶段、发扬阶段四个阶段。

一、萌芽阶段（战国至隋、唐时期）

在中医学形成的早期，对温病、疫病的认识经历了一个由浅入深的必然发展过程，这个过程是漫长而曲折的，但却是不断进步、不断深入的。

（一）先秦、两汉时期非医学书籍中关于温病、疫病的记载

疫病是温病中的一种类型，但在早期有文字记载以来的古代文献中，首先出现的是关于疫病的记载。最早可以追溯到殷商时期的甲骨文，其中有"疾年"一词的出现。顾名思义，"疾年"是指疾病多发的年份。这里虽然未提出疫病之名，但我们可以推测，导致某年多发的疾病，应当是具有传染性的流行性疾病。

在周代的典籍中，已经出现了"疫"这一名词，在《礼记》中就多次提到疫病，如"孟春行秋令，则民大疫""季春行夏令，则民多疾疫""果实早成，民殃于疫""民必大疫，又随以丧"等。从中可以看出，当时已经认识到气候的反常，可以导致疫病的发生。西汉桓宽（字次公，生于汉宣帝时，西汉汝南人）在《盐铁论·救匮》中说："若疫岁之巫，徒能鼓口耳，何散不足之能治乎？"文中的"疫岁"，应当是指疫病流行之年。东汉王充（字仲任，生于公元27~97年间，会稽上虞人）在《论衡·命义》中说："饥馑之岁，饿者满道，温气疫疠，千户灭门。"文中既指出了灾荒饥馑、人民营养不良、体质虚弱是导致疫病发生的因素之一，又指出了疫病可以造成大流行，而致"千户灭门"的惨状。应当特别指出的是，王充所说的"温气疫疠"从病因学的角度指出了疫病的发生与温邪有关，可视为后世"温疫"一词的肇基。再者，王充将"疫"与"疠"二字连用，也可以视为"疫疠"一词的发端。东汉许慎（字叔重，生于公元30~124年间，召陵人）在《说文解字》中说："疫，民皆疾也。"这是对"疫"字含义的最早文字学解释。"民皆疾也"，说明了疾病发病的广泛性。什么原因会有这么强的致病力而导致"民皆疾"呢？这应当是只有传染性疾病才具有的特点。嗣后，东汉末年的曹植（字子建，生于公元192~232年间，沛国谯人）在《说疫气》中记载："建安二十二年，疠气流行，家家有僵尸之痛，室室有号泣之哀，或阖门而殪，或覆族而丧。或以为：'疫者，鬼神所作。'夫罹此者，悉被褐茹藿之子，荆室蓬户之人耳。若夫殿处鼎食之家，重貂累蓐之门，若是者鲜焉。此乃阴阳失位，寒暑错时，是故生疫。而愚民悬符厌之，亦可笑也。"曹植所述，与王充所说的"千户灭门"都可以作为"民皆疾也"的注脚。

关于"疠"字，古今含义有所不同。许慎在《说文解字》中说："疠，恶疾也。"可见疠字在汉代以前使用较广，泛指致病力强、病状严重的疾病，或恶性疾病，并非专指疫病。自王充提出"温气疫疠"之说后，疠与疫二字的关系就密不可分了，遂为后世所广泛使用。或以之为传染性疾病的统称，如"疫疠"，即疫病；或以之为传染病的病因，如"疠气"。曹植《说疫气》文中的"疠气流行"，就是以"疠"为传染病的病因，而他所说的"是故生疫"的疫字，就是指疫病。至清代段玉裁（字若膺，号茂堂，生于公元1735~1815年间，江苏金坛县人）注《说文解字》，在疠字条下说："按古义谓恶病包内外言之。今义别制……训疠为疠疫。"可见，在段氏看来，疠与疫可以视为同义词，这种说法，一直沿用至今。

以上书籍虽然都不是医学专著，但是都提到了"疫"，而且对疫病发生的广泛性及病死率之高都有记载，但惜乎文中均未明确提出疫病具有强烈传染性这一特点，可以说，当时还未能对疫病就是传染病这一概念作出明确的界定。

（二）《黄帝内经》中关于温病与疫病的记载

在中医学典籍中，首先提出与温病、疫病有关内容的，可以说是《黄帝内经》这部现存最早的中医学经典著作。《素问·生气通天论》说"冬伤于寒，春必病温"，文中指出了温病的病因是冬季外感寒邪，至春季发生温病。这里虽未提出疫病之名，但按温病与温疫的关系而言，其所说的温病，似应包括温疫在内。《素问·六元正纪大论》说："太阳之政……辰戌之纪也……初之气，地气迁，气乃大温，草乃早荣，民乃厉，温病乃作……阳明之政……卯酉之纪也……二之气，阳乃布，民乃舒，物乃生荣，厉大至，民善暴死……少阳之政……寅申之纪也……初之气，地气迁，风胜乃摇，寒乃去，候乃大温，草木早荣，寒来不杀，温病乃起。其病气怫于上，血溢目赤，咳逆头痛，血崩胁满，肤腠中疮……太阴之政……丑未之纪也……二之气，大火正，物承化，民乃和，其病温厉大行，远近咸若，湿蒸相薄，雨乃时降……少阴之政……子午之纪也……五之气，畏火临，暑反至，阳乃化，万物乃生乃长荣，民乃康，其病温……厥阴之政……巳亥之纪也……四之气，溽暑湿热相薄，争于左之上，民病黄瘅而跗肿……终之气，畏火司令，阳乃大化，蛰虫出见，流水不冰，地气大发，草乃生，人乃舒，其病温厉。"在这段文字中，提到了"温病""温厉大行"等名词，虽未明确提出疫病的名称，但从其所描述的"民善暴死""远近咸若"等病变特点，可以看出这种疾病发生后病情严重，病死率高，又具有远近传播的特性，应当说是符合疫病的发病特点的。《素问遗篇·刺法论》说："黄帝曰：五疫之至，皆相易，无问大小，病状相似。不施救疗，如何可得不相移易者？岐伯曰：不相染者，正气存内，邪不可干，避其毒气，天牝从来，复得其往，气出于脑，即不邪干。"这段文字，不仅提出了"疫"病之名，并且指出疫病不仅一种，而是有（木、火、土、金、水）"五疫"，还明确指出疫病有"皆相染易"的传染性，又提出疫病的毒气是"天牝从来"。"天牝"，是指鼻，也就是说，疫病的传播途径是由呼吸道侵入人体，这是《黄帝内经》中对疫病论述最为清晰的一段文字。此外，在《素问遗篇·本病论》中也有关于疫病的记载，如"民病温疫早发，咽嗌乃干，四肢满，肢节皆痛"，这段文字不仅提出了"温疫"的病名，而且对其症状有所描述。文中还提出"即四时不节，即生大疫"，指出了疫病的发生与季节气候反常有关。

由以上所述可以看出，《黄帝内经》中已经有关于温病、疫病、温疫等病名的记载。但值得思考的是，《素问·六元正纪大论》等七篇大论，据专家考证，是由唐代王冰（自号启玄子，生于唐肃宗时）在宝应年间编次注释《黄帝内经》时所补入，而《素问遗篇·刺法论》与《素问遗篇·本病论》据专家考证，为宋代人补入。现在所见到的《黄帝内经》中有关疫病的论述，恰恰在这三篇后人补入的文章之中。在《黄帝内经》其他各篇中，虽然有温病的记载，但所论不多，而且未涉及于"疫"，这究竟是什么原因？应是今后进一步发掘、研究的课题。

（三）《难经》中关于温病的记载

《黄帝内经》以后，较其稍晚的中医学经典著作《难经》中，对温病的具体病种，又有所记载，如《难经·五十八难》说"伤寒有五：有中风、有伤寒、有湿温、有热病、有温病"。其文中"伤寒有五"的伤寒，是指广义伤寒，就是一切外感热病的统称，其中包括了伤寒与温病两大类别。在这五种外感热病中，中风与伤寒，属于伤寒病的范畴，就是张仲景《伤寒论》中所说的太阳中风与太阳伤寒。而湿温、热病、温病，则属于温病的范畴。可见，在《难经》中已经提出了温病不是单指哪一个病种，而是除中风、伤寒之外的多种外感热病的总称。《难经》中虽然未提及疫病，但湿温、热病、温病如果不是散发，而是导致大流行，应当也可以称为"疫"。由此可以认为，《难经》中所说的多种温病中，应当是涵盖了疫病在内。但文中仍将温病列入广义伤寒范畴之内，说明《难经》仍然沿袭了《黄帝内经》之说，认为温病的病因是"冬伤于寒"。

（四）《伤寒论》与《金匮要略》中关于温病与疫病的记载

《黄帝内经》《难经》以降，中医学的经典著作首推东汉末年张机所著的《伤寒杂病论》。张机字仲景，生于公元150~219年间，南郡涅阳（今河南南阳）人。张仲景生活的年代是东汉末年、三国时期。这个时期由于连年战乱，外感病非常多，疫病也非常多，导致了人口的大量死亡，张仲景家族的人口也因为外感病而死亡过半。由于当时没有有效的治疗方法，就激励他"勤求古训，博采众方"，研究这一类疾病的治疗方法，而著成了《伤寒杂病论》。这部书著成后不久就"亡于兵燹"，"燹"是焚烧的意思。就是说，由于连年的战乱，遭到兵火洗劫，使原书散佚。后来经过西晋太医令王熙（字叔和）对他所得到的残本进行整理编次而流传于世。什么叫编次呢？就是指王叔和把他收集到的《伤寒杂病论》散乱的书简加以整理，按照他的想法编排次序，重新确定了书名，称为《伤寒论》。

为什么讲温病学要讲《伤寒论》呢？因为《伤寒论》中提到了温病的内容。例如《伤寒论·平脉法》说："师曰：伏气之病，以意候之，今月之内，欲有伏气，当须脉之。"这里所说的"伏气"指的是什么？当然不是伤寒，因为伤寒是感而即发，冬天感受寒邪当时就发病。感受寒邪当时不发病，邪气伏于体内，郁而化热，以后遇适当时机而发，就称为"伏气"。关于伏气所伏的部位以及发病的时间，书中也有说法，在《伤寒论·伤寒例》中就接着讲这个问题，"《阴阳大论》云：……中而即病者，名曰伤寒；不即病者，寒毒藏于肌肤，至春变为温病，至夏变为暑病。暑病者，热极重于温也。是以辛苦之人，春、夏多温热病者，皆由冬时触寒所致，非时行之气也。"文中指出，冬季感寒，当时就发病者，称为伤寒。当时不发病，寒毒邪气伏藏于肌肤，至春、夏发病者，就是温病、暑病。这就是说，邪气所伏的部位是在肌肤，发病的时间是在春、夏，这段文字可以看作是《黄帝内经》"冬伤于寒，春必病温"的注脚。文中还接着指出，温病的发生，除冬季感寒，至春、夏发病外，还有一类是因为气候反常，"非其时而有其气"而产生的"时行之气"致病。文中说："凡时行者，春时应暖，而反大寒；夏时应热，而反大凉；秋时应凉，而反大热；冬时应寒，而反大温。此非其时而有其气，是以一岁之中，长幼之病，多相似者，此则时行之气也。夫欲候知四时正气为病及时行疫气之法，皆当按斗历占之。"文中明确指出了"时行之气"所致的疾病有使"长幼之病，多相似者"的传染性、流行性，因其与春暖、夏热、秋凉、冬寒的四时正气为病不同，所以称之为"时行疫气"。时行，是指有季节性的流行。疫气，是指导致时行的病因。《伤寒论·伤寒例》中还提出："从春分以后，至秋分节前，天有暴寒者，皆为时行寒疫也……其病与温及暑病相似，但治有殊耳。"文中又说，伤寒患者"若更感疫气，变为他病者，当依后坏病证而治之……阳脉濡弱，阴脉弦紧者，更遇温气，变为温疫"。上述文字可以说是中医学典籍中关于疫病的最早记载，它为后世的疫病学说提供了依据。

《伤寒论》中还对外感所致的太阳病进行了分类。《伤寒论·辨太阳病脉证并治上》第 1 条是太阳病辨证的总纲，文中说："太阳之为病，脉浮，头项强痛而恶寒。"这句话是说，凡是太阳病初起，都有脉浮、头项强痛、恶寒的临床表现，是太阳病初起的共有症状。第 2 条说："太阳病，发热，汗出，恶风，脉缓者，名为中风。"这一条讲的是太阳中风的具体症状。第 3 条说："太阳病，或已发热，或未发热，必恶寒，体痛，呕逆，脉阴阳俱紧者，名为伤寒。"这一条讲的是太阳伤寒的具体症状。第 6 条说："太阳病，发热而渴，不恶寒者，为温病。"这一条讲的是太阳温病的具体症状。在"太阳上篇"前六条中提出了三个证候名称，一个是太阳中风，一个是太阳伤寒，一个是太阳温病。实际上，"发热，汗出，恶风，脉缓者，名为中风"，就是太阳中风的定义；"或已发热，或未发热，必恶寒，体痛，呕逆，脉阴阳俱紧者，名为伤寒"，就是太阳伤寒的定义；"发热而渴，不恶寒者，为温病"，就是太阳温病的定义。太阳中风、太阳伤寒、太阳温病，这三个名词，就是明确地把太阳病分成了三类：一类是中风，一类是伤寒，一类是温病。"太阳病"是什么意思呢？太阳病是表证的代词，因为足太阳膀胱经主一身之表，所以太阳病就是表证。太阳中风与太阳伤寒都属于表寒证，其中太阳中风是表虚证，太阳伤寒是表实证，而太阳温病则属于表热证。太阳温病为什么不恶寒呢？前面已经讲了，它是伏气发病，是冬天感寒，邪气伏在体内，郁而化热，到春天腠理开泄时，从里向外发。它不是新感受的邪气，它是郁热从里向外发，所以表现出来就是"发热而渴，不恶寒"，但是它从里向外发也是发到体表来，所以也属于太阳病。关于太阳病的治法，《伤寒论》中指出：太阳中风，桂枝汤主之；太阳伤寒，麻黄汤主之，但是太阳温病怎么治疗？条下无方，没有下文。为什么会是这样？这个问题很值得讨论，后人进行了考证。考证的结果认为，《伤寒论》中关于温病的内容丢失了。为什么这么说？下面进行具体分析。

张仲景在"伤寒卒病论集"，也就是今人所说的"伤寒杂病论序"中说："余宗族素多，向余二百，建安纪年以来，犹未十稔，其死亡者，三分有二，伤寒十居其七。感往昔之沦丧，伤横夭之莫救，乃勤求古训，博采众方，撰用《素问》《九卷》《八十一难》《阴阳大论》《胎胪药录》，并平脉辨证，为《伤寒杂病论》合十六卷。"序中所说的是他的家族人口很多，以往有二百余口。文中的"稔"字，就是年的意思，谷物一熟为一"稔"。从建安纪年以来，不到十年的时间，就死亡了三分之二，也就是一百四十口左右。"伤寒十居其七"，三分之二中的十分之七，就是大约有一百口人死于伤寒。面对这么悲惨的局面而束手无策，对他是个很大的刺激，于是他就"勤求古训"，对《素问》、《九卷》（即《灵枢经》）、《八十一难》（即《难经》）、《阴阳大论》、《胎胪药录》这些古代的医学书籍反复进行研究；又"博采众方"，搜集当时民间的治疗方剂；"并平脉辨证"，结合自己诊脉辨证的临床经验，著成《伤寒杂病论》，一共是十六卷。

这段话中有两个疑点。一个疑点是，在这篇序里就有两个书名：一是《伤寒卒病论》，一是《伤寒杂病论》。那么，这部书的名称到底是《伤寒卒病论》还是《伤寒杂病论》？第二个疑点是，张仲景自称"为《伤寒杂病论》合十六卷"，而王叔和整理出来，流传于后世的只有十卷，其他的六卷在哪里？内容是什么？这是千古之谜。《伤寒论》是王叔和在他当时能收集到的《伤寒杂病论》的残简里整理出来的，定名为《伤寒论》。还有《金匮要略方论》一书，也是张仲景所著，但这部书并不是王叔和整理的，是北宋初年，翰林学士王洙在翰林院的故纸堆里发现了一部名为《金匮玉函要略方》的残书，这是《伤寒杂病论》的节略本，里面有与《伤寒论》相同的内容，也有不相同的内容，后来经过林亿等人校订整理，删掉了与《伤寒论》相同的内容，保留了论述杂病与妇人疾病的部分，题名为《金匮要略方论》。这部书虽然以论述杂病为主，但它是否就是张仲景所说的十六卷中的那六卷，也不得而知。对此，后世医家各执己见，众说不一。有人认为，该书应当是《伤寒杂病论》，后世所见的《伤寒论》有十卷，其余六卷的内容是杂病，就是后世通行的《金匮要略方论》。也有人认为，该书应当是《伤寒卒病论》，既然书名是《伤寒卒病论》，那六卷就是温病。为什么这么说？因为卒与猝同义，是忽然、突然、仓促之意，就是快的意思。《伤寒卒病论》写的就是伤寒卒病。关于卒病的解释，有两种观点。一种观点认为，"伤寒卒病"是伤寒与温病的统称。就是说，伤寒与温病都是突然而发的外感病，因为它们都有起病急、发展快的特点，所以统称为"卒病"。这里的"伤寒"，是指广义伤寒，"卒病"，就包括伤寒与温病，持这种观点者以《温疫论》的作者吴又可为代表。吴又可在《温疫论·原序》中说："仲景以伤寒为急病，仓卒失治，多致伤生，因立论以济天下后世，用心可谓仁矣。然伤寒与温疫，均急病也。以病之少者，尚谆谆告世，至于温疫多于伤寒百倍，安忍反置勿论？或谓温疫之证，仲景原别有方论，历年既久，兵火淹没，即《伤寒论》乃称散亡之余，王叔和立方造论，谬称全书，温疫之论，未必不由散亡也明矣。"按吴又可的说法，"伤寒卒病"这四个字中，"伤寒"是指病因，就是指伤于寒邪而发病，而"卒病"是指病变，就是指伤寒与温疫这两类因感受寒邪而发的急性热病，合起来看就是伤于寒邪导致卒然而发的疾病。另一种观点认为，"伤寒卒病"是伤寒与温病的合称。"伤寒"是指伤寒病，"卒病"是指温病。因为温病是外感温热邪气，相对来说，温病比伤寒发生、发展更快，所以称之为"卒病"，《伤寒卒病论》就是"伤寒温病论"，是这两种病变的合称，持这种观点者以《伤寒温疫条辨》的作者杨栗山、《温病条辨》的作者吴鞠通为代表。杨栗山在《伤寒温疫条辨·自序》中说："汉长沙太守张仲景《伤寒论》为医家鼻祖，其论治伤寒曰：未有温覆而当不消散者。至于治温病，则曰：

可刺五十九穴。可知温病、伤寒，划然两途矣。况世之凶恶大病，死生人在反掌间者，尽属温病，而发于冬月之正伤寒，百不一二。仲景著书，独详于彼而略于此，何也？盖自西汉（应为东汉）至晋，中历两朝，数经兵燹，人物几空，相传《卒病论》六卷不可复睹矣。《伤寒论》十卷，温病副之，想已遗亡过半。"

　　吴又可与杨栗山、吴鞠通对"卒病"的看法虽然有分歧，但他们都认为《伤寒论》应当是十卷加六卷，其中十卷是论伤寒，另六卷是论温病，这六卷由于亡佚于兵火而失传了。因为它论温病的内容失传了，所以后世对温病的认识就不如对伤寒的认识深刻。在这一点上，他们的看法是一致的。从原书来看，《伤寒论》确实对伤寒病的论述非常详细，太阳病、阳明病、少阳病、太阴病、少阴病、厥阴病讲得都非常详细，但是对温病只零零落落地提到了一些内容，没有一个辨证论治的体系，所以古人说它是"详于寒而略于温"，这也是不争的事实。为什么会出现这种情况？因为《伤寒论》只有十卷，那六卷没有了，这个谜就解不开了，就认为是把温病的内容丢失了。因为现在见到的《伤寒论》是王叔和整理编次的，不是原本，所以大家对张仲景并不怀疑，而是把责任归咎于王叔和，认为《伤寒论·伤寒例》里关于温病的那些内容是王叔和伪造的，不是张仲景的原文。这种说法有没有道理？我们觉得道理不充分。为什么？我们认为王叔和没有必要伪造这部分内容，他有自己的著作《脉经》，如果他想伪造，可以把他的观点写到他自己的著作里去，没有必要往《伤寒论》里加。另外，《伤寒论·伤寒例》里关于伏气温病的内容写得非常清楚，明确指出是"《阴阳大论》云"。《阴阳大论》虽然已经亡佚，无从考证，但是王叔和也没有必要伪造这么一段话加在《伤寒论》里。后世有人说，把温病搞混乱，不是《伤寒论》原书的问题，始作俑者是王叔和，这种观点一直持续到清代，直至现代也有人这么看。我们认为这种说法没有什么道理，因为《伤寒论》中温病的内容残缺不全是由于《伤寒论》这部书残缺所造成的，所以不应当把古代文献的缺失所造成的遗憾强加于为整理《伤寒论》作出巨大贡献的王叔和。

　　除《伤寒论》外，《金匮要略方论》中也有关于温病的零星记载，如《金匮要略·痉湿暍病脉证治》中说："太阳中热者，暍是也，汗出，恶寒，身热而渴，白虎加人参汤主之。"这一条讲了"暍"，也就是伤暑的证治，它属于温病的治法。《金匮要略·百合狐惑阴阳毒病脉证治》中说："阳毒之为病，面赤斑斑如锦纹，咽喉痛，唾脓血，五日可治，七日不可治，升麻鳖甲汤主之。""阴毒之为病，面目青，身痛如被杖，咽喉痛，五日可治，七日不可治，升麻鳖甲汤去雄黄、蜀椒主之。"这两条中所述的阳毒、阴毒病证，是感受疫毒所致，应当属疫病范畴，但惜乎书中此类内容不多，并未系统论述温病、疫病。

由前面所讲的内容可以看出，从战国到东汉末年这段历史时期中，在《黄帝内经》《难经》《伤寒论》《金匮要略方论》这四部经典著作中，对温病已经有所认识，对温病的病名、病因、临床表现以及治疗都有所涉及，但都是散在的，内容不多，并没有形成一个完整的理论与临床体系。因为这四部书历来都被视为中医的经典著作，特别是《伤寒论》，它是现存的第一部讲辨证论治的重要临床经典著作，所以后世称它为"方书之祖"，称张仲景为"医圣"。因为《伤寒论》里提到了温病，所以在很长的一段历史时期内后世的医家一般都认为《伤寒论》里的所有治法也就包括了温病的治疗在内。《伤寒论》里清法的代表方剂如麻杏石甘汤、白虎汤，下法的代表方剂大承气汤、小承气汤、调胃承气汤这些经方也确实被后世温病学派所广泛应用，对温病、疫病治疗学的发展确实也产生了深远的影响。但是也应当看到，《伤寒论》对外感病初起的治疗用辛温解表，而温病初起是表热证，不能用辛温解表，可见伤寒法不能完全包括温病的治疗。杨栗山在《伤寒温疫条辨·温病与伤寒根源辨》中说："西汉（应为东汉）张仲景著《卒病伤寒论》十六卷，当世兆民赖以生全。至晋代，不过两朝相隔，其《卒病论》六卷已不可复睹，即《伤寒论》十卷，想亦劫火之余，仅得之读者之口授，其中不无残缺、失次。赖有三百九十七法，一百一十三方之名目，可为校正，王叔和搜讨成书，附以己意，伪为伏寒，插入异气，似近理而弥乱真。其《序例》（指《伤寒论·伤寒例》）有曰：冬时严寒，杀厉之气，中而即病者，谓之伤寒，中而不即病，寒毒藏于肌肤，至春变为温病，至夏变为暑病。成无己注云：先夏至为温病，后夏至为暑病，温、暑之病本于伤寒而得之。由斯以谈，温病与伤寒，同一根源也。又何怪乎后人治温病皆以伤寒方论治之也。殊不知温病另为一种，非寒毒藏至春、夏变也，自叔和即病、不即病之论定，而后世名家，方附会之不暇，谁敢辨之乎。"杨氏之论指出了自张仲景之后，至晋、隋、唐、宋几个朝代温病学、疫病学没有长足进展的原因，是因为"后人治温病，皆以伤寒方论治之也"。但是他把责任完全归咎于王叔和，又似有失公允。由此可见，虽然《伤寒论》里的一些治法、方剂对后世温病学派很有启发，而且直到今天也被采用，但是并不能说《伤寒论》就包括了温病。因为《伤寒论》是经典著作，被历代医家所尊崇，所以从它问世以后一直到公元1200年左右这一千多年的时间里，人们对温病的认识始终不能跳出《伤寒论》的框框，不仅认为温病是伏寒化温而致病，而且认为《伤寒论》的治法也包括了温病的治法。从这方面来看，《伤寒论》也确实限制了温病学的发展，所以一直到宋代以前，温病学说一直是徘徊不前，没有大的进展，这种尊经崇古、缺乏创新思想的研究方法，也正是导致温病学说发展缓慢的原因。

（五）《肘后备急方》与《诸病源候论》中关于温病与疫病的记载

晋、隋时期，涉及温病与温疫内容较多的有《肘后备急方》与《诸病源候论》等著作。

1.《肘后备急方》

《肘后备急方》的作者为西晋的葛洪，字稚川，自号抱朴子，生于公元281～341年间，句容人。书中记载了一些关于温病、疫病的内容。《肘后备急方·治伤寒时气温病方第十三》说："伤寒、时行、温疫三名，同一种耳，而源本小异。其冬月伤于寒，或疾行力作，汗出得风冷，至夏发，名为伤寒。冬月不甚寒，多暖气及西风，使人骨节缓堕受病，至春发，名为时行。其年岁中有疠气兼夹鬼毒相注，名为温病。如此诊候相似，又贵胜雅言，总名伤寒，世俗因号为时行。道述符刻言五温，亦复殊，大归终止是其途也。然自有阳明、少阴、阴毒、阳毒为异耳。"葛洪距张仲景年代不远，所以仍沿袭张仲景之说，在其书中将伤寒、时行、温疫"总名伤寒"。值得特别指出的是，在《肘后备急方·治瘴气疫疠温毒诸方第十五》中，列举了数首"辟瘟疫""辟天行疫疠"的方剂，如"老君神明白散：术一两，附子三两，乌头四两，桔梗二两半，细辛一两，捣、筛。正旦服一钱匕，一家合药，则一里无病。此带行，所遇病气皆消。若他人有得病者，便温酒服之方寸匕，亦消。病已四五日，以水三升，煮散，服一升，覆取汗出也。"这可以说是最早出现的预防与治疗疫病的专方。又如，以赤散方少许，纳鼻中防治疫病，今天看来仍然不失为有效方法。再如"太乙流金方：雄黄三两，雌黄二两，矾石、鬼箭各一两半，羖羊角二两，捣为散，三角绛囊贮一两，心前并门户上，月旦青布裹一刀圭，中庭烧，温病人亦烧之，即瘥。"这种以药物制成药囊佩戴于胸前、挂于门户、烧烟熏居所的防治疫病的方法，对后世影响很大，流传很广，至今仍有沿用者。

2.《诸病源候论》

《诸病源候论》由隋代太医博士巢元方主持编撰。巢氏生于公元550～630年间，该书于大业六年（公元610年）完成。书中列举了"时气诸病候凡四十三论""热病诸候凡二十八论""温病诸候凡三十四论""疫疠病诸候凡三论"，这些内容都属温病、疫病范畴。此外，还有"疟病诸候凡十四论""黄病诸候凡二十八论"，疟病诸候与黄病诸候中的一部分内容，也可以归属于温病、疫病的范畴。可见，该书所述的温病、疫病的内容，远比前代医籍中广泛得多。在书中，首先明确提出了各类疾病的概念。如，在"时气候"中指出："时行病者，是春时应暖而反寒，夏时应热而反冷，秋时应凉而反热，冬时应寒而反温，非其时而有其气，是以一岁之中，病无长少，率相似者，此则时行之气也。"文中仍然沿袭《伤寒论·伤寒例》的说法，认为时行病是因气候反常所致，具有"病无长少，率相似者"的特点，但是该书所列的诸多病候，大大地丰富了时气为病的临床内容，对《伤寒论》有较大发展。在"热病候"中指出："热病者，伤寒之类也。冬伤于寒，至春变为温病，夏变为暑病。暑病者，热重于温也。"文中也是沿袭《伤寒论·伤寒例》的说法，却又明确指出热病是春季发生的温病与夏季发生的暑病的统称，并且列出了热病的诸多病候。在"温病候"中指出："凡病伤寒而成温者，先夏至日者为病温，后夏至日者为病暑。"此说虽然源于《黄帝内经》，但却又有所发展。在该书"温病令人不相染易候"中又指出："此病皆因岁时不和，温凉失节，人感乖戾之气而生病，则病气转相染易，乃至灭门，延及外人，故须预服药及为法术以除之。"文中指出温病的发病因素是"岁时不和，温凉失节"，病因是"人感乖戾之气"，其病变特点是"转相染易，乃至灭门，延及外人"，应采取的措施是"预服药及为法术以除之"。虽仅寥寥数字，却明确提出了具有传染性的温病的发病、病因、传染性、预防措施。尤其"乖戾之气"与"转相染易"之说，实为前人所未发之论。明末吴又可著《温疫论》提出的"戾气说"，不能不说是受此启发。其所列温病诸病候，对后世临床也颇有启迪。在该书"疫疠病候"中指出："其病与时气、温、热等病相类，皆由一岁之内，节气不和，寒暑乖候，或有暴风疾雨，雾露不散，则民多疾疫。病无长少，率皆相似，如有鬼厉之状，故云疫疠病。"此说与温病候之说基本相同。可见，《诸病源候论》认为时行病、温病、疫疠都属外感热病，都具有传染性。可以说，该书对后世温病学、疫病学的形成与发展具有较大影响。但书中有些迷信色彩，是其美中之不足。

（六）《备急千金要方》《千金翼方》《外台秘要》中关于温病与疫病的记载

《备急千金要方》与《千金翼方》的作者为唐代的著名医药学家孙思邈，世称孙真人，生于公元581~682年间，陕西耀县人。《备急千金要方》约成书于公元652年，《千金翼方》约成书于公元681年。在《备急千金要方·卷第九伤寒上·辟温第二》中，收载"辟疫气""辟温气""辟温疫气"方剂三十六首，其中既有预防方剂，又有治疗方剂。在《千金翼方·卷第十伤寒下·阴易病已后劳复第七》中有"杂方附"六首，也属防治疫病的方剂。在《备急千金要方·卷第九伤寒上·辟温第二》中有"治肝腑脏温病阴阳毒"两条两方、"治心腑脏温病阴阳毒"一条一方、"治脾腑脏温病阴阳毒"一条一方、"治肺腑脏温病阴阳毒"两条两方、"治肾腑脏温病"一条一方。在该书"卷第十一肝脏"中又论述了发于春三月的肝胆"青筋牵"病。"卷十三·心脏"中，论述了发于夏三月的心与小肠"赤脉攒"病。"卷十五·脾脏"中，论述了发于四季中每季后十八日的脾胃"黄肉随"病。"卷十七·肺脏"中，论述了发于秋三月的肺与大肠"白气狸"病。"卷十九·肾脏"中，论述了发于冬三月的肾与膀胱"黑骨温"病。在文中，对这五种病的病机及症状作了较详细的论述。将"卷第九"治疗各腑脏温病的方药与这五种温病对应起来，就构成了比较完整的辨证论治系统。此外，"卷第九·辟温第二"中治疗"温风之病"的葳蕤汤，经过清代俞根初在《通俗伤寒论》中加减，名为加减葳蕤汤，被奉为滋阴解表的代表方剂。应当特别提出的是，《备急千金要方·卷第十二胆腑·吐血第六》中的"治伤寒及温病应发汗而不发汗之内蓄血者，及鼻衄吐血不尽，内余瘀血，面黄，大便黑，消瘀血方——犀角地黄汤"，为后世治疗温病、疫病所常用，至今仍是凉血散血的代表方剂。

《外台秘要》的作者为唐代的王焘，生于公元690～756年间，祖籍山西太原，后迁陕西万年。其书约完成于公元752年，书中"卷第三天行二十一门"和"卷第四温病及黄疸二十门"收载了防治温病、疫病的方剂数十首。

在战国至隋、唐这一段漫长的历史时期中，中医学对疫病的认识，散在地记载于各代的医籍中。这一时期，从病名、病因、病候的记载，到防治方药的应用，可以说对疫病的认识在不断地进步与深化。但是，这一时期并没有形成温病学、疫病学的理论体系，也没有温病学、疫病学的专著出现，而且对温病、疫病的认识仍然未脱离伤寒的范围，用药仍以辛温为主，所以在温病学、疫病学的发展史上，将这一时期称为萌芽阶段。

二、成长阶段（宋、金、元时期）

宋、金、元时期，是中医学取得较大发展的时期，特别是金元四大家——刘完素、张从正、李杲、朱震亨四位著名医学家各具特色的学术思想的问世，极大地丰富了中医学理论的内容，对后世医学的发展产生了深远的影响。这一时期，中医学对温病与疫病的认识也取得了较大进展。

（一）《伤寒总病论》与《伤寒补亡论》中关于温病与疫病的记载

宋代对温病与温疫的认识较前代有所发展，其中论述较为突出的有《伤寒总病论》与《伤寒补亡论》等著作。

1. 《伤寒总病论》

《伤寒总病论》的作者为宋代的庞安时，字安常，生于公元 1042～1099年间，湖北蕲水人。其书中较详细地论述了暑病、时行寒疫、斑痘疮、天行温病等有关温病与疫病的内容。《伤寒总病论·卷第一叙论》中说："故君子善知摄生，当严寒之时，周密居室而不犯寒毒。其有奔驰荷重劳房（一本作力）之人，皆辛苦之徒也，当阳气闭藏，反扰动之，令郁发腠理，津液强渍，为寒所搏，肤腠反密，寒毒与荣卫相浑。当是之时，勇者气行则已，怯者则著而成病矣。其即时成病者，头痛身疼，肌肤热而恶寒，名曰伤寒。其不即时成病，则寒毒藏于肌肤之间，至春、夏阳气发生，则寒毒与阳气相搏于荣卫之间，其患与冬时即病候无异。因春温气而变，名曰温病也。因夏暑气而变，名曰热病也。因八节虚风而变，名曰中风也。因暑湿而变，名曰湿病也。因气运风热相搏而变，名曰风温也。起病本因冬时中寒，随时有变病之形态尔，故大医通谓之伤寒焉。其暑病、湿温、风温死生不同，形状各异，治法有别。"这段文字虽然源自《伤寒论·伤寒例》"中而即病者，名曰伤寒；不即病者，寒毒藏于肌肤，至春变为温病，至夏变为暑病"之说，但又有所发展。他首先强调了外感病的发病与体质的关系，其所谓"勇者气行则已，怯者则著而成病矣"，是说外感寒邪之后，体质强盛的人可以抗御邪气而不发病，体质弱的人无力抗邪，则邪气留滞而发病。另外，文中虽然仍沿袭旧说，将各种温病纳入广义伤寒的范畴，仍然认为温病的病因是"寒毒"伏而化温，但也明确提出了由于季节气候的不同而出现不同的温病，如春发的温病、夏发的暑病、湿温，而且指出各种温病"死生不同，形状各异，治法有别"。该卷中又说："如桂枝汤自西、北二方居人，四时行之，无不应验。自江淮间地偏暖处，唯冬及春可行之。自春末及夏至以前，桂枝、麻黄、青龙内宜黄芩也。自夏至以后，桂枝内又须随证增知母、大青、石膏、升麻辈取汗也。若时行寒疫及病人素虚寒者，正用古方，不在加减矣。夏至以后，虽宜白虎，详白虎汤自非新中喝而变暑病者所宜，乃汗后解表药耳，以白虎未能驱逐表邪故也。或有冬及始春寒甚之时，人患斯疾，因汗、下偶变狂躁不解，须当作内热治之，不拘于时令也。南方无霜雪之地，不因寒气中人，地气不藏，虫类泄毒，岚瘴间作，不在此法，治别有方也。又一州之内，有山居者为居积阴之所，盛夏冰雪，其气寒，腠理闭，难伤于邪，其人寿，其有病者多中风、中寒之疾也。有平居者为居积阳之所，严冬生草，其气温，腠理疏，易伤于邪，其人夭，其有病者多中湿、中暑之疾也。凡人禀气各有盛衰，宿病各有寒热，因伤寒蒸起宿疾，更不在感异气而变者。假令素有寒者，多变阳虚阴盛之疾，或变阴毒也。素有热者，多变阳盛阴虚之疾，或变阳毒也。"这段文字明确地指出了季节气候、地理环境、体质因素对外感病发病的影响，他还特别强调治疗外感病要根据地域、季节与人的体质不同而灵活变通，不可拘泥于古方。庞氏对于治疗外感热病的这种因时、因地、因人制宜的思想在当时是非常难能可贵的。《伤寒总病论·卷第五·天行温病论》中说："辛苦之人，春夏多温热病者，皆因冬时触冒寒毒所致，自春及夏至前为温病者，《素问》、仲景所谓伤寒也。有冬时伤非节之暖，名曰冬温之毒，与伤寒大异，即时发病温者，乃天行之病耳。其冬月温暖之时，人感乖候之气，未即发病，至春或被积寒所折，毒气不得泄，至天气暄热，温毒乃发，则肌肉斑烂也。又四时自受乖气，而成脏腑阴阳温毒者，则春有青筋牵，夏有赤脉攒，秋有白气狸，冬有黑骨温，四季有黄肉随，治亦别有法……据《难经》，温病本是四种伤寒，感异气而变成温病也……斯乃同病异名，同脉异经者也……天行之病，大则流毒天下，次则一方，次则一乡，次则偏著一家……天地有斯害气，还以天地所生之物以防备之，命曰贤人知方矣。"在这里，庞氏将温病分为四类，一类是《素问》和《伤寒论》中所说的"冬时触冒寒毒"所致的一般温病；一类是冬季气候反温，人体感受其"冬温之毒"当时即发的天行温病；一类是冬季气候反温，人体感受"乖候之气"至春季又感受寒邪，至天热又发为"肌肉斑烂"的温毒；另一类则是感四时"乖气"而发的"脏腑阴阳温毒"。在文中，庞氏特别强调了天行温病有"大则流毒天下，次则一方，次则一乡，次则偏著一家"的传染性。还指出，由于季节、气候不同，"乖气"所致的病种也有所不同，即"春有青筋牵，夏有赤脉攒，秋有白气狸，冬有黑骨温，四季有黄肉随，治亦别有法"。接着，在该卷"辟温疫方论"中庞氏又详述了这几种病的临床表现及治疗方剂：青筋牵，治用柴胡地黄汤、石膏竹叶汤；赤脉攒，治用石膏地黄汤；黄肉随，治用玄参寒水石汤；白气狸，治用石膏杏仁汤、石膏葱白汤；黑骨温，治用苦参石膏汤。这五种温毒病的病名、病机、症状及治疗用药，虽然取自于《备急千金要方》，但比原书更系统而完整。在原书中病名、病机、症状、治法，分散于不同卷目中，读者实难将其连贯，因此也就难以用于临床。庞氏对这五种温病的证治加以整理归纳，并给方剂确定方名，使其理、法、方、药一气贯通，形成系统，为后世的辨证论治提供了范例，实在是有功于《备急千金要方》的整理。

应当指出的是，庞氏将一切外感热病的病因统称为"毒"，如：寒毒、温毒、阴毒、阳毒。实际上，是强调其"毒"的传染性。庞氏所谓"斯乃同病异名"，就是指出这些病共同的病因均为"毒"，其病变均属"疫"，因其发病季节不同，临床表现各异，所以病名有所不同，因其同为疫病，所以治法都收入该书"辟温疫方论"中。庞氏以"毒"立论的学术观点，也为后世治疗外感热病采用解毒的方法奠定了基础。总之，从《伤寒总病论》中可以看出，庞安时在总结前人经验，特别是《伤寒论》与《备急千金要方》的基础上，对外感热病中的温病、疫病大有发挥，可以说是伤寒学派中论温病、疫病的佼佼者。特别是他在《伤寒总病论》"叙论"中提出了温病与伤寒"死生不同，形状各异，治法有别"，又在该书"上苏子瞻端明辨伤寒论书"中明确指出："温病若作伤寒，行汗、下必死。伤寒汗、下尚有错谬，又况昧于温病乎？天下枉死者过半，信不虚矣。"这种伤寒与温病病因不同，治法有异的学术观点，可以说是后世寒、温分治的先声。

2.《伤寒补亡论》

《伤寒补亡论》的作者为宋代的郭雍，字子和，号白云，人称白云先生，生于公元 1095～1187 年间，河南洛阳人，后隐居湖北宜昌。郭氏在其所著《伤寒补亡论·卷第十八·温病论六条》中说："医家论温病多误者，盖以温为别一种病，不思冬伤于寒，至春发者，谓之温病；冬不伤寒，而春自感风寒温气而病者，亦谓之温；及春有非节之气，中人为疫者，亦谓之温。三者之温，自不同也。《素问》曰：冬伤于寒，春必病温，又曰：凡病伤寒而成温者，先夏至日为病温。此皆谓伤寒而成温者，比之伤寒热病为轻，而比之春温之疾为重也，其治法与伤寒皆不同。或有冬不伤寒，至春自伤风寒而病者，初无寒毒为之根源，不得谓之伤寒，第可名曰温病也。又或有春天行非节之气中人，长幼病状相似者，此则温气成疫也，故谓之温疫。温疫之病，多不传经，故不拘日数，治之发汗、吐、下随证可施行。其不伤寒，至春触冒自感之温，治与疫同，又轻于疫也。或曰，春时触冒自感之温，古无其名，何也？曰：假令春时有触冒自感风寒，而病发热恶寒，头疼身体痛者，既非伤寒，又非疫气，不因春时温气而名温病，当何如也？如夏月之疾，由冬感者，为热病，不由冬感者，为暑、为喝，春时亦如是也。"郭氏之论，在继承《黄帝内经》与《伤寒论》"伏气"温病学说的基础上，又提出了"冬不伤寒，而春自感风寒温气而病者，亦谓之温"，并称其为"春时触冒自感之温"。也就是说，郭氏将温病分为伏气后发与新感即发两类，从而突破了前人认为温病都是"冬伤于寒"至春而发的伏气学说。后世将温病分为伏气温病与新感温病两大类别，可以说就是以郭氏之论为发端，这是温病学病因病机学说在漫长的徘徊历程中，向前迈出的艰难而又有突破性的一步。郭氏还提出温疫与伤寒、温病不同，其病因是"春天行非节之气中人"，即气候反常而致"温气成疫"，其特点是"长幼病状相似"，其病变规律是"多不传经"，因而治疗上"不拘日数，治之发汗、吐、下随证可施行"。郭氏之书论温疫的内容虽然不多，但将温疫的特点、治法及其与伤寒、温病的区别论述得非常明确，对后世温疫学派也不无影响。

（二）金元四大家著作中关于温病与疫病的记载

金元四大家的著作较多，每位医学家的著作中都有涉及温病、疫病的内容。

1. 刘完素

刘完素，字守真，号通玄处士，生于公元1110～1200（北宋大观至金章宗承安）年间，河北河间人，所以后世称其为刘河间。其著作较多，具有代表性者如《宣明论方》（成书于公元1172年）、《素问病机气宜保命集》（成书于公元1186年）、《素问玄机原病式》（该书公元1155年撰写，完成于公元1186年）、《伤寒标本心法类萃》（成书于公元1186年）等。刘河间根据《素问·热论》"人之伤于寒也，则为病热"的说法，在《素问玄机原病式》中对《素问·至真要大论》提出的病机十九条加以深入阐发，扩展了火热病的范围。他在该书"六气为病·热类"中指出，"怫热郁结"是热证的主要病机，他说："且如一切怫热郁结者，不必止以辛甘热药能开发也，如石膏、滑石、甘草、葱、豉之类寒药，皆能开发郁结，以其本热，故得寒则散也。夫辛甘热药皆能发散者，以力强开冲也。然发之不开者，病热转加也。如桂枝、麻黄类辛甘热药，攻表不中病者，其热转甚也，是故善用之者须加寒药，不然则恐热甚发黄，惊狂或出矣。如表热当发汗者，用辛甘热药，苟不中其病，尚能加害，况里热郁结不当发汗而误以热药发之不开者乎！又如伤寒表热怫郁，燥而无汗，发令汗出者，非谓辛甘热药属阳能令汗出也，由怫热郁结开通则热蒸而自汗出也。不然，则平人表无怫热者服之，安有如斯汗出也？其或伤寒日深，表热入里，而误以辛甘热药汗之者，不唯汗不能出，而又热病转加，古人以为当死者也。又如表热服石膏、知母、甘草、滑石、葱、豉之类寒药，汗出而解者；及热病半在表半在里，服小柴胡汤寒药，能令汗而愈者；热甚服大柴胡汤下之，更甚者小承气汤、调胃承气汤、大承气汤下之；发黄者，茵陈蒿汤下之；结胸者，陷胸汤、丸下之。此皆大寒之利药也，反能中病，以令汗出而愈。然而中外怫热郁结，燥而无汗，岂但由辛甘热药为阳，而能开发汗出也！况或病微者，不治自然作汗而愈者也。所以能令作汗之由者，但怫热郁结，复得开通，则热蒸而作汗也。凡治上下中外一切怫热郁结者，法当仿此，随其浅深，察其微甚，适其所宜而治之，慎不可悉如发表，但以辛甘热药而已。"

关于疫病的治法，刘河间在《伤寒标本心法类萃·卷上·传染》中说："凡伤寒、疫疬之病，何以别之？盖脉不浮者，传染也。设若以热药解表，不惟不解，其病反甚而危殆矣。其治之法，自汗宜苍术白虎汤，无汗宜滑石凉膈散，散热而愈。其不解者，通其表里，微甚随证治之，而与伤寒之法皆无异也。双解散、益元散皆为神方。"

由于刘氏强调"六气化火""五志化火"，认为外感病、内伤病都以火热为主，所以叶天士总结刘氏的学术思想核心是"六气皆从火化"。刘河间大力倡导寒凉清热以治热病、疫病，从而使温病、疫病治疗学得到较大发展。他所创制的方剂，如双解散、防风通圣散、天水散（即六一散）等，都对后世产生了重大影响。他在《素问病机气宜保命集》中说："余自制双解、通圣辛凉之剂，不遵仲景法桂枝、麻黄发表之药，非余自炫，理在其中矣。故此一时，彼一时，奈五运六气有所更，世态居民有所变，天以常火，人以常动，动则属阳，静则属阴，内外皆扰，故不可峻用辛温大热之剂，纵获一效，其祸数作。岂晓辛凉之剂以葱白、盐豉大能开发郁结，不惟中病令汗而愈，免致辛热之药攻表不中其病转甚，发惊狂、衄血、斑出，皆属热药所致。故善用药者，须知寒凉之味况。"正因为刘河间开寒凉清热治疗温病之先河，所以后世称他为"寒凉派"之祖，且有"伤寒宗仲景，热病用河间"之誉，更被推崇为温病学派的奠基人。

2. 张从正

张从正，字子和，号戴人，生于公元1156~1228年间，金代睢州考城人，是攻邪派的代表人物，著有《儒门事亲》，约成书于公元1222年。该书"卷一·立诸时气解利禁忌式三"中说："解利伤寒、温、湿、热病，治法有二。天下少事之时，人多静逸，乐而不劳。诸静属阴，虽用温剂解表发汗，亦可获愈。及天下多故之时，荧惑失常，师旅数兴，饥馑相继，赋役既多，火化大扰，属阳，内火又侵，医者不达时变，犹用辛温，兹不近于人情也。止可用刘河间辛凉之剂，三日以里之证，十痊八、九，予用此药四十余年，解利伤寒、温热、中暑、伏热，莫知其数，非为炫也，将以证后之误用药者也。予尝见世医用升麻、五积解利伤寒、温疫等病，往往发狂谵语、衄血泄血、喘满昏瞀、懊恢闷乱、劳复。此数证，非伤寒便有此状，皆由辛温之剂解之不愈，而热增剧以致然也。凡解利伤寒、时气疫疾，当先推天地寒暑之理以人参之。南陲之地多热，宜辛凉之剂解之；朔方之地多寒，宜辛温之剂解之。午未之月多暑，宜辛凉解之；子丑之月多冻，宜辛温解之。少壮气实之人，宜辛凉解之；老耄气衰之人，宜辛温解之。病人因冒寒食冷而得者，宜辛温解之；因劳役冒暑而得者，宜辛凉解之。病人禀性怒急者，可辛凉解之；病人禀性缓和者，可辛温解之。病人两手脉浮大者，可辛凉解之；两手脉迟缓者，可辛温解之。如是之病，不可一概而用，偏热、寒凉及与辛温，皆不知变通者。夫地有南北，时有寒暑，人有衰旺，脉有浮沉，剂有温凉，服有多少，不可差互，病人禁忌，不可不知。"张氏在书中特别强调了治疗外感热病要结合社会因素、气候因素、地理因素、体质因素及脉象等诸方面综合分析，从而决定使用辛温之剂还是辛凉之剂，这种循证以变通的治疗思想，对因时制宜、因地制宜、因人制宜治则的确立，具有很大指导意义。

3. 李杲

李杲，字明之，晚号东垣老人，生于公元 1180~1251 年间，金代真定人。李东垣虽然重视脾胃，是补土派的代表人物，但是对治疗大头天行之病，也有独到见解。关于他治疗这个病的记载，见于《东垣试效方》一书，这部书是李东垣平时所用的效方，经其门人罗天益（字谦甫）汇集整理而成。其书"卷九·杂方门·时毒治验"中说："泰和二年（公元 1202 年），先师以进纳监济源税，时四月，民多疫疠，初觉憎寒体重，次传头面肿盛，目不能开，上喘，咽喉不利，舌干口燥，俗云大头天行，亲戚不相访问，如染之，多不救。张县丞侄亦得此病，至五六日，医以承气加蓝根下之，稍缓。翌日，其病如故，下之又缓，终莫能愈，渐至危笃。或曰：李明之存心于医，可请治之，遂命诊视。具说其由，先师曰：'夫身半以上，天之气也，身半以下，地之气也。此邪热客于心肺之间，上攻头目而为肿盛，以承气下之，泻胃中之实热，是诛罚无过，殊不知适其所至为故。'遂处方，用黄芩、黄连苦寒，泻心肺间热以为君；橘红苦平、玄参苦寒、生甘草甘寒，泻火补气以为臣；连翘、黍粘子、薄荷叶苦辛平，板蓝根味苦寒，马勃、白僵蚕味苦平，散肿消毒，定喘以为佐；新升麻、柴胡苦平，行少阳、阳明二经不得伸；桔梗味辛温，为舟楫，不令下行。共为细末，半用汤调，时时服之；半蜜为丸，嚼化之，服尽良愈。因叹曰：'往者不可追，来者犹可及。'凡他所有病者，皆书方以贴之，全活甚众，时人皆曰'此方天人所制'，遂刊于石，以传永久。

普济消毒饮子

黄芩君　黄连各半两，君　人参三钱　橘红去白，臣　玄参臣　生甘草各二钱，臣

连翘　黍粘子　板蓝根　马勃各一钱　白僵蚕炒，七分　升麻七分　柴胡二钱　桔梗二钱

上件为细末，服饵如前法，或加防风、薄荷、川芎、当归身，呹咀，如麻豆大，每服称五钱，水二盏，煎至一盏，去滓，稍热，时时服之。食后如大便硬，加酒煨大黄一钱或二钱以利之。肿势甚者，宜砭刺之。"

从书中记载可以看出，普济消毒饮一方，在当时颇为风行，且"全活甚众"，直至今日，仍然是治疗大头瘟、痄腮的代表方剂。

4. 朱震亨

朱震亨，字彦修，生于公元 1281～1358 年间，元代婺州义乌人，因家居义乌丹溪，所以人称丹溪翁，是滋阴派的代表人物。关于温病、疫病，朱氏在其所著的《金匮钩玄·卷一·温病》中说："温病，众人病一般者是也，又谓之天行时疫。有三法：宜补、宜降、宜散。

又方：大黄　黄芩　黄连　人参　桔梗　防风　苍术　滑石　香附　人中黄

上为末，神曲为丸。每服五七十丸。分气、血、痰作汤使：气虚，四君子汤；血虚，四物汤；痰多，二陈汤送下。如热甚者，可用童子小便送下。

大头天行病，东垣有方，羌活　酒芩　大黄酒蒸

冬温为病，非其时而有其气用。冬时君子当闭藏，而反发泄于外，专用补药带表。

又方：以竹筒两头留节，中作一窍，纳甘草于中，仍以竹木针闭窍，于大粪缸中浸一月，取出晒干，专治疫毒。"

朱丹溪治疫，提出"宜补、宜降、宜散"之法，其法、其方颇具特色。其治疫毒倡用人中黄，也被后世所采用。

（三）《医经溯洄集》对温病与伤寒之区别的论述

《医经溯洄集》的作者王履，字安道，号畸叟，又号抱独山人，生于公元 1332～1391（元至顺至明洪武）年间，江苏昆山人。该书完成于公元 1368 年，王氏在书中明确地指出了温病与伤寒发病机理与治疗法则的不同，他说"温病不得混称伤寒"，至于温病为什么不能混称为伤寒？二者的区别在哪里？他说："伤寒即发于天令寒冷之时，而寒邪在表，闭其腠理，故非辛甘温之剂不足以散之……温病、热病后发于天令暄热之时，火郁自内而达于外，郁其腠理，无寒在表，故非辛凉或苦寒或酸苦之剂不足以解之。"这段话说得很明确：伤寒的发病季节是冬季感受寒邪，发病特点是受邪的当时就发病，病变部位是"在表"，病机是"闭其腠理"。因为寒主收引，感受寒邪之后，皮

肤、毛孔、肌肉收缩，腠理闭塞，所以治疗非用辛甘温的麻黄、桂枝这类药物组成方剂发散在表的寒邪不可。温病、热病不是外感寒邪当时就发病，而是"后发于天令暄热之时"。从这句话可以看出，他认为温病是伏邪发病，是冬天感受寒邪，当时不发病，寒邪潜伏在体内，郁而化热，到春季气候温暖，阳气升发，腠理开泄，体内的郁热从里向外发。所以他说温病的病因与发病是"火郁自内而达于外"，明确指出不是外表的寒邪由体表向里去，而是体内蕴郁的热邪从里向外发。"郁其腠理"这句话，是说温病与伤寒的病机不同。伤寒是"寒邪在表，闭其腠理"，因为寒主收引，腠理是闭塞的，所以非辛温发散不可。温病是热邪从里向外发，火热郁于体表发散不出去，而导致气机郁滞，邪无出路，体表并没有寒邪，腠理并不闭塞，所以非用辛凉、苦寒、酸苦的药物组成方剂治疗不可。治疗温病不用"散之"，而是用"解之"，是指应当用辛凉、苦寒、酸苦的药物来清解里热，不能用辛温发散。这段话虽然还没有完全脱离伏气温病的框框，但是他明确地指出了伤寒与温病病因、病机、治法的不同。伤寒是寒邪在表，闭塞腠理，治疗必须用辛温发散；温病是热邪从体内向体表而来，郁滞在腠理，治疗必须用寒凉清解。王氏之论不仅指出了温病的病机是"火郁自内而达于外"，从而为伏气温病学说张目，而且从病机与治法上将伤寒与温病判为两途，使温病从伤寒的体系中分离出来，为温病学体系的形成提供了理论依据。因此，吴鞠通对他给予了高度评价，吴氏在《温病条辨·自序》中说："至王安道，始能脱却伤寒，辨证温病。"就是说，王安道第一个从理论上突破了《伤寒论》用辛温解表法治疗温病的框框，阐明了温病的辨证与治法。这个评价是相当高的，但是吴鞠通也指出："惜其论之未详，立法未备。"吴鞠通提得很中肯，王安道虽然从理论上对温病与伤寒的病因、病位、病机、治法的不同进行了阐述，摆脱了《伤寒论》的束缚，但是论述并不详细，立法也不完备。这是因为，在王安道那个时代，温病学还没有发展到那么高的水平，所以他也不可能把温病学形成一个完整的理论体系。

三、形成与发展阶段（明、清、民国时期）

明、清两代，是温病学、疫病学的形成与发展阶段。在这一时期，明末的吴有性写出了第一部疫病学专著——《温疫论》。嗣后，清代的戴天章、杨璿、刘奎、余霖等人的疫病学著作相继问世，使疫病学的理论与辨治方法不断丰富，形成了温疫学派。至清代中叶，叶桂创立了卫气营血辨证，从而形成了温病学的理论体系，又经吴瑭、王士雄等人不断加以充实，使温病学的理论与辨证论治方法更臻完善，形成了温病学派。应当说，温病学派比温疫学派在理论上更为系统、全面，其辨证论治体系也包含了温疫在内。因此，可以说温病学派是在温疫学派基础上的进一步提高与发展。

（一）温疫学派

温疫学派的形成始于明末清初，以吴有性的《温疫论》问世为标志，继有戴天章著《广瘟疫论》以彰显其作，而后著述日丰，遂自成一派。

1.《温疫论》——第一部疫病学专著，疫病学形成的标志

《温疫论》的作者吴有性，字又可，生于公元1582~1652（明万历至清顺治）年间，江苏吴县人。他亲历了温疫流行的惨境，因而于公元1642年（崇祯壬午）发愤著成《温疫论》一书，刊行于公元1643年。他在《温疫论·原序》中说："崇祯辛巳（公元1641年），疫气流行，山东、浙省、南北两直（今之江苏、河北两省），感者尤多，至五、六月益甚，或至阖门传染。始发之际，时师误以伤寒法治之，未尝见其不殆也……嗟呼！守古法不合今病，以今病简古书，原无明论，是以投剂不效，医者彷徨无措，病者日近危笃。病愈急，投药愈乱，不死于病，乃死于医，不死于医，乃死于圣经之遗亡也。吁！千载以来，何生民不幸如此。余虽固陋，静心穷理，格其所感之气，所入之门，所受之处，及其传变之体，平日所用历验方法，详述于左，以俟高明者正之。"《温疫论》一书是我国医学史上第一部疫病学与温病学专著，也是世界医学史上对传染病学有突出贡献的专著。这部书的问世，是疫病学形成的标志。关于温疫的病因及传变，吴氏反对温疫的发生是"非其时而有其气"以导致六淫邪气致病的说法，他在《温疫论·原序》中就开宗明义地说："夫温疫之为病，非风、非寒、非暑、非湿，乃天地间别有一种异气所感，其传有九，此治疫紧要关节。"他在该书"原病"篇中又进一步指出了温疫与伤寒在病因（"所感之气"）、邪气入侵途径（"所入之门"）、邪气侵入的部位（"所受之处"）等方面的区别："伤寒与中暑，感天地之常气。疫者，感天地之疠气。在岁运有多少，在方隅有轻重，在四时有盛衰，此气之来，无老少强弱，触之者即病。邪自口、鼻而入，则其所客，内不在脏腑，外不在经络，舍于伏膂之内，去表不远，附近于胃，乃表里之分界，是为半表半里，即《素问·疟论》所谓'横连膜原'者也。"在书中，吴氏明确指出了温疫的病因不是六淫邪气，而是感受自然界的"异气""疠气"，又称为"戾气""杂气"。这种邪气致病，具有强烈的传染性。邪气自口、鼻而入，舍于膜原。其初起的治法，以疏利气机之品，直达膜原，使邪气溃散外达，自创"达原饮"一方，传世数百年来，为后世治疫所常用。至其传变，吴氏在该书"统

论疫有九传治法"中说:"夫疫之传有九,亦不出乎表里之间而已矣。所谓九传者,病人各得其一,非谓一病而有九传也。盖温疫之来,邪自口鼻而入,感于膜原,伏而未发,不知不觉。已发之后,渐加发热,脉洪而数,此众人相同,宜达原饮疏之。继而邪气一离膜原,察其传变,众人多有不同者,以其表里各异耳。有但表而不里者,有但里而不表者,有表而再表者,有里而再里者,有表里分传者,有表里分传而再分传者,有表胜于里者,有里胜于表者,有先表而后里者,有先里而后表者,凡此九传,其病不一。"及其传变后的治疗,则视病情而分别采用吐法、清法、下法等诸方。总之,《温疫论》一书,突破了前人以伤寒法治温病初起必用麻、桂的旧例,开拓了温疫治疗的新思路。

在温疫的传染性方面,吴又可也提出了精辟的见解。他在《温疫论·杂气论》中说:"大约病遍于一方,延门阖户,众人相同者,皆时行之气,即杂气为病也。为病种种,是知气之不一也。盖当其时,适有某气专入其脏腑经络,专发为某病,故众人之病相同,是知气之不一,非关脏腑经络或为之证也。不可以年岁四时为拘,盖非五运六气所能定者,是知气之所至无时也。或发于城市,或发于村落,他处安然无有,是知气之所着无方也……其时村落中偶有一二人所患者,虽不与众人等,然考其证,甚合某年某处众人所患之病,纤细相同,治法无异,此即当年之杂气,但目今所钟不厚,所患希少者耳,此又不可以众人无有,断为非杂气也。"在此,吴氏明确指出,杂气所致的温疫种类不一,传染力强弱不等,有时可以造成大流行,有时也可以散在发生,不能因为其传播范围不广,就认为不是疫病而疏于防范。在《温疫论·论气所伤不同》中,吴又可又提到杂气致病在人畜之间各有选择的问题,他说:"至于无形之气,偏中于动物者,如牛瘟、羊瘟、鸡瘟、鸭瘟,岂但人疫无已哉。然牛病而羊不病,鸡病而鸭不病,人病有禽兽不病,究其所伤不同,因其气各异也。知其气各异,故谓之杂气。夫物者,气之化也,气者,物之变也。气即是物,物即是气,知气可以制物,则知物之可以制气矣。夫物之可以制气者,药物也……能知以物制气,一病只有一药,药到病已,不烦君臣佐使品味加减之劳矣。"从吴氏所说的"气即是物"的观点来看,他已经认识到疫病的发生是由用肉眼看不到的,但又客观存在的"气"所导致。这种观点与现代所说的病原微生物致病说已相当接近,只不过是名词不同而已。他所说的"能知以物制气,一病只有一药,药到病已"的观点,也明确地指出了治疗疫病专病专药的特点,在当时能提出这种论点,实属难能可贵,直至今天,也值得借鉴。

吴氏在书中还对温、瘟、热、疫四个字进行了考证。他在《温疫论·正名》中说："《伤寒论》曰：'发热而渴，不恶寒者，为温病'。后人去'氵'加'疒'为瘟，即温也……夫温者热之始，热者温之终，温、热首尾一体，故又为热病即温病也。又名疫者，以其延门合户，如徭役之'役'，众人均等之谓也。今省去'彳'加'疒'为疫。又为时疫、时气者，因其感时行戾气所发也，因其恶厉，又谓之疫疠……然近世称疫者众，书以'温疫'名者，弗遗其言也。"从文中可以看出，吴氏认为，温病与温疫、瘟疫、热病，名称、写法虽有不同，但并无本质区别。温与瘟，只不过是偏旁衍变而已。温与热的区别，仅在于程度的轻重。疫，实际上就是役字的衍变，温病又称为温疫的原因，是强调它的传染性。所以，吴氏提出，温病、温疫、瘟疫、热病实际上都是温病，可以不加区分。本书之所以名为《温疫论》，而不称为《温病论》，是因为当时多数人把温病称为温疫，因而用了温疫之名。吴氏对温病与温疫、瘟疫、热病的正名，更正了明代以前用词混乱、概念不清的问题，但是他把温疫与温病完全等同的说法，又未免失之偏颇。从今天的观点来看，温病是外感四时温热邪气所引起的，以发热为主要临床特征的多种急性热病的总称，它包括温疫在内，而温疫只是温病中的一类，因为它具有强烈的传染性，所以称为"疫"。温病之义广而温疫之义狭，二者并不等同。

总之，应当承认，《温疫论》的问世，极大地推动了温病学、疫病学的发展，但限于它仅论述了一种温疫的辨治，范围狭窄，因而未能使温病学形成完整的理论体系。吴鞠通在《温病条辨·自序》中说："得明季吴又可《温疫论》，观其议论宏阔，实有发前人所未发，遂专心学步焉。细查其法，亦不免支离驳杂，大抵功过两不相掩，盖用心良苦，而学术未精也。"吴鞠通对吴又可"学术未精"的评价，虽未免过苛，但由于吴又可所处的时代温病学还没有形成大发展的局面，所以他的著述带有明显的局限性，也确是事实。

2.《尚论篇》与《医门法律》对温病、疫病的阐发

《尚论篇》与《医门法律》的作者喻昌，字嘉言，生于公元 1585～1664（明万历至清康熙）年间，江西南昌新建人，清初定居于江苏常熟，因其故乡新建古称西昌，所以晚年自号西昌老人。著有《寓意草》（成书于公元 1643年）、《尚论张仲景〈伤寒论〉重编三百九十七法》（简称《尚论篇》，成书于公元 1648年）、《医门法律》（成书于公元 1658年）等书。《尚论篇》与《医门法律》这两部著作虽然不是温病学专著，但是里面都涉及了温病的问题。在《尚论篇·卷首·详论温疫以破大惑》中，他提出了温疫病的邪气入侵途径及所犯部位，他说："然从鼻、从口所入之邪，必先注中焦，以次分布上、

下……此三焦定位之邪也。"明确地指出了邪气从口、鼻先进入中焦，然后再弥漫到上焦、下焦，他这种邪犯三焦的说法，对吴鞠通《温病条辨》中以三焦辨证作为温病的辨证纲领应当说不无启示。关于温疫与伤寒的区别，他指出："伤寒邪中外廓，故一表即散。疫邪行在中道，故表之不散。伤寒邪入胃府，则腹满便坚，故可攻下。疫邪在三焦，散漫不收，下之复合。"关于温疫的治法，他特别提出："未病前，先饮芳香正气药，则邪不能入，此为上也。邪既入，急以逐秽为第一义。上焦如雾，升而逐之，兼以解毒；中焦如沤，疏而逐之，兼以解毒；下焦如渎，决而逐之，兼以解毒。"他所说的"上焦如雾，升而逐之"，是指用轻扬的药物升浮透邪；"中焦如沤，疏而逐之"，是指用行气的药物，疏通气机，气行则邪却；"下焦如渎，决而逐之"，是指用开决水道的药物，通利小便，使邪从下驱。同时，三焦都要加解毒的药物"兼以解毒"，他这种治温疫用芳香、逐秽、解毒药物的学术思想对后世启发很大。吴鞠通总结叶天士《临证指南医案》的经验，制定了银翘散一方，他在银翘散的方论中就明确地说："本方谨遵《内经》'风淫于内，治以辛凉，佐以苦甘'，'热淫于内，治以咸寒，佐以甘苦'之训，又宗喻嘉言芳香逐秽之说。"银翘散里用银花、薄荷、芥穗等芳香药物，就是"宗喻嘉言芳香逐秽之说"的具体体现。吴鞠通的《温病条辨》以"三焦为纲"，把温病学形成了一个完整的辨证论治体系，应当说是受到了喻嘉言的很大启发。

《医门法律》里有一篇"秋燥论"，是专论秋燥的。《黄帝内经》里很少论及燥病，《素问·至真要大论》病机十九条中也没有燥的病机。刘完素扩展了病机十九条，提出了"诸涩枯涸，干劲皲揭，皆属于燥"，补充了燥病的病机。喻嘉言在这个基础上写了"秋燥论"，深入地讨论秋燥。《医门法律》中的清燥救肺汤，是治疗燥热邪气犯肺的代表方剂。"秋燥论"与清燥救肺汤，为后世对秋燥病的认识与治疗产生了较为深远的影响。《尚论篇》与《医门法律》虽然不是温病学、疫病学的专著，但书中讲温病、疫病的内容比较深刻。它的成书年代与吴又可的《温疫论》及下面要讲的袁班的《证治心传》基本上是同时代，这就说明，在这个时期，医界对温病、疫病的认识已经到了相当深刻的程度，这个时期开始酝酿着温病学、疫病学发展史上的重大突破。

3. 《广瘟疫论》对《温疫论》的发挥

《广瘟疫论》的作者戴天章，字麟郊，晚号北山，人称北山先生，生于公元1644~1722（清顺治至康熙）年间，江苏上元（江宁县）人。他极推崇吴又可的《温疫论》一书，他在《广瘟疫论·自序》中说："至吴又可先生贯串古今，融以心得，著时行瘟疫一论，真可谓独辟鸿蒙，揭日月于中天矣。"

他惋惜该书在当时未被人们所重视，究其原因，认为是"知其名而未得其辨证之法耳"，因而对吴氏原著进行了删削增改，于康熙十四年乙卯（公元1675年）著成《广瘟疫论》一书。他在书中首先强调辨证，说："意在辨瘟疫之体异于伤寒，而尤慎辨于见证之始，开卷先列辨气、辨色、辨舌、辨神、辨脉五条，使阅者一目了然。"还指出："疫邪见证，千变万化，然总不出表里二者。"关于治疗，他总结出汗、下、清、和、补五法。由书中可以看出，戴氏之作确实对吴又可的《温疫论》有所发挥，而且更为系统，在温病学形成的前期，是较为重要的专著。其书名虽然把"温"字改为"瘟"字，但书中并非专论瘟疫，其中也包括了非瘟疫类的其他温病。这部书曾经过坊刻，改名为《瘟疫明辨》，又经陆懋修（字九芝）删订，将"瘟疫"改为"温热"更名为《广温热论》，再经清末民初医学家何炳元增补重订，名为《重订广温热论》。

《广瘟疫论》的早期版本是乾隆四十三年戊戌（公元1778年）刻本，《瘟疫明辨》是乾隆十五年庚午（公元1750年）汪氏紫峰刻本。从以上版本刊行时间来看，改名本《瘟疫明辨》早于原本《广瘟疫论》。关于其中的原因，北山先生之孙戴祖启在他于乾隆四十三年所写的《广瘟疫论》序中说，其祖父北山先生所著医书有数十种，都由其父雪村先生行楷细字抄录，收藏于其家的存存书屋中。祖启在书坊中见到有《瘟疫明辨》四卷，遂购阅之，发现就是其祖父"存存书屋"所藏的《广瘟疫论》，虽然更改了书名，却未改窜其文，但误刻为歙县郑某（郑奠一）撰。因此，祖启将存存书屋原本校刻，以纠讹传。正因如此，改名本的刊行反而比原本早28年。

4.《伤寒温疫条辨》论伤寒与温病之辨

《伤寒温疫条辨》的作者杨璿，字玉衡，晚号栗山老人，生于公元1706~1796（清康熙至嘉庆）年间，河南夏邑县人。他经历过多次温疫流行，因此采辑、总结前人关于温疫、温病的论述，加以分析批判，取其精华，结合自己多年的理论研究与实践经验，著成《伤寒温疫条辨》（简称《寒温条辨》）一书。该书于乾隆四十九年甲辰（公元1784年）他79岁时最后编次定稿，由孙宏智（静川）校对并出资刊行。杨氏继承了吴又可的观点，认为温病、温疫、瘟疫并无区别，因此在书中将温疫也称为温病。关于温病与伤寒的区别，书中论述较多，他说："凡温病脉不浮不沉，中按洪长滑数，右手反盛于左手，总由怫热郁滞，脉结于中故也。若左手脉盛，或浮而紧，自是感冒风寒之病，非温病也……凡伤寒自外之内，从气分入，始病发热恶寒，一二日不作烦渴，脉多浮紧，不传三阴脉不见沉。温病由内达外，从血分出，始病不恶寒而发热，一热即口燥咽干而渴，脉多洪滑，甚则沉伏。此发表清里之所以异也。"关于温病的病因病机及治疗，他指出，温病的病因是"天地疵疠旱潦之杂气"。其传入途径是"杂气由口鼻入三焦，怫郁内炽"。温病的病机是"邪热内攻，凡见表证，皆里证郁结，浮越于外也。虽有表证，实无表邪"。又说："温病得于天地之杂气，怫热在里，因内而达于外，故不恶寒而作渴，此内之郁热为重，外感为轻，兼有无外感而内之郁热自发者。"在这里，他指出了温病既有内热与外感同发，以内热为主者；也有无外感而内热自发者，从而深化了伏气温病的发病学理论。关于温病的治疗，他指出："若用辛温解表，是为抱薪投火，轻者必重，重者必死。惟用辛凉、苦寒，如升降、双解之剂，以开导其里热，里热除而表证自解矣。"治疗方剂，杨氏收集验方"赔赈散"更名为"升降散"，自创以升降散为总方的十五个方剂"轻则清之：神解散，清化汤，芳香饮，大、小清凉散，大、小复甦饮，增损三黄石膏汤八方；重则泻之：增损大柴胡汤、增损双解散、加味凉膈散、加味六一顺气汤、增损普济消毒饮、解毒承气汤六方。而升降散，其总方也"。升降散由白僵蚕、全蝉蜕、广姜黄、川大黄四味药组成，为散剂，用黄酒、蜂蜜调匀冷服。如果升降散炼密为丸，则名为"太极丸"。他解释其方剂作用说："盖取僵蚕、蝉蜕升阳中之清阳，姜黄、大黄降阴中之浊阴。一升一降，内外通和，而杂气之流毒顿消矣。"《伤寒温疫条辨》问世后，受到后世医家的重视，尤其是升降散一方，颇受后世称赏。可以说，他的学术思想在吴又可《温疫论》的基础上，又有了很大发展，但杨氏书中仍未能构成温病辨治体系，而且对前人批判过多，又每有重复，是其不足。

5.《松峰说疫》论多种疫病

《松峰说疫》的作者刘奎，字文甫，号松峰，生于清代乾隆年间，山东聊城人。其书初刻于乾隆五十一年丙午（公元 1785 年）。刘氏有感于当时因为论述疫病之书甚少，以至时医多以伤寒法治之的弊端，继承其父引岚公所授医术，加之自己阅读古医籍及临床实践的体会而著成此书。其书不仅论瘟疫，而且并论杂疫与寒疫。他在该书"自序"中说："伤寒自仲景而下，承承继继，各有专家，著书立说者，无虑数十种。独治瘟疫，则略而不讲焉，间有谈及者，不过寥寥数语，核（赅）焉而不精，语焉而不详。遂至瘟疫一症，靡所指归，往往以伤寒法治之，非大用温散，即过投苦寒，欲病之愈也难矣……昔吴又可《瘟疫论》一书，较之诸家俱见卓识，独辟蚕丛，业以盛行海内，故其方论，兹集一概不录，第就自所经历者，聊纾管见，以羽翼又可，当亦谈疫者之所不斥也。夫疫病所包甚广，而瘟疫特其一耳，又添杂疫、寒疫，各著方论，而症治始备，遂编辑酌定，分为六卷：曰述古、曰论治、曰杂疫、曰辨疑、曰诸方、曰运气，亦庶几成一家之言焉。"在该书"卷之二·论治·疫病有三种论"中，刘氏论述了瘟疫、寒疫、杂疫三者病因、临床表现的不同。他说："传曰：疫者，民皆疾也。又曰：疫，疠也，中（去声）人如磨砺伤物也。夫曰民皆疾而不言何疾，则疾之所该（赅）也广矣。盖受天地之疠气，城市、乡井以及山陬海澨所患皆同，如徭役之疫，故以疫名耳。其病千变万化，约言之则有三焉。一曰瘟疫，夫温者热之始，热者温之终，始终属热症。初得之即发热，自汗而渴，不恶寒。其表里分传也，在表则现三阳经症，入里则现三阴经症，入府则有应下之症。其愈也，总以汗解，而患者多在热时。其与伤寒不同者，初不因感寒而得，疠气自口、鼻入，始终一于为热。热者，温之终，故名之曰瘟疫耳。二曰寒疫，不论春、夏、秋、冬，天气忽热，众人毛窍方开，倏而暴寒，被冷气所逼即头痛，身热，脊强，感于风者有汗，感于寒者无汗。此病亦与太阳伤寒、伤风相似，但系天作之孽，众人所病皆同，且间有冬月而发疹者，故亦得以疫称焉。其治法则有发散、解肌之殊，其轻者或喘嗽气壅，或鼻塞声重，虽不治，亦自愈。又有病发于夏、秋之间，其症亦与瘟疫相似，而不受凉药，未能一汗即解，缠绵多日而始愈者，此皆所谓寒疫也。三曰杂疫，其症则千奇百怪，其病则寒热皆有，除诸瘟、诸挣、诸痧瘴等暴怪之病外，如疟、痢、泄泻、胀满、呕吐、喘嗽、厥痉、诸痛、诸见血、诸痈肿、淋浊、霍乱等疾，众人所患皆同者，皆有疠气以行乎其间。故往往有以平素治法治之不应，必洞悉三才之蕴而深究脉症之微者，细心入理，一一体察，方能奏效，较之瘟疫更难揣摩。盖治瘟疫尚有一定之法，而治杂疫竟无一定之方也，且其病有寒者，有热者，有上寒而下热者，有上热而下寒者，有表寒而里热者，有表热而里寒者，种种变态，不可枚举。世有瘟疫之名，而未解其义，亦知寒疫之说，而未得其精，至于杂疫，往往皆视为本病，而不知为疫者多矣，故特表而出之。"

关于瘟疫的治疗用药，刘氏提出慎用大寒之剂，但又不排斥用大黄、石膏、芒硝。他在《松峰说疫·卷之二》"治瘟疫慎用古方大寒剂论"与"用大黄石膏芒硝论"中说："夫古之黄连解毒、三黄、凉膈、泻心等剂，非古人之好用凉药也，以其所秉者厚，故用之无寒中之患，而获败火之功。今人所秉者薄，既不逮古，而又兼之以凿丧，若用大苦大寒之剂，其何以当之。瘟疫之火，因邪而生，邪散而火自退矣，若用大寒之剂，直折其火，未有驱邪之能，而先受寒凉之祸。受寒则表里凝滞，欲求其邪之解也难矣。总之，如黄连、黄柏、龙胆草、苦参大苦大寒等药，皆当慎用。以有生地黄、二冬、元参、丹皮、栀子、黄芩、银花、犀角、茅根、竹沥、童便、葛根、石膏、人中黄辈加减出入，足以泻火而有余矣。如果有真知灼见，非黄连等药不可，少者分计，多者钱计而止，不可多用。""或曰：大苦大寒之剂既在禁例，而治瘟疫顾用三承气、白虎何也？答曰：石膏虽大寒，但阴中有阳，其性虽凉而能散，辛能出汗解肌，最逐温暑烦热，生津止渴，甘能缓脾，善祛肺与三焦之火，而尤为阳明经之要药。凡阳狂、斑黄、火逼血升、热深、便秘等症，皆其所宜，唯当或煅或生，视病之轻重而用之耳。大黄虽大寒有毒，然能推陈致新，走而不守，瘟疫阳狂、斑黄、谵语、燥结、血郁，非此不除，生恐峻猛，熟用为佳。至于芒硝，虽属劫剂，但本草尚称其有却热疫之长，而软坚破结非此不可，但较诸石膏、大黄，用之便当审慎矣。夫以大黄、石膏之功能，彰彰若是，较之只有寒凉凝滞之性者，其宜否不大相径庭也哉！此治瘟疫者之所不可阙也欤。"在书中，刘氏把瘟疫的治法分为解毒、针刮、涌吐、罨熨、助汗、除秽、宜忌、符咒八法，称之为"瘟疫统治八法"。综观其治法，以多种治疗及调护方法并用，颇具己见。书中记载疫病的病状及病种较多，治疗方药也每有新意。可以说，《松峰说疫》一书，是继《温疫论》之后，又一部较为全面的疫病学专著，但书中掺杂了符咒、鬼神等迷信内容，是其不足。

6. 《疫疹一得》论疫病发斑疹

《疫疹一得》的作者余霖，字师愚，生于清代雍正至嘉庆年间（约生于公元 1724 年，卒年不详），祖籍江苏常州，后移居安徽桐城。其《疫疹一得》完成于乾隆五十九年甲寅（公元 1794 年），书中对疫病发斑疹的阐述多有前人所未论及者。其书分为上、下两卷，"卷上"首论五运六气及运气致病，继而论疫病与伤寒之不同，再论疫疹，其中列"疫疹之症"52 症。"卷下"首论疫疹"瘥后二十症"，继而论"温毒发疮"和"娠妇疫疹"，再论疫疹之形、色主病及不治之症，最后列出治疗疫疹诸方并附验案。书中对从疫病斑疹的形、色判断预后的论述，于临床极具指导意义。他在该书"卷上·论伤寒无斑疹"中说："至论大者为斑，小者为疹，赤者胃热极，五死一生，紫黑者胃烂，九死一生。予断生死，则又不在斑之大、小、紫、黑，总以其形之松浮、紧束为凭耳。如斑一出，松活浮于皮面，红如朱点纸，黑如墨涂肤，此毒之松活外现者，虽紫黑成片可生。一出虽小如粟，紧束有根，如履透针，如矢贯的，此毒之有根锢结者，纵不紫黑亦死。苟能细心审量，神明于松浮、紧束之间，决生死于临症之顷，始信予言之不谬也。"书中余氏自创清瘟败毒饮，综白虎汤、黄连解毒汤、犀角地黄汤三方加减而为一方，至今仍然是气血两清的代表方剂。对于方中重用石膏为君药的道理，余氏说："此十二经泻火之药也。斑疹虽出于胃，亦诸经之火有以助之。重用石膏，直入胃经，使其敷布于十二经，退其淫热……故重用石膏，先平甚者，而诸经之火自无不安矣。"据王孟英《温热经纬》中引纪晓岚《阅微草堂笔记》记载："乾隆癸丑（1793年），京师（今之北京）大疫，以景岳法治者多死，以又可法治者亦不验。桐乡冯鸿胪星实姬人，呼吸将绝，桐城医士投大剂石膏药，应手而痊。踵其法者，活人无算。"书中所说的"桐城医士"，就是余师愚。可见，余氏以大剂石膏为君药治疗疫病，确有独到之处，对后世治疗温病、疫病都有极大启示。

7. 清代的其他疫病学著作

除上述几部影响较大的疫病学专著外，清代还有一些疫病学著作，也从不同的角度丰富了疫病学的内容。

（1）《痧胀玉衡》 清代郭志邃（字右陶，浙江嘉兴人）著，成书于康熙十四年乙卯（公元1675年）。书中论述了"疫气时行"引起的多种痧症的辨治方法，其所述痧症，包括了多种急性热病。郭氏治痧采用三种方法，他在该书"卷上·痧症发蒙论"中说："若痧在肌肤，当刮即刮。痧在血肉，当放即放。痧在肠、胃经络与肝、脾、肾三阴，当药即药。若痧气肆行，不拘表里，传变皆同，当三法兼用，务在救人于将危，而回生于将死。"关于治疗机理，他在该书"治痧三法"中阐释说："肌肤痧，用油盐刮之，则痧毒不内攻。血肉痧，看青紫筋刺之，则痧毒有所泄。肠、胃、脾、肝、肾三阴经络痧，治之须辨经络脏腑，在气在血，则痧之内攻者，可消、可散、可驱，而绝其病根也。"郭氏治疗痧症的刮痧、放血、药物相结合的方法，既简便易行，又经济实用，且疗效较好，即使在今天，特别是在广大农村，仍然有推广价值。

（2）《羊毛瘟论》 清代隋霖（字万宁，江苏江宁人）著，成书于乾隆六十年乙卯（公元1795年），于嘉庆元年丙辰（公元1796年）刊行。隋氏在该书"自序"中说："瘟疫一证，自古有然，即《周礼》所谓四时疠疾也。其所感之气，变幻难以言状，而《灵枢》《素问》及各名家并未立瘟疫之名。迨吴又可始著方论，吾乡戴麟郊先生又著《广瘟疫论》……但瘟疫中有羊毛一种，则从未有言之者。岁辛卯（公元1771年）此证颇行，俗呼为羊毛疹子，临症颇难措手。霖恭读御纂《医宗金鉴》，外科疗疮内载有羊毛疗之法，除毛有方，用药有则，显立成规，遂会通其意，格以所感之气，所入之门，所出之处及其病作之行，罝心推究，酌方疗治，多获生全。"关于羊毛瘟的临床表现及治法，隋氏在该书"卷上·羊毛论"中说："羊毛之为病，始觉微寒发热，或憎寒，或壮热，或发疹块，面色微青，唇红而胀，舌有薄苔，红点裂纹，胸中滞塞，身胀酸麻，手足不利，前心后心或有斑点，或无斑点，及病至面色青板，身重不仁，皮肤紫胀，脉不至，则无救矣……今时邪由毒气土藏郁蒸金化，忽有羊毛，类似蚕丝，起毛倒生肤里膜外，针刺皮肤，绝无点血，剔出羊毛，长者七八寸，短者二三寸。剔未尽者，再以荞麦面用阴阳水与团，自胸前圈滚至腹，背心圈滚至腰，滚处约百余转，面团中毛多，遍身全滚皆有，授以加减双解散，至肺气舒畅，血脉流通，大汗如雨，或发疹块而愈。盖此证获效于双解之方……要亦《内经》金郁泄之，土郁夺之之旨，清太阴，通阳明，达三焦，为无上法门，非重剂硝、黄、乌能胜其病哉！伏邪毒重者，连投大剂双解，膏、黄用一二十两亦不为过。"书中对羊毛瘟的各种证候及兼夹症的治疗、挑治法所用的针具、除羊毛法、药物治疗的方剂、通用药物，都有详细论述。隋氏书中的挑治法可以说是疫病治疗中独具特色的疗法，直至近世，仍有应用者。

（3）《疫痧草》　清代陈耕道（字继宣，江苏常熟人）著，成书于嘉庆六年辛酉（公元1801年）。书中专论疫痧的辨治。陈氏在该书"卷上·辨论章"中，对疫痧的病因、发病、病名、辨证、病位都有明确论述。他说："而近年发痧，大半烂喉，且复重险，何也？感疫毒也。感疫轻，则喉烂轻而痧亦轻。感疫重，则喉烂重而痧亦重。重者最易传染，往往一家连毙数口，可谓险而又险也。""烂喉疫痧以喉为主，喉烂浅者疫邪轻，喉烂深者疫邪重，疫邪轻者易治，重者难痊。医者当视其喉，喉烂宜浅不宜深也；观其神，神气宜清不宜昏也；按其脉，脉宜浮数有神，不宜沉细无力也；察其痧，痧宜颗粒分明而缓达透表，不宜赤如红纸而急现隐约也。合而论之，以定吉凶。""烂喉疫痧，疫毒自口、鼻吸入，干于肺胃，盛者，直陷心包。""疫痧之毒，有感发，有传染。天有郁蒸之气，霾雾之施，其人正气适亏，口、鼻吸受其毒而发者，为感发。家有疫痧之人，吸受病人之毒而发者，为传染。所自虽殊，其毒则一也。"陈氏的"感发"与"传染"之论，已经非常符合现代传染病学的观点。他在该书"卷中·见象章"中，详细分析了疫痧的各种临床表现及病机。在"卷下·汤药章"中，列举了治疗疫痧不同阶段的疏利、清散、清化、下夺、救液五类方剂。该书是辨治烂喉疫痧的专书，理、法、方、药自成体系，对烂喉疫痧病情吉凶的诊断，强调视其喉、观其神、按其脉、察其痧四个方面，对临床有重要指导作用，可谓是专病专书的代表作。

（4）《随息居重订霍乱论》等论霍乱的著作　清代王士雄（字孟英，浙江钱塘人）著，原名《霍乱论》，成书于道光十八年戊戌（公元 1838 年），于同治元年（公元 1862 年）重订。书中首论病情，次论治法，次录医案，后载药、方，是论治霍乱的专著。其治法中，除药物治疗外，还载有伐毛（拔去头发中赤色者及胸、背之长毛）、取嚏（用皂角末或通关散吹鼻取嚏）、刮法、淬法（用灯芯微蘸油，点火淬之，以灯火近肉即提起，煏爆有声）、刺法（放毒血）、撋洗法、熨灸法等物理疗法，多简便而实用。

继《随息居重订霍乱论》之后又有《霍乱审证举要》，清代连文冲（字聪肃，浙江钱塘人）著，成书于光绪二十五年己亥（公元 1899 年）。书中论述了霍乱的辨证及治疗，其方剂除引用王孟英《随息居重订霍乱论》诸方外，并附连氏经验方。与连氏之书同时，还有《瘟疫霍乱问答》一书，清代陈虬（字葆善，又字蛰庐，浙江温州人，曾创办"利济"医院）著，成书于光绪二十八年壬寅（公元 1902 年）。书中论述了霍乱的病因及治法，治法中有刮、刺及药物疗法，书中载"利济瘟疫录验方" 18 首。此外，书中还记载了简便易行的"防疫"之法，如"沟衢宜打扫洁净，衣服宜浆洗干净。水泉宜早汲，用沙沥过。鱼蔬忌久顿，用冰更佳。房屋大者宜多开窗牖，小者宜急放气孔。而尤要者，则厕桶积秽之处，日施细炭屑其上，以解秽恶"。书中还涉及某些西医内容，与中医互为对照。

（5）《鼠疫抉微》 晚清余伯陶（字德埙，江苏嘉定人）著，成书于宣统二年庚戌（公元 1910 年），现存 1910 年嘉定素庵石印本。余氏在该书"例言"中说："鼠疫素乏其书，自吴子存有《鼠疫治法》，罗芝园取而增删之，名曰《汇编》，郑肖严又从而注释之，名曰《约编》。兹就成书，参以己见，略加增损，俾臻美善。"可见，该书是辑《鼠疫治法》《鼠疫汇编》和《鼠疫约编》三书并加入余氏自己的见解而成，分为病情篇、治法篇、药方篇、医案篇四部分。书中首先推究鼠疫的病名、传染情况及病因。该书"卷一·病情篇第一·鼠疫推原"中说："鼠疫初名核瘟，同治间安南已有是病，于光绪己丑、辛卯间由安南传之广西，壬辰、癸巳岁渐传之广东之高州，患疫而死者数万，甲午岁传之广州，死者五六万，乙未年高州又起，钦、廉亦相继而作。据云当时病家于地板下得死鼠无算，始知疫从地气而来，鼠先染疫而死，死鼠秽气熏人，感之即病。于是医家用防风通圣散、活血解毒汤，颇著奇效。其核多生于两腋、两腿弯，负痛甚剧，须以分治之法治之，方得平复。"作者还以鼠疫与《诸病源候论》《备急千金要方》中的"恶核"病相对照，提出："鼠之生、灭于人间不自今日始也，即鼠之足以酿疫，亦不自今日始也。古人仅发明病之由于核，而未曾发明核之由于鼠。兹引《千金》诸书所云恶核，以为鼠疫之一大明证,高明者幸勿哂其臆度也。"该书总汇吴、罗、郑、余四家治鼠疫的经验,是鼠疫专病的优秀专著。

总之,明、清时期自吴又可的《温疫论》问世之后,疫病学专著相继刊出,特别是清代中叶以后,可谓蔚为壮观,治疗方法也丰富多样,对温疫的防治起到了巨大的作用。但是也应当看到,由于温疫病种繁多,且多骤然而发,传播迅速,病死者众,每一病种都有其特殊性,难以总结出普遍适用于多种温疫的辨证与治疗方法,因而论温疫的专著多为一书专论一病,这也正是温疫学派难以形成完整的辨证论治理论体系的原因。

(二)温病学派

温病学派形成于清代中叶,其主要研究对象是各种温病,其中包括具有强烈传染性的温病——温疫。因为温病学派的研究范围更为广泛,而且有温疫学派的研究可资借鉴,所以最终总结出温病的辨证论治理论体系而形成了中医学领域内的新学科——温病学。其代表人物有叶桂(天士)、薛雪(生白)、吴瑭(鞠通)、王士雄(孟英)等人。

1.《伤暑全书》论暑病

《伤暑全书》的作者张鹤腾,字凤逵,生于公元 1557~1635(明嘉靖至崇祯)年间,安徽颍州人,进士出身,官至户部陕西司郎中,所以后世又称其为张司农。他在《伤暑全书·自序》中说,当时对伤暑一证"世皆忽之,一遇是证,率目为伤寒,以发散等剂投之,间加衣被取汗,甚灸以致伤生者,累累不悟"。张氏本人也曾于万历戊子(公元 1588 年)夏天患伤暑之证,"势极气索,瞀然自愦",几乎被庸医所误,所幸听从徽医汪韫石之言,"服益元散二剂而苏,仍调以加味香薷饮,数剂而愈"。于是他发愿搜罗群书,至 50 岁以后开始写作,于天启壬戌(公元 1622 年)编集成帙,于次年,即天启癸亥(公元 1623 年)定稿作序而书成。该书是论暑病的专书,对暑病的辨治多有阐发。关于暑病的治疗,他提出"暑证不分表里,一味清内,得寒凉而解,苦酸而收,不必用下"的论点。后经叶天士在《叶香岩三时伏气外感篇》中加以发挥,他说"张凤逵云:暑病首用辛凉,继用甘寒,再用酸泄酸敛,不必用下,可称要言不烦"。这对后世治暑病颇有启发,但其书专论暑病,未及其他温病,内容颇为局限。

2.《证治心传》——一部几被淹没的温病学、疫病学重要文献

与吴又可同时代,还有一位虽然名不见经传,在温病学发展史上也无任何记载,直至今日仍默默无闻,但却有真知灼见的学者,名袁班,字体庵,

明末江苏秦邮（今高邮）人，曾为明崇祯年间兵部尚书史可法的幕宾。袁氏虽然不以医为业，但曾博究方书，并于临证中随笔记录，辑成一书，名为《证治心传》，这部书是温病学发展史上一部很特殊的著作。该书曾由史可法作序，"序"中称其书"阐古今所必由之理，实天下所未见之书"，并表示在战乱稍停之后，要将此书刊印发行。令人遗憾的是，史氏写序是在崇祯癸未（公元 1643 年），而次年，即甲申（公元 1644 年），明朝就被清朝所亡，而史可法也因扬州失守而殉国，《证治心传》一书终未得刊行，以至淹没二百余年。至清代咸丰年间，此书稿传至袁班玄孙之手，他的玄孙有一位在一起修邑志的同事，名叫赵观澜，从他的玄孙手里看到这部书，已经是"蠹蚀过半"的残本了。赵观澜根据残本重新抄了一遍，并加了按语，但是也没能出版。迨至 1923 年，浙江绍兴裘庆元（字吉生，生于公元 1873~1948 年间）在杭州成立"三三医社"，于 1924 年编纂出版《三三医书》，共收集了 99 部书。裘氏由其社友徐石生处重金购得《证治心传》的手抄稿，收入《三三医书·第二集·第二十五种》，袁氏之书在历经近三百年沧桑之后，才终得公之于世。这部书共约一万三千多字，其中涉及温病的部分有两篇，一篇是"治病必审四时用药说"，一篇是"温热温疫辨"。在文中，袁氏提出一年四季气候不同，用药也不一样，其中讲到了治疗春季的风温、春温，夏季的暑热，长夏的湿温，秋季的秋燥，冬季的冬温等各种温病所用的药物。在秋燥中虽然没有提出凉燥、温燥的名词，但是他已经提出了秋燥有兼凉与兼温，寒化与热化的不同，用药也有温润与甘寒的区别。袁班的用药思路与叶天士《临证指南医案》的用药思路基本上是一致的，都是用轻凉的药物。他对温病与伤寒的区别、温病与温疫的区别以及一年四季不同季节发生的各种温病的治法、具体用什么药，都有非常明确、详细的论述。

　　袁氏在《证治心传·治病必审四时用药说》中说："至于冬令严寒肃杀之气为伤寒者，仲景言之详矣。惟阳气潜藏于内，天时晴燥，雨雪稀少，乃成冬温之证，须用大剂清下，不得拘执伤寒成法以误人哉。近世此病甚多，尤宜加审，轻则用杏苏饮，重则用葱豉汤加荆、薄、枳、桔、连翘、大贝，以达表为治。若时值初春，严寒将退，风木司权，其气善升而近燥，多犯上焦，故多身热咳嗽，微恶寒者，以黄芩汤为主方，随证加减，如薄、桔、荆、防、杏、苏、翘、贝、桑、菊、牛、蝉之类，取清轻之味清肃肺卫。若失治久延，渐入荣分，有逆传、顺传之候。近世市医不知者多，徒守仲景六经成法，辄投辛温表散，耗液伤阴，或变神昏谵睡，厥逆瘛瘲，或咳甚失血，延成痨瘵，或胃实失下，谵狂痉搐，莫救者多矣。又有热极旁流，名为顺传胃府，法宜急下以存阴液，然有舌苔黄燥裂纹可凭。奈何庸医不知者多，余以济世为怀，昼夜研钻，斯悟其致病之由，挽救之法，历验不爽，随笔记之，以拯斯民之厄。呜呼！自古迄今，无人发明春温、湿温、冬温之奥蕴，致误于庸俗者，不啻恒河沙数矣。或者前哲知其所以然，而珍如拱璧，未能笔之于书，日久淹没者有之，或有其书，久久失传，亦未可知也。"

袁氏在《证治心传·温热温疫辨》中说："近世以来，四时感症，类伤寒多，正伤寒罕见也。夫类伤寒者，春温、夏热、湿温、秋燥、冬温是也。虽然仲景谓伤寒有五，方分温散、辛散、攻下、和解诸法，后人识浅，殊难领悟，拘执传经限日成法，遂致遗误者多。惟近年凶荒饥馑，兵火之余，酿成疫厉，互相传染，切勿拘执日数。余治疫症，大剂攻下，每多获效。缘此病邪由口、鼻吸入者多，往往两手脉微弱，若不知者，以为脉虚，不敢用攻，孰不知下后邪去脉即平复。此症初起，多见恶寒肢冷，舌苔黄腻，神识呆钝，或邪热下迫，每多自利，所下几微，最易惑人，必视舌苔垢腻之有无，以定攻下之轻重。每见下去一层又起一层，轻者两三剂，重者八九剂，浊苔退尽，脉平而不躁急为准，仍须用下，庶免反复。要知此邪乃天地间至恶之气，必须除恶务尽，以大承气汤为主方，随症加减，至单用元明粉为极轻，总以三候之内为率。若延至三候以外，必自利红水，肠胃已烂，必死无疑。余历验心得，以验苔之滞腻，干而无津之苔，凭此用下。若舌无浊垢之苔，虽见大热，不可用下，余之心得经验，无误之秘法也。然则，与无疫之温热有间，未可混淆，以误人者。夫温热者，天地之常候也，经云'冬伤于寒，春必病温'。惟冬令外虽严寒，而阳气潜藏于内，若天时晴燥，雨雪稀少，则阳失潜藏，致生冬温之证，当用葱豉汤加大贝、芩、翘、银花、牛子、甘、桔等味。盖春为一岁之首，严寒未退，仍防寒邪遏伏，直待春升，木气发透，风阳化温，是为风温，其气近燥，多犯上焦，致有身热，咳嗽，胸闷气促之症，法宜清宣轻剂，如薄荷、牛子、桔梗、杏仁、大贝、蒌皮之类。久延失治，转入营分，误用辛温成法，多致衄血、咯血，甚则成痨。若已入胃，舌黄干燥，亟宜攻下。初夏渐热火旺，宜仿此方，重加清药可耳。如长夏湿土司令，宜燥湿清热，苍术白虎汤治之。直至秋深，燥令大行，身热咳嗽，咽痛者，辨天时之凉、暖，以分寒化、热化，然用药有温润、甘寒之别，此秋燥之治法也。若热已入胃，便结溲赤，舌苔黄焦垢腻，亦宜急下存津，切勿延久，正伤气弱，反成危候。近年以来，四时感症，温热独多，每憾治法仍延辛温，以致不死于病，而死于误药者，比比皆然。偶见新出《六书》，乃余杭陶节庵所辑，意在变化成法，独出心裁，将仲景所集增损加减，标新立异，不为无功，惜未将温热见症阐明原理。余细为研究，有择焉不精，语焉不详，何足以尽格致生化之源，跳出伤寒之范围哉。于是焚膏继晷，精审四时代谢之序，参以六淫偏盛之因，豁然自得，不揣草率无文，爰将各篇病理随时笔记，以免遗忘。"

由以上两段文字可以看出，袁氏对温病与伤寒的区别、温疫与其他温病（"无疫之温热"）的区别以及四时温病的治法，都有明确论述，言虽简而意殊深。袁氏之论，远较吴又可的《温疫论》更为全面而深刻。吴氏的《温疫论》成书于公元 1642 年，袁氏的《证治心传》成书于公元 1643 年，二人虽同为江苏人，生于同时代，且几乎同时成书，但吴氏之书得以刊行，而袁氏之书被淹没于当时，以至吴氏之论彰而袁氏之论晦。从袁氏书中治疗温病所用的药物来看，特别是其"取清轻之味清肃肺卫，若失治久延，渐入荣分，有逆传、顺传之候"及"又有热极旁流，名为顺传胃腑"等说法，与后世《叶香岩外感温热篇》中"温邪上受，首先犯肺，逆传心包"的论述极为相似。但叶氏只提出"逆传心包"，并未提"顺传"一词，因而引起后人对顺传病位的猜测，王孟英所说的顺传是指传于胃腑之论，也是推测而已。袁氏之论，早在公元 1643 年就已成书稿，而叶氏之论，应是其晚年所述，大约在公元 1740 年前后，比袁氏要晚将近百年。由此推想，叶氏或曾见到袁氏之书，或曾得袁氏后人的口授，而又加以发扬，均未可知。对此，赵观澜的按语颇有见地，他说："澜按：温热者，四时之常气也。温疫者，天地之恶气也。盖常气以常法治之，恶气以峻法治之，理势然也。先生治疫，重用攻下，除恶务尽耳，与吴又可法暗合。其时各居一境，所治之症，大略相同。袁氏辨舌苔垢腻厚薄，以定攻邪之轻重，又辨明温热与瘟疫有间，岂可混淆以误人哉。况先生济世心切，每以慎审为本，其学邃深，在又可之上。且吴氏虽有'九传'方法，未将病理阐明，书虽流传，惜乎混疫于温，贻误亦多，不足为法也。或谓当时彼此各居一邑，未能面商至理为憾。如袁、吴同处一堂，互相讨论，吴氏必不致混淆立论，温热原理，毋待叶氏发明之。呜呼！天下事有幸有不幸，吴书早经刊传，袁氏此书渺无知者。缘先生志尚高傲，不求闻达，又非医流，此书乃当时之日记、耳观。其自记云：不揣草率无文，随笔记录，以免遗忘，即知其仅记病理，临症实验而已，其言辞不加修饰，已可慨（概）见。"

3.《温热暑疫全书》论温、热、暑、疫

《温热暑疫全书》是与《广瘟疫论》同时的又一部较早的温病学、疫病学专著，作者周扬俊，字禹载，生于清代顺治至康熙年间，江苏吴县人。其

《温热暑疫全书》成书于康熙十八年己未（公元 1679 年），书中将温病分为温、热、暑、疫四类，分别论述其证治，并提出"黄芩汤，治温本药也"。关于疫病的辨治，周氏继承并发扬了《温疫论》的学术观点。可以说，该书对疫病学与温病学都有涉及，但因其成书较早，所以对温病的论述尚欠全面，也未能明晰揭示温病的发生发展规律。

4.《叶香岩外感温热篇》——温病学形成的标志

《叶香岩外感温热篇》的作者叶桂，字天士，号香岩，晚号上津老人，生于公元 1667~1746（清康熙至乾隆）年间，江苏吴县人。他 14 岁丧父，随其祖父的门人朱某学医，非常勤奋好学，10 年间先后从 17 师，集思广益，从而打下了深厚的中医学理论与临床功底。他成名很早，毕生忙于诊务，没有留下亲笔所写的著述，现在流传下来的《临证指南医案》等叶天士的著作，都是后人整理刊刻的。叶氏关于温病的论述，最早见于《温热论》，简称为"叶论"。这篇文章不是叶天士亲笔写的，据说是叶天士带着学生游太湖洞庭山时，他的学生顾景文随行于舟中，叶天士一边口述，他一边记笔记，是以笔记的形式流传下来的。这篇文章的早期来源两个版本，一是"华本"，一是"唐本"。

"华本"来自于华岫云。华氏在叶天士去世后收集了一些叶氏当年的医案，他认为这些医案的价值非常高，对后世很有指导意义，所以就对这些医案进行了整理，分门别类而成书，题名为《临证指南医案》，刊行于公元 1766 年。这部书刊行后，他又收集了一部分叶氏医案，开始选编《续选临证指南医案》一书，在他选编的内容里就有这篇文章。在选编的过程中，他于中途就去世了，由岳廷章继续选编完成，于公元 1775 年刊刻了《种福堂续选临证指南医案》，把这篇文章放在了这部书的"卷一"，题名为《温热论》。公元 1829 年，又出版了《卫生堂续刻临证指南医案》，实际上是按《种福堂续选临证指南医案》再版的，但卫生堂本里加上了华岫云的眉注，比如，叶天士说"在卫汗之可也"，华岫云加的眉注是"辛凉开肺，便是汗剂"。这就说明，这篇文章是经过华岫云亲手整理的，所以后世称之为"华本"。种福堂"续选"本与卫生堂的"续刻"本中，在《临证指南医案》原书的基础上后续的内容都是单独的，分为四卷。公元 1844 年出版《经锄堂临证指南医案》时，把种福堂"续选"的四卷附到后面去了，前面是《临证指南医案》的原书十卷，后面四卷把种福堂本"续选"四卷改名为《种福堂公选良方》四卷，其中"卷一"就是叶天士的这篇文章，经锄堂本把它分为 33 条。

"叶论"的早期版本，除了"华本"之外，还有"唐本"，这个版本出于唐大烈之手，与"华本"的内容稍有不同。唐大烈字立三，号笠山，是清代比叶天士稍晚的学者，他把那个时代江苏名医给学生讲课的讲稿，或他们平时写的论文，还有别人口述的一些内容收集起来，编辑成一部书，名为《吴医汇讲》，于1792年出版。书中收入了叶天士这篇论文，在"第一卷"的第二篇，题名为《温证论治》。同是叶天士这篇文章，在"华本"称为《温热论》，在《吴医汇讲》中称为《温证论治》。在《吴医汇讲》中，每位医学家的论文之前都加了一个作者小传，在叶天士小传中说："叶天士，名桂，号香岩，世居阊门外下塘，所著《温证论治》二十则，乃先生游于洞庭山，门人顾景文随之舟中，以当时所语，信笔录记，一时未加修饰，是以词文佶屈，语亦稍乱，读者不免晦目。烈不揣冒昧，窃以语句少为条达，前后少为移缀，惟使晦者明之，至先生立论之要旨，未敢稍更一字也。"从这段话中可以看出，唐大烈对"叶论"的原文有所改动，而华岫云对这篇文章只加了眉注，原文没有改动，于是就导致了两个版本的内容稍有不同。另外，唐氏说将原文分为"二十则"，在《吴医汇讲》中实际上是二十一则。"华本"是分为33条，也就是分为33段；"唐本"是"二十则"，实际上是二十一则，也就是分为21段，两个版本的分段也不一样。

在后世流传的过程中，还有两个重要的版本。一是《医门棒喝》，清代章楠（字虚谷）著，刊行于公元1825年。章氏从"唐本"中把"叶论"收进《医门棒喝》里，题名为《叶氏温病论》，他在书中给叶氏的原文加了注释，注得较早，也较好，多被后世采用。

再一个重要版本出自《温热经纬》，清代王士雄（字孟英）著。书中从"华本"收进了叶天士这篇文章，题名为《叶香岩外感温热篇》，分为36条。怎么知道是从"华本"收入的呢？因为它的正文与"华本"的文字相同，分段基本一致，但与"唐本"不一样，所以知道他是从"华本"收进书中的。这个版本最大的特点是，把"华本"与"唐本"进行了对校，凡是"唐本"与"华本"不一致的地方，他都注明"唐本作"，把两个版本做了对照。同时，他又引了章虚谷等人的注释，在书中，凡不标示姓名的，都是章虚谷的注释，其他人的注释都标明姓名。最重要的是他给每一段都加了按语，称为"雄按"，他的按语非常精辟，对叶天士的原文做了深入阐发，同时也对章虚谷的注释进行了分析，有肯定，也有批评，都比较精当公允。王孟英对唐大烈改动原文颇有意见，他在《叶香岩外感温热篇》篇后的按语中说："雄为原论次序，亦既井井有条，而词句之间并不难读，何必移前缀后，紊其章法，而第三章如玉女煎去其'如'字之类，殊失庐山真面目矣，兹悉依华本订正之。"王孟英的这段话说得是很中肯的，因为叶氏原文中说"如玉女煎"，是指用玉女煎加减，而唐大烈去掉了"如"字，则变为用玉女煎原方了，玉女煎原方中的熟地黄与牛膝是不能用于治疗温病热邪伤津的，可见唐氏之改动，确属大谬不然。像这类改动，"唐本"中还有数处，凡其改动之处，大多与叶氏原意不符，王孟英都据"华本"予以校订，并加以批评，其评论确有真知灼见。因为王孟英题名的《叶香岩外感温热篇》是经过对校的最好版本，所以本文中采用此篇名。

后世为什么对叶天士这篇文章特别重视呢？因为它是温病学形成的标志。没有这篇文章之前，温病一直包括在伤寒里，从这篇文章问世后，温病学派就独立出来了。为什么这么说？因为这篇文章中多处指出了温病与伤寒的不同，特别是原文的第1条与第8条，论述尤为精辟。《叶香岩外感温热篇》第1条说："温邪上受，首先犯肺，逆传心包。肺主气属卫，心主血属营。辨营卫气血虽与伤寒同，若论治法，则与伤寒大异也。"这段话明确地指出了温病与伤寒的病因、邪气入侵的途径、所侵犯的部位及发生、发展的规律都不相同。叶天士的这段话，不能把它只看作是对温病的论述，实际上讲的是寒温之辨，是伤寒与温病的区别。伤寒是外感寒邪，温病是外感温邪，邪气的性质不同。其侵入人体的途径，寒邪是下受，温邪是上受。其侵犯的部位，伤寒是先侵犯足太阳膀胱经，温病是先侵犯手太阴肺系。其传变的途径，向里传变的过程，伤寒是太阳、阳明、少阳、太阴、少阴、厥阴，温病是顺传于胃，或逆传心包。所以说伤寒、温病虽然都是营、卫、气、血的损伤，但是因为邪气的性质不同，对营、卫、气、血损伤的表现形式不一样，治法也就迥然不同。这段话说得非常明确，总共才43个字，就把"寒"与"温"给区分开了，所以温病就不能用伤寒法治疗，它就必然要从伤寒学说中分离出来而形成独立的体系。文章中不仅指出了温病的治法与伤寒大异，而且在第8条中叶氏又明确地提出了温病各阶段的治法，他说："大凡看法，卫之后方言气，营之后方言血。在卫汗之可也；到气才可清气；入营犹可透热转气，如犀角、元参、羚羊角等物；入血就恐耗血动血，直须凉血散血，加生地黄、丹皮、阿胶、赤芍等物。否则，前后不循缓急之法，虑其动手便错，反致慌张矣。"这一条虽然仅有92个字，但它是纲领性条文，提出了卫气营血辨证，指出了卫气营血四个阶段的传变规律及其治法，给后世对温病的辨证论治提供了理论依据。

总结叶天士的成就，他的贡献主要有以下三点：一是寒温分论。也就是说，明确地指出了伤寒与温病邪气性质的不同，入侵的途径不同，致病后的发生发展规律不同，治法也不同。二是创立了卫气营血辨证，明确地指出了温病的发展规律是按卫→气→营→血逐步深入。他不仅提出了辨证纲领，而且指出了四个阶段中每个阶段的治法，从而创立了温病学说，使温病学从伤寒学说中分离出来。所以说叶天士这篇文章是温病学形成的标志。三是他在这篇文章中对中医诊断学也有较大的发展，比如辨舌，在温病的望舌上，他在文章中讲得非常详细。再比如验齿，他提出"再，温热之病，看舌之后，亦须验齿。齿为肾之余，龈为胃之络。热邪不燥胃津，必耗肾液""齿若光燥如石者，胃热甚也……若如枯骨色者，肾液枯也"。特别是他对温病过程中斑、疹、白㾦的形态、色泽、治法、预后都讲得很清楚，极大地丰富了中医诊断学的内容。

总之，叶天士的这篇文章虽然仅有五千余字，但是它有重大突破，使温病学从伤寒学说中独立出来，形成了新的学科，他的贡献是无可替代的，所以后世把叶天士称为温病学派的创始人。

5.《薛生白湿热病篇》——湿热病辨治的代表文献

《薛生白湿热病篇》的作者，据传为清代薛雪，字生白，号一瓢，生于公元 1681~1770（清康熙至乾隆）年间，江苏吴县人，与叶天士同时、同乡。薛生白擅诗文，兼及丹青，医籍记载他医名颇高，与叶天士齐名。其曾孙薛东来曾述薛生白《日讲杂记》，由唐大烈刊于《吴医汇讲》（为卷二之首篇），但谓生白不屑以医自见，故无成书。有《湿热条辨》一文，世传为薛生白所作。据王孟英《温热经纬》中说，此篇始见于舒松摩重刻《医师秘籍》（名为《湿热条辨》）中，但仅载其前三十五条，后注是薛生白所作。后又有几种版本，条文数目互异，因此该文版本较为混乱，无从订正。王孟英由于偶然的机会，从友人顾听泉（学博）处看到《湿热条辨》四十六条的抄本，据说该本得自于吴人陈秋垞（赞府）处。于是王孟英将其收入《温热经纬》中，题名为《薛生白湿热病篇》。因其又有《湿热条辨》之称，所以该文以一篇二名而传世。因为《温热经纬》所收该篇似是原稿之全文，又有章虚谷的注释及王孟英的按语，阐发详明，所以后世读薛论者多以此为据，引述薛文者，也多称之为《薛生白湿热病篇》。至于这篇文章是否薛氏所作，后人疑义颇多，但看《薛生白湿热病篇》的内容，对湿热病的病因病机、辨证论治的论述以及所用药物，都有独到见解，对湿热病的辨治具有重要指导意义。因此，可以说它是一篇湿热病辨治的代表文献。叶氏之论重点论述温热病，薛氏之论专论湿热病，二者并收于《温热经纬》一书，相得而益彰，使温病学体系更为完备而垂范后世。

6. 《温病条辨》——温病学的集大成之作

在清代诸多的优秀温病学专著中，最具代表性的是《温病条辨》，作者吴瑭，字配珩，号鞠通，生于公元 1758～1836（清乾隆至道光）年间，江苏淮阴人。其著作有《温病条辨》《吴鞠通医案》《医医病书》等存世。吴氏一生中经历了多次温疫流行，亲人也有死于温病者，从而促使他发奋在温病学领域深入探究。关于学医的缘由，他在《温病条辨·自序》中说："缘瑭十九岁时，父病年余，至于不起，瑭愧恨难名，哀痛欲绝，以为父病不知医，尚复何颜立于天地间。遂购方书，伏读于苫块之余，至张长沙外逐荣势，内忘身命之论，因慨然弃举子业，专事方术。"从他的"自序"里可以看出，吴鞠通是由于父亲病故而激发了学习医学的决心，由此而放弃了考科举走仕途，改为攻读医学。在他生活的清朝中叶，温病学经过叶天氏等诸家的阐发，虽然已经形成了体系，但是限于当时的条件，还没有得到广泛传播，所以吴氏的研究十分艰辛。他博览群书，反复实践，经过数十年的努力，终有所成。关于著述《温病条辨》这部书的动因及过程，他在《温病条辨·自序》中说："盖张长沙悲宗族之死，作《玉函经》，为后世医学之祖。奈《玉函》中之《卒病论》亡于兵火，后世学者，无从仿效，遂至各起异说，得不偿失……又遍考晋、唐以来诸贤议论，非不珠璧琳琅，求一美备者，盖不可得，其何以传信于来兹！瑭进与病谋，退与心谋，十阅春秋，然后有所得……因有志采辑历代名贤著述，去其驳杂，取其精微，间附己意，以及考验，合成一书，名为《温病条辨》。"关于这部书的学术渊源，吴氏在《温病条辨·凡例》中说："晋、唐以来诸名家，其识见学问功夫，未易窥测，瑭岂敢轻率毁谤乎！奈温病一证，诸贤悉未能透过此关，多所弥缝补就，皆未得其本真，心虽疑虑，未敢直断明确。其故皆由不能脱却《伤寒论》蓝本，其心以为推戴仲景，不知反晦仲景之法。至王安道，始能脱却伤寒，辨证温病，惜其论之未详，立法未备。吴又可力为卸却伤寒，单论温病，惜其立论不精，立法不纯，又不可从。惟叶天士持论平和，立法精细，然叶氏吴人，所治多南方证，又立论甚简，但有医案散见于杂证之中，人多忽之而不深究。瑭故历取诸贤精妙，考之《内经》，参以心得，为是编之作。诸贤如木工钻眼，以至九分，瑭特透此一分，作圆满会耳。"从他这些话中可以看出，《温病条辨》的理论基础源于《黄帝内经》，又继承了叶天士的学术思想。这部书就是在《黄帝内经》和叶天士《温热论》的理论基础上，再加上吴鞠通自己的临床经验与心得体会写成的。关于吴氏的学术传承，征保在《温病条辨·序》中给他概括为："近师承于叶氏，而远追踪乎仲景……其处方也，一遵《内经》，效法仲祖。"

就是说，《温病条辨》不仅在学术思想上有所传承，而且书中的方剂，也都有本有源，写得很清楚。例如《温病条辨》中的银翘散这个方剂，就是来自于叶天士《临证指南医案》中的一个病案，吴鞠通把这个方剂加以整理，命名为"银翘散"。他在银翘散方论中说："此方谨遵《内经》'风淫于内，治以辛凉，佐以苦甘''热淫于内，治以咸寒，佐以甘苦'之训，又宗喻嘉言芳香逐秽之说……此叶氏立法，所以迥出诸家也。"

《温病条辨》成书于嘉庆三年戊午（公元 1798 年），又经过反复修改，于嘉庆十八年癸酉（公元 1813 年）刊刻问世。该书分为卷首、卷一、卷二、卷三、卷四、卷五、卷六，从卷一至卷六共六卷，加上卷首，实际上是七卷。卷首为"原病篇"，内容是"引经十九条"，引了《黄帝内经》有关温病的论述十九条，加以分析注释，表明这部书的理论源于《黄帝内经》。卷一是"上焦篇"、卷二是"中焦篇"、卷三是"下焦篇"，三焦篇是这部书的核心内容。上焦温病是指肺、心（包括心包）的病变；中焦温病是指脾、胃、大肠的病变；下焦温病是指肝、肾的病变。凡是上焦温病的证治都列在"上焦篇"；中焦温病的证治都列在"中焦篇"；下焦温病的证治都列在"下焦篇"。三焦篇共有 238 法，198 方。卷四是"杂说"，收入了吴氏的杂说、救逆、病后调治等短篇论文 18 篇。卷五是"解产难"，收入了吴氏论述产后调治与产后惊风等短文 17 篇。卷六是"解儿难"，收入了吴氏论述小儿急、慢惊风及痘证等短文 24 篇。卷四、卷五、卷六共收入论文 59 篇。因为"杂说""解产难""解儿难"不是讲温病的内容，所以说《温病条辨》的主要内容在三焦篇。在三焦篇里，吴鞠通以三焦辨证为纲领，明确地指出了温病的发生发展规律，他说："温病由口、鼻而入，鼻气通于肺，口气通于胃。肺病逆传，则为心包。上焦病不治，则传中焦，胃与脾也。中焦病不治，即传下焦，肝与肾也。始上焦，终下焦。"按照吴氏的理论，温病的发生发展规律是从上焦手太阴肺开始，最后终于下焦肝、肾，由浅入深，由上传下，由轻到重，概括得很简练、很明确。关于三焦温病的治疗，吴鞠通在《温病条辨·卷四杂说·治病法论》中提出"治上焦如羽，非轻不举""治中焦如衡，非平不安"及"治下焦如权，非重不沉"的治则，给后世提供了理论依据。在这一治则的指导下，他又确立了很多治法，比如清营、清络、育阴等。在治法的指导下，又制定了许多方剂，比如银翘散、桑菊饮、清营汤、清络饮、三仁汤、复脉辈等。《温病条辨》中的复脉辈不是《伤寒论》中的复脉汤，是把《伤寒论》的复脉汤加减化裁，组成了加减复脉汤、救逆汤、一甲复脉汤、二甲复脉汤、三甲复脉汤、大定风珠等方剂，这些方剂，对后世的临床治疗有非常大的指导作用。

《温病条辨》这部书的特点是仿《伤寒论》的写法，也是以条文分证，以条文的形式论述各种温病的证治，所以书名为《温病条辨》。以条文分证有很大的优点，文字简练，便于记忆，但是又恐怕因过于简练而表达不清楚，使后人不容易理解，就难免按自己的想法去猜测，甚至妄加臆断，如果再有人给他加注解，就可能出现错误。像《伤寒论》那种体例，文字虽然非常简练，但是有些内容就难以理解，后世就出现了诸多注家，你也注，他也注，是不是张仲景的原意就不得而知了。所以吴鞠通在条文后自己加"分注"，把条文解释得清清楚楚，使这部书既便于记忆，又避免了后人妄加臆断，妄加评注。书中把方剂与药物附在条文后，药物都有剂量，而且写明煎法、服法。为了使后人对方剂中的药物组成加深理解，他又在方后自加"方论"，把方剂解释得清清楚楚。可以说，这部书理、法、方、药系统完整，是一部温病学的集大成之作。

吴鞠通虽然是温病学家，但他也强调，伤寒、温病两大学派应当互相取长补短，而不应互相排斥。他在《温病条辨·凡例》中指出："是书虽为温病而设，实可羽翼伤寒。若真能识得伤寒，断不致疑麻、桂之不可用；若真能识得温病，断不致以辛温治伤寒之法治温病。"由这段话可以看出，吴鞠通与叶天士一样，是在深入研究了温病与伤寒的区别之后才使温病学说从伤寒学说中脱离出来并得以发展的，他们既发展了温病学说，又不否定伤寒学说，确实称得上是学贯寒、温的卓然大家。

总之，《温病条辨》是温病学的集大成之作，是一部理论与实用价值都极高的温病学专著，但是它以三焦为纲，病名为目，又把六经辨证与卫气营血辨证穿插到三焦辨证之中，就显得辨证体系纷繁复杂，使初学者难于理解。此外，其书中治疗温病以辛温之剂桂枝汤为第一方，也受到后世温病学家的非议，这应当说是其美中不足之处。

7.《温热经纬》——优秀的温病学文献集注

《温热经纬》的作者王士雄，字孟英，晚号梦隐，生于公元 1808～1868（清嘉庆至同治）年间，浙江钱塘人。从他的曾祖父到他四代都业医，他 14岁的时候父亲就病故了，他就投师学医，学习非常勤奋。他一生中经历了多次温病的流行，他的著作除了《温热经纬》之外，还有《随息居重订霍乱论》《归砚录》《王孟英医案》等。《温热经纬》完成于咸丰二年壬子（公元1852 年）。关于编辑这部书的目的，王孟英在《温热经纬·自序》中说："《难经》云：'伤寒有五：有中风、有伤寒、有湿温、有热病、有温病'，此五气感人，古人皆谓之伤寒。故仲圣著论亦以伤寒统之，而条分中风、伤寒、温病、湿、暍五者之证治，法虽未尽，名已备焉。后贤不见，遂至议论愈多，至理愈晦。或以伤寒为温热，或以温热为伤寒，或并疫于风温，或并风温于疫，或不知有伏气为病，或不知有外感之温，甚至并暑、暍二字而不识，良可慨已。我曾王父《随笔》中，首为剖论。"这里是说他的曾祖父王学权在其所写的《重庆堂随笔》中对这些病名进行了分析。王孟英接着说："兹雄不揣冒昧，以轩岐仲景之文为经，叶薛诸家之辩为纬，纂为《温热经纬》五卷。""轩岐仲景之文为经"中的"轩"，是指轩辕黄帝，"岐"，是指岐伯。因为《黄帝内经》是以黄帝与岐伯问答的形式写成的，所以"轩岐"就是指《黄帝内经》。"仲景"，指的是张仲景的著作《伤寒论》与《金匮要略方论》。"轩岐仲景之文为经"，就是指以这三部经典著作为经线。"叶薛诸家之辩为纬"中的"叶薛"，指的是《叶香岩外感温热篇》与《薛生白湿热病篇》。另外的"诸家"，是指陈平伯、余师愚，以这些温病学家的文章为纬线，编辑成《温热经纬》这部书，共分为五卷。他又说："其中注释，择昔贤之善者而从之，间附管窥，必加'雄按'二字以别之。"这就是说，在他这部书里，除了选原文之外，还选了章虚谷等前辈学者的注释，凡是注得好的，他都加在后边，最后他自己再加一个按语，称为"雄按"。这部书的特色就在于他选了诸家优秀的注释，特别是他自己所加的按语，非常精辟，所以不能仅把《温热经纬》看作一部文献综述，而应当说它是一部非常优秀的温病学文献集注。这部书共分为五卷，卷一题名为"内经伏气温热篇"，选录了《黄帝内经》中有关温病的内容分为 38 条。卷二选的是张仲景《伤寒论》与《金匮要略方论》中关于温病的论述，分为五篇，分别题名为"仲景伏气温病篇""仲景伏气热病篇""仲景外感热病篇""仲景湿温病篇""仲景疫病篇"。卷一、卷二这两卷合起来就是"以轩岐仲景之文为经"。卷三选的是叶天士的文章，题名为"叶香岩外感温热篇"。此外，他还从《临证指南医案》中选了叶天士的另一篇文章。《临证指南医案》原书共十卷，第十卷有一篇"幼科要略"，内容是讲小儿外感病，王孟英认为这篇文章对成年人温病的辨治也有指导意义，所以把它也选入书中，题名为"叶香岩三时伏气外感篇"。卷四选的是"陈平伯外感温病篇""薛生白湿热病篇"与"余师愚疫病篇"三篇文章。关于"陈平伯外感温病篇"的来源，王氏在该篇按语中说："此与下篇（指"薛生白湿热病篇"）相传为陈、薛所著，究难考实。姑从俗以标其姓字，俟博雅正之。"该篇共十二条，对风温病的病机、证治的论述颇为深入，其用药也示人以规矩，内容虽然不多，但对风温病的辨证论治极具指导作用。"余师愚疫病篇"选自余师愚的《疫疹一得》一书，王孟英把这部书的内容裁并后题名为"余师愚疫病篇"。其前半部分，把余氏原书的内容加以"节取删润"，裁并为短文11篇分别题名。后半部分将原书"卷上"的"疫疹之症"五十二症与"卷下"的"瘥后二十症"共七十二症合并为71条，这71条题名为"疫证条辨"。11篇短文与"疫证条辨"合称"余师愚疫病篇"。卷三、卷四这两卷合起来就是"以叶薛诸家之辩为纬"。卷五是"方论"，选了前人及他自己治疗温病的方剂113首，并加了按语。

《温热经纬》一书对温病学的贡献，不仅在于它"以轩岐仲景之文为经，叶薛诸家之辩为纬"，辑录了大量古代温病学文献，更重要的学术价值，是在书中王孟英本人的"雄按"之中。他的按语对前人的评价大都很公允，少有偏见，而且议论宏阔，有很多前人所没有阐发出来的深文奥义都从按语中体现出来了。比如说，在"叶香岩外感温热篇"第9条的按语中，他力辟前人之缪，给"暑"正名。他说："经云：热气大来，火之盛也。阳之动，始于温，盛于暑。盖在天为热，在地为火，其性为暑，是暑即热也，并非二气。或云暑为兼湿者，亦误也。暑与湿原是二气，虽易兼感，实非暑中必定有湿也，譬如暑与风，亦多兼感，岂可谓暑中必有风耶？若谓热与湿合始名为暑，然则寒与风合又将何称？更有妄立阴暑、阳暑之名者，亦属可笑。如果暑必兼湿，则不可冠以'阳'字，若知暑为热气，则不可冠以'阴'字，其实彼所谓阴者，即夏月之伤于寒湿者耳。设云暑有阴、阳，则寒亦有阴、阳矣。不知寒者，水之气也。热者，火之气也。水火定位，寒热有一定之阴阳。寒邪传变，虽能化热而感于人也，从无'阳寒'之说。"他在这段按语中把"暑"字剖析得非常清晰。暑就是热，暑虽然可以与湿结合，但是"暑必夹湿"这种说法却太过分了，特别是"阴暑""阳暑"之说更无道理。王孟英的这段论述，确实非常精辟。再比如说，"薛生白湿热病篇"第38条说："湿热证，湿热伤气，四肢困倦，精神减少，身热，气高，心烦，溺黄，口渴，自汗，脉虚者，东垣清暑益气汤主治。"王孟英在按语中说："此脉此证，自宜清暑益气以为治，但东垣之方，虽有清暑之名，而无清暑之实，故临证时须斟酌去取也。余每治此等证，辄用西洋参、石斛、麦冬、黄连、竹叶、荷秆、知母、甘草、粳米、西瓜翠衣等，以清暑热而益元气，无不应手取效也。"李东垣的清暑益气汤是由人参、黄芪、白术、陈皮、神曲、泽泻、苍术、升麻、麦冬、炙甘草、葛根、当归、黄柏、青皮、五味子组成，所用的大多是燥药，它适用于暑湿损伤脾胃，阳气被湿邪郁遏之证，而"薛生白湿热病篇"第38条所列的证候，是暑热邪气盛而耗气伤津之证。如果用李东垣的清暑益气汤治疗，反而更加耗气伤津，使病情加重，所以王孟英说李东垣这个方剂"虽有清暑之名，而无清暑之实"，而王孟英所用的这些药，却恰中病情，所以后世就称之为"王氏清暑益气汤"。从以上两个例证可以看出，王孟英的按语所讲的都是他个人的临床见解，讲得非常深刻、精辟，所以后人对他这部书非常推崇。

《温热经纬》与《温病条辨》这两部书，都被视为学习与研究温病学以及指导临床实践的必读之书。《温病条辨》的优点在于它是自成体系，理法方药非常完整的温病学著作。《温热经纬》的优点在于它汇集了《黄帝内经》直至清代诸多医学家的优秀论文，并选了前人的注释，加上王孟英自己的按语，这两部著作都对读者有非常大的指导意义。

8. 清代的其他温病学著作

清代除叶、薛、吴、王四大温病学家的著作外，还有一些温病学著作，也堪称实用之书。

（1）《通俗伤寒论》论广义伤寒　《通俗伤寒论》的作者俞肇源，字根初，生于公元 1734~1799（清雍正至嘉庆）年间，浙江绍兴人。其书稿先传于同乡知己何秀山之手，俞氏将该书手稿交给秀山阅览，秀山遂对书稿"随选随录，随录随按"并为之作序，但并未刊刻，仅把手抄本传给了子孙。其孙何廉臣对其祖父所传手抄本进行了校勘，并于 1916 年为之作序。他在《通俗伤寒论·后序》中说："前清俞根初先生，在乾、嘉之间盛行四五十年，著《通俗伤寒论》十二卷……其辨析诸症，颇为明晰。其条列治法，温寒互用，补泻兼施，亦无偏主一格之弊，方方切用，法法通灵。其定方宗旨，谓古方不能尽中后人之病，后人不得尽泥古人之法，全在一片灵机，对症发药……俞氏此著，勤求古训，博采众法，加以临证多年，经验丰富，故能别开生面，独树一帜，多发前人所未发，一洗阴阳五行之繁文，真苦海之慈航，昏衢之巨烛也。"何廉臣的校勘稿最初发表在《绍兴医药月报》（裘吉生主编），随编随印，当时该刊曾为此书出"大增刊"，版出而书即售罄，风行遐迩。惜乎刊行未及三分之二，而何廉臣于 1927 年逝世。1930 年，上海六也堂书局协议继续编印，再版出书，遗稿由何廉臣的门人曹赤电（字炳章）补苴续成，于 1932 年出版，名为《通俗伤寒论》，全书分为十二章。其后，绍兴徐荣斋本着"去芜存菁"的原则，对该书删削、合并、补正，进行了重订，全书仍为十二章，但与原稿略有不同，名为《重订通俗伤寒论》，于 1956 年由浙江杭州新医书局出版。俞氏之书以《通俗伤寒论》为名，是以广义伤寒命名，其内容并非单论伤寒，而是广及温病。书中的春温伤寒、暑湿伤寒、秋燥伤寒、大头伤寒、湿温伤寒、热证伤寒、伏暑伤寒、冬温伤寒、伤寒兼痧、漏底伤寒等，都属温病范畴，也包括疫病。俞氏所创的多首方剂，如加减葳蕤汤、蒿芩清胆汤、陷胸承气汤、白虎承气汤、枳实导滞汤、五仁橘皮汤、犀地清络饮、羚角钩藤汤等都被后世所广泛采用，临床疗效极佳。书中何秀山的按语（秀按）、何廉臣的校勘（廉勘）、徐荣斋的按语（荣斋按）都多有精辟之论，可以说是给原书锦上添花。但书中将春温、暑湿、秋燥、湿温、伏暑、冬温等温病病名之后又加"伤寒"二字，实属蛇足。

（2）《时病论》论时令之病　　《时病论》的作者雷丰，字少逸，生于公元 1833～1888（清道光至光绪）年间，祖籍福建浦城，后迁居浙江衢州。据他在《时病论·自序》中说，其父雷逸仙精于岐黄之术，曾著有《医博》《医约》二书，但在刊刻前丢失。逸仙逝世后，少逸仅留其方案数百条，是他随侍其父诊病时所录见闻，其中也有论时病的内容。其父生前曾说："一岁中杂病少而时病多，若不于治时病之法研究于平日，则临证未免茫然无据。"雷少逸秉承其父遗训，"以《素问·阴阳应象大论》'冬伤于寒，春必病温；春伤于风，夏生飧泄；夏伤于暑，秋必痎疟；秋伤于湿，冬生咳嗽'八句经文为全部纲领，兼参先圣后贤之训，成一书"。《时病论》成书于光绪八年壬午（公元 1882 年），1883 年由汗莲书屋刊刻。雷少逸在该书"凡例"中说："是书专为时病而设。时病者，乃感四时六气为病之证也，非时疫之'时'也。故书中专论四时之病，一切温疫概不载入。"其书中所论的病证及治法，颇为实用，一些方剂至今仍用于临床。但此书既名为"时病"，其中自然夹杂大量非温病的病种，治疗温病者应斟酌选取。

（3）《温热逢源》对伏气温病的阐发　　《温热逢源》的作者柳宝诒，字谷孙，号冠群，生于公元 1842～1901（清道光至光绪）年间，江苏江阴人。他选取《内经》以下历代诸家关于伏气温病的论述，结合自己多年的临床经验，于光绪二十六年庚子（公元 1900 年）著成《温热逢源》一书，是讨论伏气温病的专著。该书最早刊于 1924 年出版的《三三医书·第一集·第一种》中。在书中，他对前辈诸家论述加以"辨正"，进而详细阐明自己的学术见解，对伏气温病学说多有发挥。他认为："温病乃冬时寒邪伏于少阴，适春、夏阳气内动，伏邪化而为热，由少阴而外出。如邪出太阳，亦见太阳经证，其头项强痛等象，亦与伤寒同，但伤寒里无郁热，故恶寒不渴，溲清无内热。温邪则标见于外，而热郁于内，虽外有表证，而里热先盛，口渴，溲黄，尺肤热，骨节疼，种种内热之象，皆非伤寒所有。其见阳明、少阳，见证亦然。初起治法，即以清泄里热，导邪外达为主，与伤寒用药一温一凉，却为对待。"他还明确地提出了伏邪自发与新感引动伏邪之说："伏温之邪，由春、夏温热之气蒸动而出，此其常也。亦有当春、夏间感冒风寒，邪郁营卫而寒热，因寒热而引动伏气……此新邪引动伏邪之证。"对伏气温病的治疗，他特别强调保护阴液，他说："其或邪已化热，则邪热燎原，最易灼伤阴液，阴液一伤，变证蜂起，故治伏（气）温病，当步步顾其阴液……愚意不若用黄芩汤加豆豉、元参……豆豉为宣发少阴伏邪的对之药，再加元参以补肾阴，一面泄热，一面透邪。"柳氏对温病的辨证与治疗很有见地，其著作对伏气温病也多有阐发，所以被后世所推崇，但其仅论伏气而不及新感，也难免偏颇。

（4）清代除上述温病学著作外，还有吴贞（字坤安）的《伤寒指掌》（原名《感证宝筏》）、石寿棠（字芾南）的《医原》、陆子贤（字廷珍）的《六因条辨》等书，也从不同角度丰富了温病学的理论与临床辨治方法。

9. 民国时期的温病学著述

民国时期，中国处于半封建半殖民地境地，由于连年军阀混战，民生凋敝，所以医药卫生事业发展缓慢。特别是在 20 世纪 30 年代，当时的政府对中医采取歧视、限制的政策，使中医学受到严重摧残，温病学也难有大的发展，但是在中医界有志之士的努力下，这一时期也有一些有关温病学的著述刊行。

（1）何炳元校勘、重订、汇编有关温病诸书　何炳元，字廉臣，别号印岩，生于公元 1861～1929 年间，浙江绍兴人。何廉臣对其祖父何秀山加过按语的俞根初所著《通俗伤寒论》手稿详加校勘，其中更融入他本人的学术思想，使原著得以发扬光大。何廉臣还将戴天章的《广瘟疫论》"悉心重订，将原书缺者补之，讹者删之，更择古今历代名医之良方，而为余所经历不爽者，补入其间"，改题书名为《重订广温热论》。何廉臣强调该书"专为伏气温病而设"，且对伏气温病与新感温病的病机作出鉴别，还将伏气温病的病因，即"伏火"分为湿火与燥火两类，并分列"湿火之症治"与"燥火之症治"，使其辨证论治更为明晰。在治疗方面，他归纳出发表、攻里、和解、开透、清凉、温燥、消化、补益八法，并在"验方妙用"篇中汇入自己的实践经验。可以说，经何廉臣重订之后，使《广瘟疫论》一书更为完善，临床实用价值更高。何廉臣还征集全国众家医案，汇集编成《全国名医验案汇编》于公元1929 年由上海大东书局出版，其中多有温病医案，都由他加以按语，对学者启发良多。此外，还有《湿温时疫治疗法》一书，是公元 1912 年由浙江绍兴医学会组织会员集体编写，由何廉臣等执笔完成。书中分为病名之定义、病因之原理、病状之疗法、卫生及预防四章，对湿温时疫的诊疗进行了详尽论述，并与西医学两相对照，堪称治疗湿温病的实用之书。

（2）《医学衷中参西录》中论温病、疫病 《医学衷中参西录》的作者张锡纯，字寿甫，生于公元 1860～1933 年间，河北盐山县人。该书于公元 1918～1934 年陆续刊行，于公元 1957 年补入未刊出的遗稿经重订后，由河北人民出版社出版。该书虽然不是温病学专著，但书中涉及温病、疫病的内容及验案颇多，其论点及方药也有独特之处。张氏在该书"治温病方"中说："今者论温病之书甚伙，而郑卫红紫，适足乱真。愚本《内经》、仲景，间附以管见，知温病之大纲，当分为三端……一为春温……一为风温……一为湿温……至于疫病，乃天地之厉气，流行传染，与温病迥异。"张氏自拟的治温病方剂有凉解汤、寒解汤、和解汤、仙露汤、宣解汤等，治瘟疫瘟疹用青盂汤。这些方剂的组成，充分体现了张氏治疗温病、瘟疫的学术思想及临床经验，而其用石膏治疗温病，更独具专长。

（3）《中西温热串解》汇通中西医学以阐释温病 《中西温热串解》的作者吴瑞甫，字锡璜，号黼堂，生于公元 1871～1952 年间，福建同安人。吴氏一生著述较多，其中《中西温热串解》一书是他研究温病学的代表作。在书中，吴氏汇通中西医学对温病进行了详细论述，其内容涉及病因、病机、诊法、治法等诸多方面。书中还对叶天士、陈平伯、薛生白、余师愚等人的温病学文献以按语形式加以注解，其按语中的学术见解，颇多精辟之处，也将吴氏本人的丰富临床经验注入其中，他对古代文献的阐释，对读者也多有启发。

综上所述，中医学中的疫病学说与温病学说，是经历了近两千年艰难曲折的发展历程，经过历代无数医学家与温病、疫病进行了顽强而艰苦的抗争，才逐渐形成的。从这一发展历程可以看出，由于疫病有发病急、传染性强、流行面积广，病种不一，病证不同的特点，所以疫病学的专著多是一书专论一病，一病专有主方的特点。正由于其有专病专方，彼方不能治此病的特点，所以自《温疫论》之后，疫病学专著才在不断总结临床实践经验的基础上相继问世。但是由于这些著作所论述的病种局限，范围狭窄，视野不广，在疾病谱上呈个性化的研究趋势，所以难以形成完整的理论体系。但也不可否认，这些著作的出现，为温病学说的形成，奠定了坚实的基础。叶天士的卫气营血辨证与吴鞠通三焦辨证体系的形成，都是在总结前人经验的基础上完成的。因为温病学派的研究范围不仅限于具有传染性的温疫，而是广及所有温病，其视野更为开阔，能够综合各种温病的发生发展规律及辨治方法，在疾病谱上取其共性，所以最终形成了温病学的理论体系，从而使中医学的理论体系更为完整、丰富。这种由个性单向研究走向共性综合研究的科学研究思路，无疑地为我们提供了宝贵的经验。在这一艰难曲折的理论研究与临床实践的漫长历史进程中，历代先贤的艰苦探索，功不可没。他们锲而不舍，勇于献身的奋进精神，也昭示后人——开拓、创新不仅是温病学，同样也是中医学前进、发展的必由之路。中华人民共和国成立以来，广大中医、中西医结合工作者在前人研究成果的基础上，继续开拓进取，使温病学无论在理论研究上，还是在临床实践中，都得到了进一步发扬。

四、发扬阶段（中华人民共和国成立后）

1949 年 10 月 1 日中华人民共和国成立后，国家非常重视并大力发展中医药事业，使中华民族的优秀文化遗产得以发扬光大。在这种有利条件下，温病学这一中医学中的重要学科也得以发扬，具体体现在以下三大方面。

（一）古代温病学文献的整理出版与人才培养

中华人民共和国成立以来，国家几次大规模整理出版古代医籍，许多温病学著作如《温疫论》《广瘟疫论》《温热暑疫全书》《温病条辨》《温热经纬》等书相继出版，有的几经再版，有的出版了影印本、注释本、白话解本。这些古籍的出版，使温病学说得到了前所未有的广泛传播。特别是 1956 年以后，高等中医院校在全国各地相继建立，温病学作为一门课程在各院校开设。《温病学》教材综合古代温病学家各家之长以及新的发展，将完整的温病学理论知识教授给学生，并安排相应的教学实习，使理论与实践相结合，培养了大批学有专长的临床与教学骨干，使温病学的知识与技能在临床中得到广泛应用。

2008 年 8 月，中国中医药出版社出版了《四大经典名家讲话系列》丛书，其中温病学由北京中医药大学的刘景源教授著《<温病条辨>通俗讲话》，颇受读者好评，并与 2016 年 9 月修订再版。2018 年 1 月，人民卫生出版社编辑出版了"中医名家名师讲稿丛书·第一辑"共 13 种，其中有北京中医药大学的《刘景源温病学讲稿》，发行后连续再版十数次。继而南京中医药大学的《孟澍江温病学讲稿》《周仲瑛温病学讲稿》，上海中医药大学的《金寿山温病学讲稿》和成都中医药大学的《张之文温病学讲稿》等相继出版、再版。这些名家专著的出版对高等中医药院校的温病学教学起到了极大的推动作用。同时，对广大中医从业人员的学习和临床实践也有很大的帮助。可以说，是温病名家经验走进了中医人的校外课堂，起到了促进中医温病学普及和推广的作用。

（二）对温病学理论的深入研究

中华人民共和国成立以来，对温病学理论的深入研究，一方面是对古代温病学文献中存在着的病名及学术名词混乱、概念不一致，如同病异名、异病同名等问题进行研讨，使之概念明确、名词统一，从而更趋于规范化、科学化。另一方面，是对卫气营血辨证、三焦辨证的理论核心及二者之间的关系进行深入探讨，对"伏邪"理论的学术争鸣，对"寒温之争"的大讨论等，使温病学的学术研究更为深入，不仅发扬了传统理论，而且使其得以升华。在此基础上，一些温病学的新著作相继出版，使温病学得以发扬。再一方面，在科学研究中，采用现代科学手段进行实验研究，从生理学、解剖学、病理学、生物化学、微生物学、免疫学、血液流变学等方面对温病卫、气、营、血不同阶段的病理变化、传变规律以及温病舌象的变化等进行深层次的观察研究，以期揭示其本质。另外，对一些常见温病病种的卫、气、营、血证候，建立了动物模型，为温病学的基础理论研究与临床研究创造了实验条件。在文献研究与实验研究的过程中，历年来相继有不少有价值的学术论文发表，从而更促进了学术交流与科学研究的深入发展。

（三）临床诊疗上的应用与研究

中华人民共和国成立以来，国家制定了中西并重的政策，在各地的综合性医院设立中医科，进而在各省、直辖市、自治区以及地、市、县建立中医医院，充分发挥了中医临床诊疗的优势。一些中医院开设了热病门诊与病房，使温病的临床治疗与研究得到了一定的保障。在临床实践中，不仅运用温病学理论救治了不少患者，而且不断总结经验，开展科学研究，使温病学说得到进一步深化，诊疗水平不断提高。1954年至1956年河北省石家庄地区乙型脑炎流行，中医用白虎汤加味进行治疗，取得了满意疗效。这一成果曾在医学界引起巨大反响，不仅使人们认识到中医治疗急性传染病有独自的特色，而且鼓舞了西医学习中医的热情，使得一大批西医工作者投身于西医学习中医的行列，形成了一支中西医结合的队伍。在中国，中医、西医、中西医结合三支队伍团结协作，这是世界上独一无二的医疗序列。几十年来，运用温病学的理论与方法治疗各种急性传染病与感染性疾病，如流行性感冒、流行性腮腺炎、流行性脑脊髓膜炎、流行性乙型脑炎、麻疹、麻疹合并肺炎、肺炎、肺脓疡、败血症、急性血吸虫病、钩端螺旋体病、流行性出血热、疟疾、病毒性肝炎、急性胆道感染、泌尿系感染等都取得了良好效果。在临床实践中，运用现代药理学、药物化学、免疫学、微生物学、制剂学等学科的知识与研究方法，用现代科学手段对温病学中常用的清热解毒、活血化瘀、通里攻下、开窍醒神、益气养阴等治法与方药进行深层次的研究，取得了较大进展。在此基础上，进行了新剂型的研发，如片剂、冲剂、口服液、注射剂等品类日渐增多，给药途径也扩展到口服、肌肉注射、静脉注射、滴鼻、灌肠、体表等多方位，极大地方便了临床使用，提高了临床疗效。如清开灵注射液、生脉注射液等注射剂投入临床使用，使中医药在临床急救中发挥了重大作用。近年来，中医药治疗急性传染病、感染性疾病以及其他疾病中的发热性病变，取得良好疗效的临床报道不断见诸各种学术期刊。2002 年底至 2003 年上半年在世界 30 多个国家造成大流行的急性传染病 SARS，在中国大陆经中医运用温病学的理论与治疗方法介入治疗，明显发挥了中西医结合的优势，这是中医温病学得到发扬的又一次体现，也是中华民族的骄傲。

总之，温病学在中华人民共和国成立以后，经过广大中医、中西医结合工作者几十年的不断努力研究，无论在理论上，还是在临床实践中，都在不断发扬光大，展现出光辉的前景。

中 篇

温病治法九讲

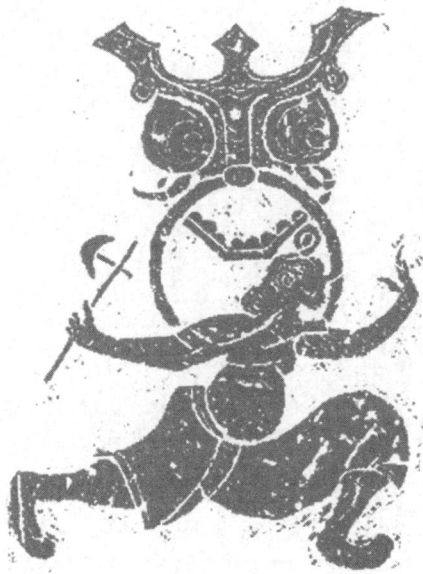

　　温病的治法有多种，自《伤寒论》以降，历代医学家对温病的治疗积累了丰富的经验。许多治疗温病的方剂，至今仍在临床中使用，而且取得了很好的疗效。本篇将温病的治法归纳为九种。即辛凉轻解法，清气法，补气固脱、回阳救逆法，通下法，清营凉血法，分消走泄法，开窍法，息风法，滋阴法。因为温疫属于温病中的一种类别，所以温病的治法，自然就包括了温疫的治法。兹将温病的九种治法及常用方药简要归纳如下。

一、辛凉轻解法

　　辛凉轻解法，是叶天士在《叶香岩外感温热篇》提出的温热病卫分证的治法。他在该篇第 2 条中说："在表，初用辛凉轻剂。"这句话字面上虽然讲的是剂型，实际上是讲治法，就是说，外感风热邪气侵袭体表，要用辛凉轻解的药物组成方剂，辛散、凉清、轻宣，以疏风清热，透邪外出。

　　肺系的病变，有表里之分。所谓肺系，包括体表的口、鼻、皮毛与手太阴肺经，这些部位的病变属肺系的表证，即卫分证；肺系当然也包括肺脏，其病变则属肺系的里证，即气分。

　　风热邪气袭表，首先导致卫分证，病在手太阴肺系的表层，导致卫外失司，或肺失宣降。卫外失司证，病位在皮毛，以发热、微恶风寒为主症；肺失宣降证，病位在手太阴肺经，以咳为主症。二者虽然都属卫分证范畴，治疗都要用辛凉轻解法，但因其证候有异，所以治疗也应有所区别。吴鞠通在《温病条辨·上焦篇》中，遵循叶天士辛凉轻解的治法，制"辛凉平剂银翘散"与"辛凉轻剂桑菊饮"二方以传世，至今仍有效地指导着临床实践。

（一）辛凉平剂银翘散在风热外袭、卫外失司证治疗中的应用

1. 银翘散的主治证及其病机

　　银翘散一方，出自清代吴鞠通所著的《温病条辨》一书，是治疗温病初起，风热邪气侵袭体表，导致卫外失司证候的代表方剂。因其价格低廉，疗效良好，临床使用率颇高，至今更被制成多种剂型广泛用于临床。但近年来在临床应用中，对其疗效也存在疑义。究其原因，多是因为煎法、服法不当

以及剂型不符等原因所致，现谨就临床体会谈我们的看法。

银翘散主治温热病初起，风热外袭，卫外失司的卫分证候。关于这个证候的临床表现，《温病条辨·上焦篇》第3条说："太阴之为病，脉不缓不紧而动数，或两寸独大，尺肤热，头痛，微恶风寒，身热，自汗，口渴，或不渴而咳，午后热甚者，名曰温病。"

这一条是上焦"太阴温病"卫分证的提纲，论述太阴温病卫分证的临床表现。"太阴之为病"，是指温病初起，风热邪气侵袭人体上焦而导致的上焦温病中的太阴病，病变部位在手太阴肺系。"脉不缓不紧而动数"，是与伤寒病相鉴别。《伤寒论》说："太阳之为病，脉浮，头项强痛，而恶寒。"说明伤寒表证见浮脉，伤寒病中的太阳中风证脉浮而缓；太阳伤寒证脉浮而紧。上焦太阴温病的脉象既不缓，又不紧，而是"动数"，说明是热证。究竟是表热证还是里热证？从文义来看，既然是与中风、伤寒相鉴别，当然是表热证，所以其脉象应当是浮而数，其病变部位在肺系卫分的皮毛部位。因为风热邪气袭表，病在上焦肺卫，而两手寸脉候上焦病变，所以可见两手寸脉搏动幅度大，就是条文中所说的"两寸独大"。热邪在上焦，在表，所以见上肢肘以下至腕部的皮肤发热，称为"尺肤热"。风热上犯清窍，气血逆乱，所以头痛。风热袭表，肺气失宣，卫外失司，则见微恶风寒。正邪相争，功能亢奋，则体温升高而见身热。其身热与微恶风寒并见，可以作为诊断卫分表热证的主要依据，是必有症，也就是主症。自汗，是热邪开泄皮毛，逼迫津液外泄所致。热邪易伤津液，在表证阶段，伤津较甚则口渴，伤津轻则不渴。可见，口渴与不渴在本条是或有症，也就是兼症。如果风热袭表，导致肺气不利，宣降失常，气逆而上，也可以出现咳的症状，但也属兼症。"午后热甚"，是因为午后阳明经气主令，阳明为多气多血之经，其气血充盛，正气抗邪有力，正邪激争而功能亢奋，因而使体温更高。

上述临床表现，条文中称为"名曰温病"，确切地说，应当称为太阴温病卫分证，按八纲辨证属表热证。因为这一条是"太阴温病"的提纲，所以吴鞠通重点讲临床表现而未列出方剂，具体治法应当与第4条联系起来分析。

《温病条辨·上焦篇》第4条说："太阴风温、温热、温疫、冬温，初起恶风寒者，桂枝汤主之；但热，不恶寒而渴者，辛凉平剂银翘散主之。温毒、暑温、湿温、温疟，不在此例。"

吴鞠通在本条分注中说："按：仲景《伤寒论》原文：太阳病（谓如太阳证，即上文头痛、身热、恶风、自汗也），但恶热，不恶寒而渴者，名曰温病，桂枝汤主之。盖温病忌汗，最喜解肌，桂枝本为解肌，且桂枝芳香化浊，芍药收阴敛液，甘草败毒和中，姜、枣调和营卫，温病初起，原可用之。此处却变易前法，恶风寒者主以桂枝，不恶风寒主以辛凉者，非敢擅违古训也，仲景所云不恶风寒者，非全不恶风寒也，其先亦恶风寒，迨既热之后，乃不恶风寒耳，古文简质，且对太阳中风热时亦恶风寒言之，故不暇详耳。盖寒水之病，冬气也，非辛温春夏之气不足以解之。虽曰温病，既恶风寒，明是温自内发，风寒从外搏，成内热外寒之证，故仍旧用桂枝辛温解肌法，俾得微汗，而寒热之邪皆解矣。温热之邪，春夏气也，不恶风寒，则不兼寒风可知，此非辛凉秋金之气不足以解之。桂枝辛温，以之治温，是以火济火也。故改从《内经》'风淫于内，治之辛凉，佐以苦甘'法。"

"桂枝汤方

桂枝六钱　芍药（炒）三钱　炙甘草二钱　生姜三片　大枣（去核）二枚

煎法、服法，必如《伤寒论》原文而后可。不然，不惟失桂枝汤之妙，反生他变，病必不除。"

这一条论述太阴温病卫分证的证治，其原意是：风温、温热、温疫、冬温这四种温病，初起在手太阴肺卫阶段，如果有恶风寒的症状，用桂枝汤治疗；如果只发热，不恶寒，而且口渴者，用辛凉平剂银翘散治疗。温毒、暑温、湿温、温疟这四种温病有其特殊性，所以治法与此不同。

温病是因温热邪气而致病，如果用辛温药物治疗，势如抱薪投火，必然助热劫阴，反而加重病情。古人说"桂枝下咽，阳成则毙"，可见桂枝剂尤其不能用于温病。本条提出治疗温病用辛温解表之剂桂枝汤的说法，存在很大问题，而且在方中桂枝用量达六钱之多，比《伤寒论》原方增加了一倍，因此颇遭后世医学家的非议。吴氏把桂枝汤作为全书第一方的理由，他在《温病条辨·卷四·杂说·本论起银翘论》中说："本论第一方用桂枝汤者，以初春余寒之气未消，虽曰风温（系少阳之气），少阳紧承厥阴，厥阴根乎寒水，初起恶寒之证尚多，故仍以桂枝为首，犹时文之领上文来脉也。"这种说法实质上是自相矛盾的，既然是"初春余寒之气未消"，"初起恶寒之证尚多"，就应当属伤寒的范畴而不是温病。如果是风温，就是感受风热邪气致病，应当用辛凉轻解法，而桂枝汤断不可用。吴氏把桂枝汤列为《温病条辨》第一方，并加这段说明，并非他不懂伤寒与温病的区别，也不是他真的主张以桂枝汤治疗温病，而是违心之说，其中有难言之隐。在当时的历史条件下，医家多推崇《伤寒论》，治疗温病也多用伤寒之法，温病学派作为不同于伤寒学派的一个新体系而出现，在当时还没有被广泛接受。所以，吴鞠通迫于医界偏见的压力，在倡导温病学说的时候，也不得不借推崇伤寒学派之名而行标新立异之实。究其本心，他对太阴温病初起的治疗，是力斥辛温发汗而主张用辛凉之剂的。他在银翘散方论中明确地指出："温病忌汗，汗之不惟不解，反生他患。盖病在手经，徒伤足太阳无益；病自口、鼻吸受而生，徒发其表亦无益也。"而且他在"本论起银翘散论"中也明确地指出："本论方法之始，实始于银翘散。"可见《温病条辨》第一方用桂枝汤是假，而用辛凉平剂银翘散是真。综观全书，前后对照，反复推敲，就可以知道他的本意。虽然如此，但对初学者来说，对吴氏的用心是很难一目了然的，往往容易被他迷惑，因而误人非浅，这不能不说是《温病条辨》一书中的一大缺憾。《伤寒论》第6条说："太阳病，发热而渴，不恶寒者，为温病。"吴氏在本条分注开头就说："按：仲景《伤寒论》原文：太阳病，但恶热，不恶寒而渴者，名曰温病，桂枝汤主之。"吴氏所引的既不是《伤寒论》原文，更在文中多加了"桂枝汤主之"一句，对吴氏这种篡改经文的做法，叶霖说他："售奸欺世，莫此为极。"这种评价虽然未免过于苛刻，但也确实指出了问题的实质。

再者，本条中提出的"但热，不恶寒而渴者，辛凉平剂银翘散主之"，也存在着较大问题。从临床实践中来看，"但热，不恶寒而渴者"是里热证，应当用清热法，而不能以辛凉平剂银翘散解表清热。吴氏之所以执此说法，是为了强调伤寒与温病的区别主要在于恶寒与否。其实温病初起也不是绝对不恶风寒，只是与伤寒相比较来看，伤寒初起恶寒重，发热轻；温病初起发热重，恶寒轻。吴氏在本条中强调"初起恶风寒"与"但恶热，不恶寒而渴者"，实际上是矫枉过正的偏执之见。综观其上下文，应当是把本条与第3条结合起来，第3条所说的"太阴之为病，脉不缓不紧而动数，或两寸独大，尺肤热，头痛，微恶风寒，身热，自汗，口渴，或不渴而咳，午后热甚者"，应当用"辛凉平剂银翘散主之"。

把第3条与第4条相联系并从临床实践来看，外感风热邪气侵袭肺卫，导致卫外失司的证候，其临床表现是发热，微恶风寒，无汗或汗出不畅，头痛，或咳，口微渴，舌边尖红苔薄白，脉浮数。

分析其病机，发热是因为邪气侵袭到体表，正气就必然要调动到体表来驱邪，就如同敌人打到哪里，就要往哪里派兵反击一样。因为正气与邪气都集中在体表，正邪就相争于表，从而使体表的功能亢奋，具体表现就是体温升高而出现发热。因为是病变初起，邪气侵袭的部位表浅，邪浅病轻，正气与邪气斗争并不很激烈，所以发热不重，热势不很高，一般是中等程度的热，体温在38℃左右。微恶风寒，是因为体表有风热邪气。风热虽然是阳邪，可以开泄腠理，但是腠理虽然开泄了，阳气向外宣发却并不通畅。这是因为邪气要向里进，阳气要向外发散，这样正气与邪气就在体表相争，阳气向外宣发就受到了阻碍，这种情况称为表郁。由于邪郁于表，体表的气机不畅，阳气的宣发受阻，所以患者体表的阳气不足，就出现了轻微的恶风寒症状。温病初起的恶风寒与太阳伤寒初起比较要轻得多。因为伤寒初起是寒邪束表，阳气内闭，不能宣发到体表，这种情况称为表闭，所以患者自觉恶寒重。风温初起不是表闭，而是表郁，阳气向体表宣发虽然受阻，但并不是完全闭于里，体表的阳气虽然不足，但并不像伤寒初起那样严重，所以恶寒轻而发热症状更为突出。温病初起邪袭肺卫，既可以无汗，也可以有少量汗出，这是因为，患者感受的是风热邪气，风热邪气与正气相争，使功能亢奋，体温升高，所以津液被热邪蒸发而随着阳气向体表调动，就可能有汗。如果热势不重，蒸发津液的力量不大，也可能无汗。这种患者表气虽然不通畅，腠理却并不完全闭塞，津液能够渗出到体表，所以虽然无汗但皮肤并不干燥，是潮润的。总的来说，这种患者的特点是有汗也不会是大汗；无汗皮肤也不会干燥，而是潮润的。头痛，是风热上攻所致。因为风与热都是阳邪，这两种阳邪都主升，风热阳邪上攻，就逼迫气血上行，使气血壅滞在头部，头部充血，所以头部的经络就不通畅，不通则痛，就出现头痛。因为患者有汗，所以身痛不明显。咳，是由于表有邪气，肺的宣发肃降功能障碍，肺气上逆所致。在生理状态下，肺气的运行一方面是向上、向外，通过鼻子来呼吸，与自然界进行气体交换，这就称为肺主宣发。一方面是向内、向下，这就称为肺主肃降。这种患者因为有邪气郁在表而出现表郁，肺的宣发功能不正常，肃降功能也就不正常。这就如同只开门而不开窗，空气就不能对流，把门窗一起打开，空气就对流了一样。所以肺的宣发功能失常，肃降功能也就失常了。肺气向外宣、向下降都受阻，它就只能向上去，这是形成肺气上逆的机理。肺气向上是不是都称为上逆呢？不是。在正常的生理状态下，肺气既向表宣，又向上宣，所以才能司呼吸。既向内行，又向下降，所以才能通调气机和水道。肺气的宣发与肃降功能是相辅相成，对立统一的整体调节功能。在这种生理状态下，肺气向上是正常的生理功能，不能称为上逆。在邪袭肺卫的情况下，由于表有风热邪气，使肺的宣发与肃降功能受阻，向体表宣发与向内、向下肃降的道路不通畅了，就只能向上行，气流向上来得多了，呼吸道就不通畅了，这才是肺气上逆。由于肺气逆而上行，冲击了呼吸道，就出现了咳声。口微渴，是次要症状。温病初起由于风热两种阳邪耗伤津液，可以出现口干、口渴。但是邪气在表，损伤津液并不严重，所以口渴程度轻微，也可能不渴。舌边尖红，是因为舌尖属上焦，邪在上焦，气血充塞在属上焦的舌尖部，所以舌边尖部呈红色。因为邪气在表而未入里，所以舌苔无变化，仍呈薄白苔。脉浮，是因为邪在表，气血就要调动到体表来抗邪，所以使脉浮在皮毛，轻取即得。脉数是因为有热，热邪鼓动气血，使气血运行加快，而导致脉搏跳动频数。

风热外袭，卫外失司证与太阳伤寒证初起的鉴别点是：太阳伤寒证初起是恶寒重，发热轻。因为寒主收引、主凝滞，使皮肤、肌肉、血脉收引，血液凝滞，而致气血不通，不通则痛。所以患者头痛、身痛、腰痛、骨节疼痛，全身各个部位疼痛很严重。温病卫外失司证是发热重，恶寒轻，而且只表现为头痛，身痛并不严重。再一点，太阳伤寒证是表闭，所以无汗，温病卫外失司证是表郁，所以可见有汗。太阳伤寒证初起脉浮紧，象牵绳转索一样。那是因为寒主收引、主凝滞，经脉收缩，血液凝滞，以致血液运行发生障碍，所以脉象有转索样的紧急感。温病卫外失司证是数脉，脉不紧。温病卫外失司证与伤寒的太阳中风证更需要鉴别：从病因来讲，太阳中风证是外感风邪。既然是外感风邪，为什么把它列入伤寒的范畴呢？是因为它以风邪为主而又夹寒邪。太阳中风证与太阳伤寒证相比较，太阳伤寒证是寒邪，太阳中风证是以风邪为主又夹寒邪。温病的病因是热邪为主而又夹风邪。由于太阳中风与风热侵袭肺卫两个证候的病因有风寒与风热的不同，所以二者的临床表现与治法就必然不同。太阳中风证汗出的机理是卫强营弱，就是说，因为体表卫分的风邪强，使腠理开泄，进而鼓动津液外泄而为汗。由于汗出而使营阴受损，营气削弱，正气不足，而致脉浮缓。由于是外感风寒，所以患者的舌边尖不红，口也不渴。而风热邪气侵袭肺卫，则是风热邪气鼓动津液外泄而为汗。由于热邪鼓动血行，损伤津液，所以舌边尖红，脉浮数，口微渴。

2. 银翘散的方剂组成

温热病是外感风热邪气致病，其初起风邪外袭，导致卫外失司的证候，应当用辛凉轻解法治疗，以疏风清热，所以辛凉平剂银翘散才真正是《温病条辨》中的第一方。其方剂组成是：

"辛凉平剂银翘散方

连翘一两　银花一两　苦桔梗六钱　薄荷六钱　竹叶四钱　生甘草五钱　芥穗四钱　淡豆豉五钱　牛蒡子六钱

上杵为散，每服六钱，鲜苇根汤煎，香气大出，即取服，勿过煎，肺药取轻清，过煎则味厚而入中焦矣。病重者，约二时一服，日三服，夜一服；轻者，三时一服，日二服，夜一服。病不解者，作再服。盖肺位最高，药过重，则过病所，少用又有病重药轻之患，故从普济消毒饮时时轻扬法。今人亦间有用辛凉法者，多不见效，盖病大药轻之故。一不见效，遂改弦易辙，转去转远，即不更张，缓缓延至数日后，必成中下焦证矣。胸膈闷者，加藿香三钱、郁金三钱，护膻中；渴甚者，加花粉；项肿、咽痛者，加马勃、元参；衄者，去芥穗、豆豉，加白茅根三钱、侧柏炭三钱、栀子炭三钱；咳者，加杏仁利肺气；二三日病犹在肺，热渐入里，加细生地、麦冬保津液；再不解，或小便短者，加知母、黄芩、栀子之苦寒与麦、地之甘寒合化阴气而治热淫所胜。"

吴鞠通在银翘散方论中说："按：温病忌汗，汗之惟不解，反生他患。盖病在手经，徒伤足太阳无益；病自口、鼻吸受而生，徒发其表亦无益也。且汗为心液，心阳受伤，必有神明内乱，谵语癫狂，内闭外脱之变。再，误汗虽曰伤阳，汗乃五液之一，未始不伤阴也。《伤寒论》曰：尺脉微者为里虚，禁汗，其义可见。其曰伤阳者，特举其伤之重者而言之耳。温病最善伤阴，用药又复伤阴，岂非为贼立帜乎？此古来用伤寒法治温病之大错也……本方谨遵《内经》'风淫于内，治以辛凉，佐以苦甘；热淫于内，治以咸寒，佐以甘苦'之训，又宗喻嘉言芳香逐秽之说，用东垣清心凉膈散，辛凉苦甘。病初起，且去入里之黄芩，勿犯中焦，加银花辛凉、芥穗芳香，散热解毒，牛蒡子辛平润肺，解热散结，除风利咽，皆手太阴药也……此方之妙，预护其虚，纯然清肃上焦，不犯中、下，无开门揖盗之弊，有轻以去实之能，用之得法，自然奏效，此叶氏立法所以迥出诸家也。"

叶天士所说的"在表，初用辛凉轻剂"的治法中，"辛"，是指药物的味，辛味能散、能行，有发散表邪的功效。"凉"，是指药性，凉性有清热的功效。"轻"，是指药物的质地，质轻的药物有轻扬升浮、宣透表邪的功效。用辛散、凉清、轻宣的药物组成方剂，就可以达到疏风清热、宣肺透邪的目的。吴鞠通在《温病条辨·卷四·杂说·治病法论》中所说的"治上焦如羽，非轻不举"，也是强调治疗上焦肺系的病变要用轻扬宣透的药物。在这一原则的指导下，吴鞠通总结叶天士的临床处方用药经验，制定了银翘散这个方剂。银翘散里加上鲜苇根共有10味药，君药是甘寒的银花与苦寒的连翘，臣药是辛温的芥穗与豆豉，芥穗就是荆芥的穗。在银翘散中，芥穗与豆豉是辛味药，但它们却是温性；银花与连翘是凉性药，但它们却不是辛味。可以说，银翘散中具体到每一味药物来讲，并不具备既是辛味又是凉性的特性。那么，为什么说它是辛凉之剂呢？这就涉及中药学中"五味"的概念与方剂学中"方剂"的概念问题。

中药的"味"，有天然味与功能味两个概念。天然味，是指药物本身固有的味道。比如说，麻黄、桂枝、细辛、生姜、荆芥是辛味，用舌头尝一尝，它们确实有辛辣的味道，这种味道是天然生成的，属于天然味。而有些药物，比如石膏，用舌头品尝未必有辛辣的味道，但中药学却认为它是辛寒药。之所以说它是辛味，是因为它有"解肌"作用，能使肺、胃的热邪从肌肉向外发散，就以它的"散"热功能符合辛味能散的特性而说它是辛味，这类药的辛味就属于功能味。从药物的特性来看，凡是具有天然辛味的药物，一般都属于温性，而既具有天然辛味又是凉性的药物实属罕见。所谓"辛凉解表"药，实际上是以这类药物具有清解表热的功能而归类的。也就是说，它们一般不具有天然的辛味，说是辛味，其实是指的功能味。

治疗外感风热的证候，既需要天然的辛味来发散风邪，又需要药物的凉性来清除热邪，就不是天然味的"辛凉解表药"所能奏效的了。因此，就需要用辛温与寒凉的药物来组成方剂，共同起到疏风与清热的作用。中医学的方剂组成，并不是多种药物的堆砌，而是有着严格的组方要求的。方剂中的"方"字，是方方正正，规规矩矩的意思。规，是画出圆形图案的工具，就是圆规。矩，是画出方形图案的工具，就是曲尺。所谓"无规矩不能成方圆"，就是指做事要有标准，要符合规矩。怎样才能使一个方剂方方正正，中规中矩，符合临床治疗的需要呢？这就需要遵循中医学的理论，依据药物的性、味、归经、升降浮沉理论，按照君、臣、佐、使的组方配伍原则，把众多的药物组合到一起，使它们的治疗作用互相促进，以增强疗效，同时各药物之间又互相制约，以降低、消除毒副作用。也就是说，在方剂中，各药物之间的相互配合，起到了增效、减毒作用。方剂中的"剂"字，繁体字写作"劑"，是一个会意字。左边是一把刀，右边把刀反过来写，是个反刀，两边一边一把刀，中间是个"丫"字，形容枝枝杈杈，不整齐，左边一刀砍下，右边一刀砍下，再加上旁边还有一个"刂"，是一把竖立的刀，再砍一刀，经过反复砍削，枝枝杈杈就被砍削得整整齐齐了。可以说，剂者，齐也。"方剂"二字，就是方正整齐，符合规矩的意思。

中医师的处方，与厨师做菜是一个道理。做菜要用很多调料，比如要做酸辣白菜这道菜，就要放醋和辣椒，还要放少量的白糖，就成了具有酸、辣、甜味的"酸辣白菜"了。白菜本身既不酸，又不辣，也不甜，加入调料，所需要的味道就出来了。中医师调配方剂和厨师的调味是一样的道理，在治疗疾病时，根据病情，把性味不同的药物调配在一起，使它们共同发挥作用，才能达到临床治疗的要求。银翘散这个方剂里的银花与连翘两味君药是凉性，芥穗与豆豉两味臣药是辛味。取臣药的辛味，取君药的凉性，就共同产生了辛与凉的作用。芥穗与豆豉是辛温药，这里只需要它的辛味，不需要它的温性，所以方中银花、连翘的用量是各一两，用量大；而芥穗的用量是四钱、豆豉是五钱，用量小。另外，芥穗与豆豉在辛温药中是比较平和的，温性不像麻黄、桂枝那样大，所以在方中的作用可以说是取其辛而制其温，取它的辛味，而用银花与连翘的凉性制约了它的温性。就像往开水里兑凉水一样，往少量的开水里兑入大量的凉水，最后热水也变凉了，把它的性给矫正过来了。从这四味药的质地来看，银花是花，连翘是外壳，芥穗是穗，也都符合轻扬的原则。这四味药共用，就奠定了辛凉轻剂的基础。关于豆豉，由于炮制方法不同，药性也有所不同。一种炮制方法是用少量麻黄、苏叶与大量黑豆同煮后发酵，所以性味是辛温的。另一种炮制方法是将黑豆煮后发酵、晾晒，在晾晒时上面盖以桑叶、青蒿，所以性味是辛凉的。银翘散中使用的豆豉是辛温的。为什么说它是辛温而不是辛凉的呢？因为在《温病条辨》中治疗发疹性疾病的方剂"银翘散去豆豉加细生地丹皮大青叶倍元参方"中，为了防止辛温之性太过，去掉了豆豉，可见银翘散中使用的豆豉是辛温的。

银翘散中以君药银花、连翘与臣药芥穗、豆豉配伍共同组成辛凉之剂，有疏风、清热、透表的作用，给热邪以出路，使从表而入之邪，还从表解，截断了邪气向里传变的道路。方中的其他药物是佐药、使药，薄荷辛凉轻扬，清热透表，辅助君药与臣药透解表邪。牛蒡子辛平，疏散风热，利咽喉。这种患者由于风热邪气上攻，使咽部气血壅滞充斥，往往有咽红、咽痛的兼症，所以用它清热利咽止痛。苦桔梗配生甘草是《伤寒论》中的桔梗汤，能利咽喉，止咽痛。同时，桔梗还能宣肺止咳。银花、连翘、芥穗、豆豉祛邪宣肺就有止咳的作用，再加苦桔梗就更增强了宣肺止咳之功。竹叶寒凉，轻扬宣透，向外清透热邪。竹叶还能下行，从小便中泄热，给热邪找出路，使热邪从下而去。因为热邪易伤津液，所以用鲜苇根汤煎药。鲜苇根就是鲜芦根，有甘寒清热、保津生津的功效。银翘散中的 10 味药共同发挥辛散、凉清、轻宣，疏风清热，祛除表邪的作用，同时兼顾了保津生津，是辛凉轻解法的代表方剂。所以吴鞠通在方论中说："此方之妙，预护其虚，纯然清肃上焦，不犯中、下，无开门揖盗之弊，有轻以去实之能，用之得法，自然奏效，此叶氏立法所以迥出诸家也。"

3. 银翘散的煎法、服法及剂型对疗效的影响

吴鞠通在银翘散方论中为什么要强调"用之得法"这句话？这个方剂怎么用才算"得法"呢？这就要求后学者临床使用本方要严格遵循吴氏所提出的用量、煎法与服法。首先要搞清楚银翘散的剂型，方名是银翘散，当然是

散剂。但是为什么散剂还要煎服？说明它与一般的散剂与汤剂都有所不同，它的剂型是"煮散"。之所以用散剂，是因为"散者散也"，使它有发散在表的风热邪气的作用。但是银翘散与五苓散又不一样，五苓散是把五味药研成细末，用米汤或者热水送服。银翘散是把除鲜苇根外的9味药捣成粗末，制成粗散，先煎鲜苇根，再用煎鲜苇根的水来煎粗散。煎后"香气大出，即取服"，也就是趁热服，使药物的散邪作用更强。

吴鞠通在银翘散的煎服法中所说的"上杵为散"，就是把方中的9味药，共五两六钱，也就是168g，捣成粗末，就成了散剂，它比未捣碎的生药更容易煎出有效成分，以避免煎煮时间过长而失效。"每服六钱（18g）"，就是说，每次的剂量是从总量中取六钱煎煮。怎么煎呢？先煎鲜苇根。不能把鲜苇根与粗散一起煎，因为煎出鲜苇根的有效成分所用的时间长，而煎出粗散的有效成分所用的时间短，所以先煎鲜苇根20分钟，再用煎出的水去煎粗散，这就是用"鲜苇根汤煎"的道理。煎到什么程度呢？吴氏强调"香气大出，即取服，勿过煎"。"香气大出"就是指药味最浓的时候，一般来说也就是煮沸以后，再用文火煎5分钟左右就香气大出，药的香味就最浓了。就是说，这些药里所含的挥发油都煎出来了。煎的时间长了，那些挥发油就都挥发出去了，就没有香味。吴氏之所以强调"勿过煎"，是因为人们一般都认为煎汤药的时间越长效果越好，但是这个剂型不是，这是"煮散"，是要取药物的辛味，辛味最易挥发，所以不能过煎。吴氏分析"勿过煎"的原因是："肺药取轻清，过煎则味厚而入中焦矣。"就是说，病在上焦手太阴肺系，只有辛散、凉清、轻宣、味薄的药物才能入肺系。过煎的结果是使能入上焦肺系的味薄辛散的作用消失了。辛味没有了，那就只剩味厚的苦味和甘味了，药的作用就不入上焦而入中焦了，就等于去治胃了。病在肺，用药去治胃，不是白吃药吗？可见银翘散的煎法是很重要的，煎法不正确，就没有疗效。

关于服法，吴鞠通所说的"病重者约二时一服"，就是说病情重者，比如体温较高，咳重，头痛重，两个时辰服药一次。吴氏这里所说的"二时"是指中国古代的计时法，一昼夜是12个时辰，每个时辰就是2小时，"二时一服"就是4小时服药一次。"日三服，夜一服"，是说白天12个小时服药三次，夜间还要再服一次，一昼夜要服药四次。"轻者三时一服，日二服，夜一服"，是指病轻者每6小时服药一次，白天12小时服药二次，夜间再服一次，一昼夜服药三次。"病不解者，作再服"，是说一昼夜后病变没有解除，第二天仍按前一天的服法继续服药。从银翘散的煎服法中可以看出，无论一昼夜服4次还是服3次，每次所用的六钱药都是新药。这次拿六钱煎了，下次不是再煎原来的药了，而是又换新的了。每次都换新药，就不存在"勿过煎"的问题了。关于为什么采用这种煎法与服法，吴鞠通的解释是"盖肺位最高，药过重，则过病所，少用又有病重药轻之患，故从普济消毒饮时时清扬法"。这段话是说，肺为五脏六腑之华盖，位置在上焦，主一身之表。治疗肺系的卫分表热证，应当用辛凉轻剂来疏风清热，这类药物都不能煎煮时间太长，如果做成汤剂，药量就要重，煎煮时间势必过长，就会导致轻扬辛散作用消失，造成味厚而入中焦。如果汤剂中的药量太轻，则力量不够，也达不到祛邪除病的目的。所以采用煮散的方法，每次药量虽然不大，但每次都用新药，煎煮时间也短，再增加服药次数，使药物持续发挥作用，就可以达到疏风清热的目的。他这种做法是仿照普济消毒饮的煎服法，煮散频服，使药物始终在上焦肺系起作用。在这里主要强调了两点：一是不能过煎；一是服药次数要多，要频服，不能只是早、晚各服一次。吴鞠通的说法确实是经验之谈，临床中按他所说的方法用药，疗效是肯定的。

　　当前有人认为银翘散的临床疗效不太好，这是什么原因呢？不是这个方剂不好，是因为煎法、服法不当或者剂型不符。有人把银翘散作汤剂使用，这种剂型可以用，但是要先用芦根煎汤晾凉后浸泡药物。为什么用凉水泡药呢？因为有些药物里含有淀粉，用热水泡，淀粉就把药的表面黏住了，有效成分就煎不出来了，所以泡药必须用凉水，不能用热水。浸泡20分钟后，用武火煮沸，再用文火煎5分钟左右，香气大出，即取服，这样煎服疗效最好。如果煎的时间过长，香气挥发了，反而没有作用了。这就是说，银翘散作汤剂使用效果不好的原因，在于煎法的错误，是因为煎的时间过长而使药物失效。另一方面的原因是服法错误，一般的服药习惯是早、晚各服一次，每天两次，夜间不服药。这种服法是不正确的，应当是"病重者，约二时一服，日三服，夜一服；轻者，三时一服，日二服，夜一服"。

　　还有一种剂型是丸剂，比如银翘解毒丸，或是银翘解毒丸中加入羚羊角，称为羚翘解毒丸。有的制成蜜丸，有的制成浓缩丸，还有的制成颗粒剂。蜜丸的服法一般是一次1丸，每天服3次，效果好不好呢？效果不好。这是因为药量太小，药力不够。蜜丸一般是每丸三钱，就是9g，这9g里有一半是蜂蜜，药量只有4.5g，也就是一钱半，只有原书用量的四分之一，而且蜜有甘缓作用，加上蜜之后，反而把药物的发散作用给牵制住了，更降低了药效，所以一次1丸，每天服三次效果不好。我们的用药经验是突出首次量，第一次服4丸，4丸的重量是36g，去掉18g蜜，纯药量是18g，正好是六钱。为了抵消蜜的甘缓牵制作用，服药时用生姜煎汤送服，促进药物的宣透作用。

首次用突击量之后，体温一般都能降下来，症状大为减轻，第二次就改为服 2 丸，第三次服 1 丸，夜间还要服 1 至 2 丸。羚翘解毒丸中因为加了羚羊角，增强了清肺热的功效，所以比银翘解毒丸的效果好，用量和服法与银翘解毒丸相同。浓缩丸和颗粒剂因为高温加工时间过长，药物的发散作用大部分丧失了，所以疗效最差。

银翘散还有一种剂型，是把银翘散捣成粗末，装在绵纸袋里，制成袋泡剂，用开水冲泡后服用，这种剂型的疗效最好。这是因为，这种剂型基本上相当于"煮散"，与吴鞠通用药的原意是一样的。

4. 辛凉轻解法并非汗法，银翘散也非发汗之剂

从以上所述可以看出，辛凉轻解法不是发汗法，因此银翘散也不是发汗的方剂。因为辛凉之剂是以凉性为主，它与辛温解表剂以温性为主不同，所以它不发汗，就如同在一般情况下，人喝热水可以出汗，而喝凉水不会出汗一样。而叶天士在《叶香岩外感温热篇》第 8 条却提出了"在卫汗之可也"的治法，这又怎么解释呢？应当说，叶天士所说的"汗之"的"汗"字，是使动词，"之"字是代词，"汗之"就是使他出汗。不用发汗法怎么使人出汗呢？这就应当从出汗的机理来进行分析。《黄帝内经》说："阳加于阴谓之汗。"阳，是指属阳的因素，包括自然界的阳气、人体的阳气、属阳的食物、属阳的邪气以及属阳性的药物等。阴，是指人体的津液。也就是说，属阳的因素作用于人体，蒸发体内的津液，使津液从毛孔外渗而出，就是汗。在生理状态下，如果天气炎热，或衣、被过厚，或喝热水，或剧烈运动等，就会导致人体阳气亢盛，蒸发津液外渗而出汗，这种汗是生理性的汗出。在病理状态下，如果人体内有热邪，或是实热，或是虚热，都属阳邪，也可以逼迫津液外渗而出汗，这种汗属病理性汗出。在病变过程中，比如寒邪侵袭人体，往往因为寒邪束表而导致表闭无汗，在这种情况下，用辛温解表的方剂发汗散寒，就可以收到邪从汗出，汗出病解的效果。辛温的药物属阳，它是通过药物的阳热作用发散寒邪，通达阳气，鼓动津液外渗而出汗，这种汗属药理作用的汗出。服用银翘散之后也可以汗出，这种汗是不是药理作用的汗出呢？可以说，不是。因为外感风热邪气的患者由于风热邪气的鼓动，往往有少量的汗出，但是因为风热袭表而导致表郁，虽然有汗但汗出不畅，而且有汗而热不解，这种汗属病理性的汗出。服用银翘散之后，祛除了在表的邪气，表郁自然就解除了，体表的气机通畅了，阳气与津液就能正常地向全身敷布，津液敷布于表，就可以有少量的汗出。这种情况属于病解以后的汗出，可以说是通过银翘散辛凉轻解的药理作用，使邪气解除而生理功能恢复正常之后

的汗出，是不发汗而得汗。辛温解表剂与辛凉轻解剂的区别就在于：辛温解表剂是通过发汗而散除在表的寒邪，必然先汗出而后病解，临床表现是先汗出而后热退，热退之后汗自止，所以称之为汗出病解。辛凉轻解剂是通过疏风清热而散除在表的风热邪气，在病解之前就有汗出，而服药后病解热退，仍然有汗，这就说明热退之后所出的汗不是药物的发汗作用，而是生理功能恢复的正常汗出，所以称之为病解汗出。简要地说，辛温解表剂与辛凉轻解剂临床作用的区别就在于汗出病解与病解汗出的不同。还应当说明的是，服用银翘散病解之后，是不是就一定有汗出呢？不一定。也可能有汗出，也可能无汗出，无汗出病也能解。这就是说，服用银翘散之后出汗与不出汗，不是病解的主要标志，而热退才是病解的标志。由此可以证明银翘散不是发汗的方剂，而是通过疏风清热以使人体机能恢复正常的方剂。

从辛凉轻解法所针对的病变部位来看，它治疗的是表证，因而属解表法的范畴；从其所针对的病变性质来看，它治疗的是热证，因而属清法的范畴。确切地说，应当称其为清解表热法。因此可以说，辛凉轻解法不是汗法，银翘散也不是发汗之剂，而是清解表热的方剂。

银翘散应当说是《温病条辨》中的第一方，它以良好的临床疗效而成为辛凉解表法的代表方剂并被后世广泛应用。这个方剂之所以被重视，是因为它的组方用药严格遵循了中医学的方药理论并有所发扬。关于本方的组方原则，吴鞠通在银翘散方论中指出："本方谨遵《内经》'风淫于内，治以辛凉，佐以苦甘；热淫于内，治以咸寒，佐以甘苦'之训，又宗喻嘉言芳香逐秽之说。"可见本方是遵循《内经》的法则，用辛凉、苦甘的药物疏散风热；用咸寒、甘苦的药物清热保津。喻嘉言在《尚论篇·详论温疫以破大惑》中论述温疫的治法说："未病前先饮芳香正气药，此为上也。邪既入，急以逐秽为第一义。上焦如雾，升而逐之，兼以解毒。"吴鞠通又采纳了喻嘉言芳香逐秽解毒以及病在上焦用"升而逐之"的说法，用轻扬的药物，上行逐邪。方中的银花、薄荷、芥穗都是芳香轻扬的药物，确实符合喻嘉言的芳香逐秽之说。方中药物的性味，辛、苦、甘味与凉性都符合《内经》的原则，但是却没有咸寒药。这是为什么呢？我们经过分析，认为吴鞠通在制定银翘散这个方剂的时候，原来是使用了甘苦咸寒的元参，在后来修订的过程中又去掉了元参而改为鲜苇根，所以方中就没有咸寒的药了。这样说的根据是什么？根据是《温病条辨》成书于公元 1798 年，刊行于 1813 年，从成书到刊行经过了 15 年的时间，在这段时间里，吴氏对书稿反复修订是在所难免的。在刊行的《温病条辨》中，银翘散方出自该书"上焦篇"第 4 条，方中确实没有元参。但是，在"上焦篇"第16条中，治疗温病发疹有"银翘散去豆豉加细生地丹皮大青叶倍元参方"，它的方剂组成是"即于银翘散内去豆豉，加：细生地四钱、大青叶三钱、丹皮三钱、元参加至一两"。方剂名称中有"倍元参"之说，用量是"加至一两"。可见银翘散原方中不仅使用了元参，而且用量是五钱，所以加减方里才有"倍"字与"加至一两"之说。因为风热邪气侵袭肺卫的证候是表证，伤津并不严重，而且元参属滋阴药，表证无须用它，所以吴氏把甘苦咸寒的元参改为甘寒轻灵的鲜苇根。应当说这种改法更符合临床需要，但是吴氏在加减方里却未加修改，所以就遗留了"倍元参"的说法。还需要附带说明一点，《温病条辨》中的元参，正规名称应当是玄参。玄，就是黑色，因为玄参是黑色的，所以正名为玄参，别名黑参。因为清代的康熙皇帝名玄烨，清代的人要避圣讳，所以清代的医学书籍中把玄参改成了元参。

（二）辛凉轻剂桑菊饮在风热外袭、肺失宣降证治疗中的应用

所谓肺失宣降，是指风热邪气侵袭手太阴肺经，导致经气不利，肺气失于宣降，上逆而咳。其病位既不在口、鼻、皮毛，又不在肺脏，而是在手太阴肺经，是因经络不通而导致肺气失宣，所以它的临床特点是以肺气上逆而咳为主症。正如吴鞠通在《温热条辨·上焦篇》第6条所说："太阴风温，但咳，身不甚热，微渴者，辛凉轻剂桑菊饮主之。"

风邪外袭，肺失宣降证的临床表现是但咳，身热不甚，口微渴，舌苔薄白，脉浮。

分析其病机，从临床表现来看，但咳，身热不甚，口微渴，是以咳的症状最为突出，而发热与口渴都不明显。就是说，主症是咳，而且只咳不嗽，没有痰，这些症状都说明邪浅病轻。由于风热袭表，导致手太阴肺经的经气不利，肺的宣发肃降功能失常，所以主要表现为肺气上逆，咳声不止，即吴鞠通所说的"咳，热伤肺络也"。因为邪气不重，所以发热、口渴症状都不严重，舌象、脉象也没有明显的变化。

治疗应辛凉轻解，宣肺止咳。方用桑菊饮（《温病条辨》）。

杏仁二钱（6g）　连翘一钱五分（4.5g）　薄荷八分（2.4g）　桑叶二钱五分（7.5g）菊花一钱（3g）　苦梗二钱（6g）　甘草八分（2.4g）　苇根二钱（6g）

水二杯，煮取一杯，日二服。

方剂以桑菊命名，君药当然是桑叶、菊花。臣药是杏仁、桔梗。桑叶与菊花质地都很轻，都是凉药，轻凉宣透，清透风热邪气而宣肺，肺气宣通了，咳自然就止。桔梗上行而开肺气，杏仁苦平而降肺气，一宣一降，调整肺气，使它恢复正常的宣降功能。肺气的宣通必须以表邪的解除为前提，所以方中

以桑叶、菊花为君清透风热邪气，而以桔梗、杏仁为臣宣降肺气。配伍薄荷疏透风热，甘草调和诸药，苇根保津液，共同组成了辛凉轻解、宣肺止咳的方剂。

（三）银翘散与桑菊饮的方证鉴别

银翘散与桑菊饮这两个方剂都属于辛凉轻解的方剂，它们的区别在于：银翘散是通过疏风清热而解除表邪，所以它的主要作用是清解表热，退热的效果好；桑菊饮的主要作用是宣肺，通过宣肺而止咳，止咳的效果好。在临床使用时以发热、微恶风寒为主症者，选用银翘散；以咳为主症者，选用桑菊饮。吴鞠通把银翘散称为"辛凉平剂"；把桑菊饮称为"辛凉轻剂"。《温病条辨》的第一方是"辛凉平剂银翘散"，第二个方是"辛凉轻剂桑菊饮"，第三个方就是"辛凉重剂白虎汤"。这三个方剂都属于辛凉之剂，都作用于肺系。不过，银翘散、桑菊饮作用于肺的卫分，银翘散证的病位在皮毛，桑菊饮证的病位在手太阴肺经，而白虎汤作用于肺的气分，病位在肺脏。因为这三个方剂中的药物作用有轻、平、重之分，所以吴鞠通有"轻剂""平剂""重剂"之说。实际上，银翘散与桑菊饮中的药物质地大多属于轻扬升浮之品，所以这两个方剂都属叶天士所说的"辛凉轻剂"的范畴。

二、清气法

在温热病的发展过程中，气分证的范围相当广泛，它可以涉及多个脏腑。在气分证中，既有因邪气盛而正气不衰，正邪激争，功能亢奋而导致的里实热证；也有因高热耗气伤津，正气虚衰而导致的虚脱亡阳证，属气分虚证。在气分证的极期，由于邪气盛而正气不衰，正邪相争激烈而出现的里实热证，临床多表现为高热恶热，这是其共同特点，也就是共有症。但是因为病变的部位不同，所以临床表现也有其个性。一般来说，气分的里实热证可以根据其临床特点而划分为无形热盛与有形热结两种类型。所谓无形热盛，是指热邪虽盛，但体内并未形成有形的燥屎等病理产物的证候。所谓有形热结，是指因高热伤津导致大肠干燥而形成的有形燥屎结聚于内的证候。因为气分证的类型不一，所以临床治疗也大不相同。无形热盛，治疗用清气法；有形热结，治疗用通下法；虚脱亡阳证，治疗用补气固脱、回阳救逆法。本节旨在讨论清气法的临床应用。

清气法，顾名思义，当然是气分证的治法，它主要适用于气分证中无形热盛证候的临床治疗。气分证中的无形热盛证候，根据其临床特点，可以划分为两种主要类型，一种类型是里热蒸腾；一种类型是里热郁闭。里热蒸腾，是指里热蒸腾发越，趋向于外的证候。临床主要表现为高热，大汗出，口大渴，喘急鼻扇，舌红苔黄燥，脉浮洪或滑数等，其病变部位在手太阴肺与足阳明胃。治疗用辛寒清气、泄热保津法。里热郁闭，是指气机闭阻，热郁于里的证候。临床主要表现为寒热往来，热重寒轻，或但热不寒，口苦而渴，干呕胁痛，舌红苔黄燥，脉弦数等，其病变部位在足少阳胆。治疗用苦寒泄热、宣郁透邪法。

辛寒清气法与苦寒泄热法虽然都属清气法的范畴，但因其所针对的证候病机不同，所以药物就有辛寒与苦寒之别，现将这两类证候的病机与方药剖析如下。

（一）辛寒清气法在里热蒸腾证治疗中的应用

里热蒸腾之证在温热病中较为多见，但其证候有轻重之分，治法也略有区别。轻证，呈热邪壅肺，肺热炽盛，病变部位在肺；重证，呈肺胃热炽，病位在肺与胃两个脏腑。虽然治疗都用辛寒清气法，但前者重在宣肺透邪，后者重在肺胃两清。

1. 热邪壅肺证

这个证候多由肺的卫分证发展而来，也就是由表入里，由肺卫而深入肺脏。其临床表现是身热，汗出，咳喘，或胸闷、胸痛，舌红苔黄燥，脉数。

分析其病机，身热而不恶寒，说明热邪已不在表而是已经入里。因为有咳喘的症状，就可以定位在肺，标志热邪由肺系的浅层卫分进入了肺脏气分。因为邪气入肺，全身的正气就大量调动到肺部来抗邪，正邪相争非常激烈，所以体温就升高，可以高达39℃，甚至40℃，这种发热是高热。由于里热蒸腾，鼓动体内的津液外渗，就有汗出。肺是清虚之脏，它只能容纳清气，不能容纳邪气，大量的热邪壅滞在肺，就导致肺的宣发、肃降功能障碍，肺气被逼而上逆，就出现咳，甚至喘息气促。气粗、气促、喘这三个名词，都是形容肺的呼吸功能失常，但是它们之间又有所区别。气粗，是指呼吸气粗，气流量大，有呼哧呼哧的声音，一般见于实证。气促，是指呼吸频率加快，呼吸急促，因为一呼一吸称为一息，所以气促也称为息促，它既可以见于实证，也可见于虚证。见于实证者，多伴见气粗；见于虚证者，多伴见气息微弱，呼吸表浅。喘，是指呼吸时伴见张口、抬肩，表现为张口呼吸，肩膀摇动，说明鼻子呼吸不够用了，要张口呼吸，还要扩胸运动，由扩胸而引起肩膀摇动，甚至于腹式呼吸也加重，腹壁也跟着上下运动，称为挺胸撷肚。温病过程中高热与咳喘息促并见，就意味着肺热壅盛，宣降失常。由于肺热壅盛，气机不畅，气血壅滞不通，所以出现胸闷、胸痛的胸膜刺激征。肺热盛迫使血液运行加快，血流量加大，血液充斥在舌面，所以舌红。里热盛，熏烤舌苔，损伤津液，所以舌苔色黄而且干燥。热邪鼓动血液，运行加速，所以脉数。

治疗应辛寒清气，宣肺平喘。方用麻黄杏仁甘草石膏汤（《伤寒论》）。

麻黄四两（9g）（去节）　　杏仁五十个（9g）（去皮、尖）　　甘草二两（6g）（炙）　　石膏半斤（18g）（碎，绵裹）

上四味，以水七升，煮麻黄减二升，去上沫，内诸药，煮取二升，去滓。温服一升。

方中的麻黄大辛大温，它有三个方面的作用：一是发汗解表，一是宣肺平喘，一是利尿消肿。这三种作用的发挥，与药物的配伍有密切关系。如果需要发汗解表，常用麻黄配桂枝，解表力非常强。在外感寒邪，皮肤、肌肉收引闭塞的情况下，麻黄可以作用于皮肤，使毛孔张开，腠理开通；桂枝的作用是解肌，能使肌肉松解。麻黄开腠理，桂枝解肌，它们共同使用，使肌肉、皮肤都得到松解，汗才能出来。如果不用桂枝，麻黄的发汗力量就没有那么大了。如果需要宣肺平喘，常用麻黄配杏仁，如果是肺热咳喘，用麻黄配石膏效果最好。如果需要利水消肿，则常用麻黄配白术、生姜等药。在这里强调麻黄的三种作用，主要是提示大家不要狭隘地把麻黄理解为发汗作用很强的药而不敢使用，其实麻黄不配桂枝，发汗作用并不太强，如果能配伍得当，它平喘、利水的作用都很好。

在麻杏甘石汤中，石膏辛寒，清透肺热；麻黄辛温，宣肺平喘。它们配合起来就不在于发汗了，而是清热宣肺，止咳平喘。这个方剂的作用是清肺热，宣肺气，属于辛寒清气法。在《伤寒论》中，麻黄与石膏的用量是1∶2。张仲景在煎服法中指出："以水七升，煮麻黄减二升，去上沫。"先煮麻黄的原因，一方面是为了"去上沫"，防止出现心烦的副作用；另一方面是煎煮时间长，可以减低麻黄的辛温燥烈之性。因为石膏是矿物药，药的作用不易煎出，而麻黄、杏仁、炙甘草都是温性药，所以麻杏甘石汤这个方剂基本属于平性而略偏于凉。在临床中，如果热势很重，可以加重石膏的用量，一般来说，用到30g才能达到清热宣肺平喘的目的。石膏是辛寒药，既能清热，又能解肌，使热邪从肌肉外透，与苦寒燥烈的黄连、黄芩不同，它清热而不燥，不伤津液，还有泄热保津的作用，所以在温热病气分证中使用最多。治疗热邪壅肺的证候，石膏配伍麻黄，清肺热宣肺气，开泄腠理，使热邪有出路，就可以透表而解，咳喘自然平复。方中的杏仁降肺气，止咳平喘。甘草调和诸药。因为方中的麻黄大辛大温，石膏辛甘大寒，一热一寒，用甘草来调和，使它们更好地协同发挥作用，同时甘草还有扶助正气，防止正气损伤的功效。麻杏甘石汤属辛凉之剂，但是与银翘散、桑菊饮不同，它的辛寒之性更强，作用不在于解表，而在于清宣肺脏之热以平喘。临床使用麻杏甘石汤时，如果患者肺热咳喘而痰多，要加清化热痰药，如浙贝母、瓜蒌、竹沥、车前子、葶苈子等。患者大便不干者，用瓜蒌皮宽胸化痰，大便干者，瓜蒌皮与瓜蒌仁同用，称为全瓜蒌，既宽胸理气化痰又润肠通便。瓜蒌与竹沥都要用大剂量，一般用30g。肺热很重，热邪损伤肺络，出现咯痰带血者，可以加凉血止血药，如白茅根、藕节、仙鹤草等。如果痰热瘀阻，使血肉腐败成脓而出现咳吐腥臭脓血痰者，可以在方中加生薏苡仁、冬瓜子、桃仁、芦根、桔梗等。从临床实践来看，生薏苡仁、桔梗都有很好的排脓作用。如果热毒炽盛，高热不退者，可以加银花、连翘、蒲公英、紫花地丁、鱼腥草，以增强清热解毒的作用。鱼腥草性味辛寒，清热解毒作用好，可以用到30g，但是不耐久煎，应当后下。如果肺热喘息很重，甚至鼻翼扇动者，可以加黄芩、地龙。地龙咸寒，是很好的支气管解痉药，平喘作用强。如果用黄芩清肺，最好与芦根同用以保津液。

2. 肺胃热炽证

肺胃热炽证在温热病中比较多见，或见于风温病中热邪由表入里，或见于春温病中伏邪内发，或见于暑温病中暑邪入里，或见于湿温病中湿热化燥成温，或见于温疫等。其临床表现是壮热恶热，面赤，大汗出，渴喜冷饮，喘急鼻扇，舌红苔黄燥，脉浮洪或滑数有力。

这个证候在伤寒病中也可以出现，是太阳伤寒的表寒证化热入里而转化成阳明里实热证，所以在《伤寒论》中称之为阳明经热证，是足阳明胃经热盛的证候。吴鞠通在《温病条辨》中首先把这个证候列入"上焦篇"中，称之为"太阴温病"，而后在"中焦篇"中又列入了这个证候，称之为"阳明温病"。这个证候到底是"太阴温病"，还是"阳明温病"呢？也就是说，病变部位到底是在肺，还是在胃呢？可以说，病变部位既在肺，又在胃，是肺与胃同病，所以可称其为"肺胃热炽"。在《温病条辨·上焦篇》中，第一个方剂是"辛凉平剂银翘散"，第二个方剂是"辛凉轻剂桑菊饮"，第三个方剂就是"辛凉重剂白虎汤"。"上焦篇"第7条说："太阴温病，脉浮洪，舌黄，渴甚，大汗，面赤，恶热者，辛凉重剂白虎汤主之。"由此可见，吴鞠通是用白虎汤来清肺热的。"中焦篇"第1条说："面目俱赤，语声重浊，呼吸俱粗，大便闭，小便涩，舌苔老黄，甚则黑有芒刺，但恶热不恶寒，日晡益甚者，传至中焦，阳明温病也。脉浮洪躁甚者，白虎汤主之；脉沉数有力，甚则脉体反小而实者，大承气汤主之。"在这一条里，吴鞠通是通过脉象来区别手、足阳明的病变。"面目俱赤……日晡益甚者"，是手、足阳明热盛的共有症状，所以统称为"阳明温病"。但是足阳明胃热属于无形热盛，所以"脉浮洪"，应当用白虎汤清泄胃热；手阳明大肠热属于有形热结，所以"脉沉数有力，甚则脉体反小而实"，就应当用大承气汤攻下热结。由这条可以看出，白虎汤是用来清胃热的。综合这两条所述可以看出，白虎汤既能清肺热，又能清胃热，是肺胃同治的方剂。吴鞠通在《温病条辨》中把白虎汤的应用范围由清胃热扩展到肺、胃两清，实际上是对《伤寒论》的一大发展。

在风温病的发展过程中，风热邪气"首先犯肺"，出现手太阴肺的卫分证，或导致卫外失司，治疗用银翘散；或导致肺失宣降，治疗用桑菊饮。进一步发展，就由卫分传入气分，导致热邪壅肺，轻证用麻杏甘石汤治疗；重证用白虎汤治疗。再深入发展，则有两种趋势，一种趋势是顺传于胃，在由肺传胃的过程中，可以出现肺热不解而胃热又起的肺胃热炽证，治疗仍然用白虎汤；另一种趋势是逆传心包。除风温病外，在其他病种中，如春温、暑温等，既可以由肺热传于胃，也可以由胃热传于肺，都可以导致肺胃热炽。为什么肺热与胃热容易互相传递呢？这有四个方面的原因。第一，从体表的器官来讲，肺开窍于鼻，胃开窍于口。鼻与口在外面看是两个器官，但向里都进入口腔，外感邪气从口入、从鼻入，既可以入肺，又可以入胃，所以肺与胃往往同时发病，导致肺胃热炽。第二，从体表的组织来讲，肺合皮毛，胃主肌肉，皮肤与肌肉紧密相连，不可分割。热邪从皮毛而入，必然内传于肺，皮毛受邪也可以通过肌肉内传于胃，引起肺胃热炽。第三，从经脉循行来看，《灵枢·经脉》说："肺手太阴之脉，起于中焦，下络大肠，还循胃口，上膈属肺。"可见，手太阴肺经与胃的关系非常密切，肺有热通过经脉传于胃，胃有热通过经脉传于肺，都是势所必然的。第四，从生理功能来讲，肺主一身之气，与气的运行有关；肺朝百脉，与血液的运行有关。肺通过宣发、肃降的形式，推动气血运行于周身。肺脏热盛，也通过宣发、肃降，向周身散热。胃为水谷之海，十二经气血之源，全身的气血都由胃消化水谷精微而产生，全身经络中的气血都是来自于胃。胃腑热盛，也通过气血的运行散布到周身。所以，从生理功能的联系来看，肺、胃热盛都可以相互影响而敷布到全身。总而言之，在温病的发展过程中，肺热与胃热往往互相传递，而呈现肺胃同热的肺胃热炽证候。

肺胃热炽证之所以呈壮热之势，是因为邪气盛而正气不衰，正邪相争激烈，这种患者的体温一般都在39℃以上。肺主宣发肃降，外合皮毛，胃为十二经气血之源，主肌肉。肺胃热炽，必然向体表的肌肉、皮毛散发，所以这种热势是里热外蒸，称为蒸腾之热。因为它里热虽盛，但还未形成有形的实邪，如燥屎之类，所以称之为无形热盛。由于里热外蒸，就要求外环境的温度低，才能更好地向外散热，所以患者恶热喜冷。热邪持续蒸发津液外渗，就导致大汗不止，就如同蒸馒头一样，热气向外蒸，就向外冒出大量的水汽。大汗伤津，就导致口渴喜饮，这是人体需要补充津液的自然反应，中医学称之为引水自救。这种患者喜冷饮而不是热饮，是因为冷水可以降温。热邪迫肺，肺气上逆，就出现喘息气急。如果气逆过甚，就出现鼻翼扇动。面赤与舌红，是热邪鼓动气血上行，充斥于面部与舌面所致。舌苔黄燥，是因为热炽津伤。脉浮是因为热邪蒸腾，气血外涌使脉搏随之而浮于表。洪脉如钩，是因为热邪鼓动，气血涌盛，就像刮大风吹得水起波浪一样，波浪到高峰之后，由于地球引力的作用就打个旋儿而突然下落，使波峰下降而出现"钩"。波峰到来波形长，所以称为"来盛"，波峰突然下落波形短，所以称为"去衰"。脉象如波涛汹涌，来盛去衰，是热盛而气血不衰，气血涌越的结果。总而言之，脉浮洪标志着气血涌越，向体表鼓动。滑数脉也是实脉，也是气血涌盛的标志。

治疗应辛寒清气，泄热保津。方用白虎汤（引《温病条辨》）。

石膏（研）一两（30g）　知母五钱（15g）　生甘草三钱（9g）　白粳米一合（10g）

水八杯，煮取三杯，分温三服。病退，减后服。不知，再作服。

肺胃热炽的特点是里热蒸腾，热邪有自内向外发越的趋势，所以治疗就要因势利导，用辛寒清气的药物，内清外透，以解除热邪。为什么用泄热这个词而不说清热呢？因为泄热比清热范围广。清热，是指用寒药以制热，使热势解除，它只是有降温作用而没有透热作用。泄热，则既包括内清，又包括外达，不仅从里面降温，而且有外达作用。中医学经常使用泻、泄这两个字，它们读音虽然相同，但含义确有区别。泻，是指液体很快地流。这里所说的液体流动是指向下。泄，又写作洩，是指液体或气体向外排出。液体排出可以是向下流，如排尿，但也可以是向外泄，如排汗，而气体的排出多是向四周弥散。可见，泄字的含义比泻字要广泛得多。所以说，用泄热这个名词，既包括清热，又包括透热，正符合白虎汤的特点。方中石膏辛甘大寒，入肺经与胃经，清热解肌，是方中的君药，它既能从里面清肺、胃的热邪，又能透热解肌，使热邪从肌肉外解。吴鞠通所说的"白虎汤本为达热出表"，就是指白虎汤中的君药石膏既能清肺、胃之热，又能辛散透泄，给热邪找出路，使热邪从表而出。知母苦寒，它在苦寒药中是特殊的一味。说它特殊，是因为一般的苦寒药都燥，知母不仅不燥，而且还能滋阴生津，是方中的臣药。石膏、知母配伍，既能清透热邪，又能保津、生津。甘草与粳米有保胃气的作用，是佐使药。石膏大寒，肺胃热炽虽然应当用大寒的药来清热，但是大热的病用大寒的药难免对脏腑有所伤害。比如说，用铸铁锅烧水，把水烧干了，铁锅烧红了，马上往锅里倒冷水，由于热胀冷缩，锅就炸裂了。热铁锅突然遇冷都会炸裂，又何况人的胃腑呢！为了防止高热的胃腑不被大寒的药物损伤，所以用甘草与粳米来保护胃气，使石膏、知母清肺、胃之热而又不伤正气。粳米就是旱田里生长出的稻米，因为它产量太低，现在很少有人种植了，一般用水稻米代替。

白虎汤的方剂组成非常严谨，既能清气泄热，又能保胃气，存津液，是临床治疗肺胃热炽的常用方剂。因为方中的石膏大寒，用之不当，副作用也很大，所以吴鞠通在《温病条辨·上焦篇》第9条分注中说："白虎彪悍，邪重非其力不举，用之得当，原有立竿见影之妙，若用之不当，祸不旋踵。"踵，就是脚后跟，旋踵，就是指转身，形容给患者喂药后还没转过身来，危险就表现出来了，所以吴鞠通在《温病条辨·上焦篇》第9条中就指出了使用白虎汤的四禁，也就是有四种情况不可用。他说："白虎本为达热出表，若其人脉浮弦而细者，不可与也；脉沉者，不可与也；不渴者，不可与也；汗不出者，不可与也。常须识此，勿令误也。"在这四句话里，两句是讲脉象，两句是讲症状。应当怎样理解呢？不要把它看成是讲脉象与症状。实际上，这四句都是在讲病机，是说脉象不相符、症状不相符，就意味着病情不相符，是病机不同，所以就不能用白虎汤。分析这段条文，要以脉象测证、以症状测证来分析证候。

第一种情况是"脉浮弦而细者，不可与也"。白虎汤证的脉象应当是浮洪，是因为邪气盛而正气不衰，正邪激争，气血涌盛，所以脉浮洪有力，属于实脉类。脉浮弦而细者，虽然也是浮脉，但不是洪大，而是弦细。细主阴伤，脉弦是由于阴液损伤了，阴液不能养筋，筋脉因失养而拘急，已有阴虚动风的趋势。在温病中，脉弦细为什么又浮呢？一种可能是阴伤不能敛阳，而致阳气浮越，所以脉象有浮的趋势；另一种可能是又外感表邪，所以脉浮。无论是阴虚阳浮，还是阴虚又有外感表邪，都是以阴虚为本，所以都不能用白虎汤。吴鞠通在这里提出"脉浮弦而细"，就应当以脉来测证，这种脉象应当出现低热，颧红，甚至有手指蠕动，瘛疭，舌红绛少苔等症状，它当然不是白虎汤证。

第二种情况是"脉沉者，不可与也"。沉脉主病有两种类型，一种是沉而有力，另一种是沉而无力。脉沉而有力者，以脉测证，往往伴见日晡潮热，大便数日不下，腹满痛拒按，手足濈然汗出，舌苔黄燥或焦燥。这种证候虽然也是阳明病，但病在手阳明大肠，是有形热结之证，治疗必须用下法以釜底抽薪，用白虎汤无异于扬汤止沸，反而延误时机而致阴液大伤，深入下焦，所以不能用白虎汤。

脉沉而无力者，是肾阳虚，鼓动无力的表现，比气虚更为严重，如果是气虚，应当是弱脉而不是沉脉。肾阳虚的患者还会误用白虎汤吗？这种情况是有的，临床中就曾经遇到过。这例患者经西医诊断是急性粒细胞性白血病，到后期合并了败血症。他的临床表现是身大热，口大渴，大汗出，面赤。医生确实就用了白虎汤，而且还与银翘散、犀角地黄汤合用。这种治疗方案对不对呢？不对，是误治。为什么会误治呢？是因为误诊。这例患者虽然有大热，大渴，大汗，面赤，但都是假象。白虎汤证的患者是高热恶热，而这例患者体温高达40℃，的确是身大热，但是不恶热，却怕吹风，要关窗，盖厚被，正如《伤寒论》第11条所说："病人身大热，反欲得衣者，热在皮肤，寒在骨髓也。"所谓"热在皮肤"，说明热在浅表。"寒在骨髓"，说明寒在里。这例患者是内寒外热。内寒是肾阳虚所致，外热是浮阳外越的表现。因为肾主骨生髓，所以"寒在骨髓"就是指肾阳虚。因阳虚而生寒，导致阴寒内盛。阴盛于内，格阳于外，导致浮阳外越而出现内真寒外假热的现象。假热也可以是高热，所以张仲景称之为"身大热"。但从中医理论来讲，它不是阳盛之热，而是阴盛阳浮的虚热，所以称之为假热。患者口大渴，不是津液不足，而是阳虚不能行气化之令，津不上承所致。发热口渴但不欲冷饮，而是喜少量的热饮，说明他不是想喝水，而是喜热，因为阳气太虚，所以他喜热饮以助阳散寒。患者确实有大汗出，甚至顺着头发梢向下滴汗，但却是冷汗。白虎汤证是蒸蒸汗出，是热汗。这例患者出冷汗，是因为阳气大衰，不能固密腠理而致津液外泄，是阳不敛阴的表现。这例患者还有面赤，但却是浮红娇嫩，在㿠白的面部有一抹淡淡的红色浮在颧部的皮肤表面，这是浮阳上越的表现，是戴阳证。患者是真寒假热证，是里面阳气太虚而阴寒太盛，阳气被阴寒给逼到体表而出现的假热。这种证候应当温补阳气，所以处方用六君子汤补气，加附子、肉桂、仙茅、仙灵脾温阳散寒，引火归原，这就是中医治疗学中"热因热用"理论的临床运用。为了防止内寒格拒热药而引起呕吐，采用热药冷服的方法，以起反佐作用。患者下午3点钟服药，到晚上体温就从40℃降到37℃多一点，第二天早上就降到36℃。这例患者虽然通过"热因热用"治疗的方法收到了暂时的效果，但是最后还是因为过于危重而亡故了。举这个患者为例，是说明虽然有白虎汤证的疑似症状，但要以脉测证，分析病机，切不可盲目地滥用。

内真寒外假热的病机，可以用北方农村烧炕的道理做比喻。北方农村冬季睡火炕是为了取暖驱寒，需要每天烧火。夏季气温高，就不能每天烧火了，但是炕是用土坯搭起来的，夏季潮湿，长期不烧火，土坯就容易受潮而坍塌，所以隔几天就要给它烧火以驱潮气。冬季每天烧炕，炉火很容易燃烧，热气很快就进入炕洞，炕很快就热了，而夏季隔几天烧一次，炉火很不容易燃烧，起初是只向外冒烟，不起火。这是因为炕洞内的阴霾潮湿之气太重，而致炉火被逼于外，也可以说是"阴盛于内，格阳于外"。过一段时间，炉火越烧热量越大，把炕洞里的潮湿之气驱除出去了，炕就热了，这就如同用温热药助阳散寒而引火归原了。

第三种情况是"不渴者，不可与也"。不渴的患者为什么容易误用白虎汤呢？比如说湿热病的患者，在湿热并重或热重于湿的情况下，也可以出现高热，体温可以达到39℃以上。由于湿热郁蒸，也可以有汗出。但是患者口不渴，或渴喜热饮，舌苔黄腻而不是黄燥，脉濡数而不是浮洪。这种情况，就不能用白虎汤，而应当用清热祛湿法治疗。这里是以口渴的症状论病机，因为病机不同，所以治法不同。

第四种情况是"汗不出者，不可与也"。《温病条辨·上焦篇》第22条说："形似伤寒，但右脉洪大而数，左脉反小于右，口渴甚，面赤，汗大出者，名曰暑温，在手太阴肺，白虎汤主之"。第24条说："手太阴暑温，如上条证，但汗不出者，新加香薷饮主之。"吴鞠通在本条分注中说："证如上条，指形似伤寒，右脉洪大，左脉反小，面赤，口渴而言。"这就是说，新加香薷饮证与白虎汤证有疑似之处，但不同点在于"汗不出"。这句话实际上也是以"汗不出"的症状来论病机，新加香薷饮证是夏季外感寒邪，内蕴暑湿的证候，它虽然与白虎汤证有疑似症状，但是因为有寒邪束表，所以没有汗出，这个证候就不能用白虎汤，而应当用新加香薷饮疏表散寒，涤暑化湿。

吴鞠通所强调的白虎四禁，对临床确实很有指导意义，应当引起重视。

前面讲了热邪壅肺证用麻杏甘石汤，肺胃热炽证用白虎汤，这两个证候都有肺的气分热盛，两个方剂都属辛寒清气法，都有清泄肺热的作用，怎么鉴别？这两个方剂中虽然都有石膏，但是在麻杏甘石汤中是用石膏配伍麻黄，在白虎汤中是用石膏配伍知母。热邪壅肺证是上焦气分证的初起阶段，肺热还没有深入到中焦胃，所以用麻杏甘石汤，以石膏配伍麻黄清热宣肺，而不涉及清泄胃热。肺胃热炽证是热邪已由上焦肺传入中焦胃，是气分证的极期，热势更重，所以用白虎汤，以石膏配伍知母，辛寒清气，泄热保津，肺与胃同治。

（二）苦寒泄热法在里热郁闭证治疗中的应用

热郁少阳证

里热郁闭之证在温热病中见于热邪郁于足少阳胆，属胆热内郁，气机不畅的证候，简称热郁少阳证，治疗用苦寒泄热、宣郁透邪法。热郁少阳证的临床表现是寒热往来，热重寒轻，或但热不寒，口苦而渴，干呕，心烦，小便短赤，胸胁不舒，或胁痛，舌红苔黄燥，脉弦数。

分析其病机，热郁少阳证是春温病初起伏邪从少阳气分而发的证候。在温病中，温热病可以出现少阳病，湿热病也可以出现少阳病。温热病的证候主要表现在足少阳胆，湿热病的证候主要表现在手少阳三焦。但是胆与三焦同属少阳，它们共同主持人体气机的升降出入，所以胆与三焦关系密切。胆的出入失常，三焦的升降也失常；三焦的升降失常，胆的出入也失常，二者可分而又密切相关。这个证候虽然主要在足少阳胆，但也涉及手少阳三焦。这里的热郁少阳，是指少阳胆经还是少阳胆腑？是经证还是腑证？在《伤寒论》中，太阳病有经证、有腑证，阳明病有经证、有腑证，而少阳病却没有经证与腑证之分。《伤寒论》第263条少阳病提纲中说："少阳之为病，口苦，咽干，目眩也。"这段条文没有说它是经证还是腑证，这就说明它是经、腑同病。温病中的少阳胆病也是经腑同病。因为春温病是伏寒化温，里热发于少阳，发病之时热邪郁于里，阻滞气机，使足少阳胆经的经气不利，出入失常，热邪不能外发，郁滞在半表半里，卫气不能宣发于表，就出现了恶寒。邪气阻滞在半表半里，正气要驱逐它，正邪相争就发热。邪阻则恶寒，正争则发热，于是就出现了寒热往来的症状。这个证候的发热与恶寒相比较，表现为热重寒轻。这是因为，邪气不是由表入里，而是郁热由里外发于表，所以发热重恶寒轻。可以说，春温病初发于少阳者，邪气的部位是在半表半里而又偏于半里；伤寒的少阳病，邪气是由外界侵入人体，所以它初起是在半表半里又偏于半表。二者虽然都是半表半里证，但是又有偏于半里与偏于半表的不同，所以恶寒与发热的轻重程度就会有所不同。如果里热很重，热势很高，也可以表现为只发热，不恶寒，这种情况就称为但热不寒。口苦，是由胆热逼迫胆汁上逆于口所导致的。口渴、小便短赤是里热伤津的表现。干呕，是胆木乘于胃土所致。肝、胆在五行中都属木，胆为甲木，肝为乙木。胆郁则气机出入不利，三焦的气机升降也就不通畅，从而导致了胃气不降，上逆而呕。郁热内扰心神，就出现心烦。足少阳胆经的循行路线经过胸胁部，热郁胆经，少阳经气不利，就出现胸胁胀闷不舒，甚至胁痛。舌红苔黄燥，脉数，都标志里热盛，脉弦则主胆郁气滞。这种高热的患者为什么没有汗出呢？这是因为，热郁于里，少阳经气不利，表里出入枢机阻塞，体内的津液不能向外蒸腾而外泄，所以就不出汗。因为高热而无汗，就把这种热型称为郁闭之热，它虽然也属无形热盛，但与肺胃热炽的蒸腾之热不同。因为肺主宣发，胃为十二经水谷之海，它们都是向外发布的，所以肺胃热炽是蒸腾之热，高热，口渴，同时大汗出。而胆是主疏泄的，它出现病变则气机阻滞，疏泄功能失常，阳气与津液不能向外输布，所以同样是高热但却无汗。

治疗应苦寒泄热，宣郁透邪。方用黄芩汤加豆豉元参方（《温热逢源》）。

黄芩三钱 (9g)　芍药三钱 (9g)　甘草 (炙) 一钱 (3g)　大枣 (擘) 三枚　淡豆豉四钱 (12g)　元参三钱 (9g)

水五杯，煮取八分三杯，温服一杯。日再服，夜一服。

方中黄芩、芍药、炙甘草、大枣这四味药是《伤寒论》中黄芩汤的原方，清代柳宝诒的《温热逢源》中又加入了豆豉与元参。方中黄芩苦寒，入少阳经而清泄胆热。方中的芍药应当用酸寒的白芍，白芍配伍炙甘草，酸甘化阴而生津液。大枣性甘温，在这里作用不大，可以去掉。豆豉微辛微温，能宣发伏邪，宣郁透热，给热邪找出路。元参甘咸寒，养阴清热。这个方剂专入少阳，既能清泄热邪，又能宣郁透热，还有保津生津之功，是治疗热郁少阳的代表方剂。柳宝诒论伏气温病说："寒邪潜伏少阴，得阳气鼓动而化热。苟肾气不至虚馁，则邪不能容而外达。其最顺者，邪不留恋于阴而迳出于三阳，则见三阳经证……少阳则寒热往来，口苦胁痛，治以芩、豉，合柴胡、山栀等味。"这就是说，如果热邪郁于少阳，还应当在方中加柴胡疏利少阳气机，宣郁透邪。加山栀配合黄芩以苦寒折热，使热邪下泄。柴胡配伍黄芩，就是小柴胡汤的主要组成成分，功能和解少阳，既宣且降，使邪有出路。另外，柳氏还特别强调，治疗伏气温病要注意保护津液。他说："邪已化热，则邪热燎原，最易灼伤阴液，阴液一伤，变证蜂起。故治伏气温病当步步顾其阴液。"柳宝诒这种保津液的学术观点对治疗春温病有很大的指导意义。

《温病条辨·中焦篇》第19条说："阳明温病，干呕，口苦而渴，尚未可下者，黄连黄芩汤主之。不渴而舌滑者，属湿温。"条文中虽然称这个证候为"阳明温病"，但其症状见"干呕，口苦而渴"，应当辨为热郁少阳证。黄连黄芩汤的组成是：黄连二钱 (6g)，黄芩二钱 (6g)，郁金一钱五分 (4.5g)，香豆豉二钱 (6g)。这个方剂与黄芩汤加豆豉、元参方的组方原则基本相同。这两个方剂中都用黄芩，柳宝诒又用了栀子而吴鞠通用了黄连，药虽不同，但性味都是苦寒，作用相近。二方中也都用豆豉宣郁。吴氏没有用柴胡而是用郁金，二者疏利气机作用也相类，但郁金辛寒不燥，较之用柴胡又有特色。吴鞠通这个方剂的缺点在于没有考虑到固护阴液，在临床使用时可以在方中加白芍、炙甘草、元参。

热郁少阳证初起，如果是新感引动伏邪而兼有微恶风寒，身形拘急的风寒表证，可以在方中加葱豉汤，方中本来就有豆豉，再加两茎葱白，以表散风寒。如果是外感风热而见微恶风寒，头痛，咽痛者，可以加银花、连翘，以清透表热。如果患者呕吐频繁剧烈，甚至呈喷射状呕吐，可以加大剂量的竹茹以清热止呕。如果肝胆热炽，还可以加羚羊角。

黄芩汤加豆豉元参方、黄连黄芩汤与白虎汤都是清气分大热的方剂，但是其组方用药原则却大不相同。热郁少阳证是郁闭之热，里热内郁而不外蒸，所以治疗用黄芩汤加豆豉元参方或黄连黄芩汤，一方面要用苦寒泄热的药物折热下行，一方面要用疏利气机的药物宣郁透邪，使邪气有外达之机。肺胃热炽证是蒸腾之热，里热有外越的趋势，所以治疗用白虎汤，以辛寒清气的药物因势利导，达热出表，而无须理气宣郁之品。因为这两个证候都有热盛伤津的趋势，所以治疗中在泄热的同时都要考虑保津、生津。

三、补气固脱、回阳救逆法

虚脱亡阳证，多继发于气分高热特别是肺胃热炽证之后，是因气分高热耗气伤津导致正气虚衰，无力抗邪而出现的功能衰退的证候。其临床表现虽然因正虚程度的不同而有所不同，但其治疗都必须用补气扶正的方法。

（一）肺胃热炽，津气两伤证

在肺胃热炽证的发展过程中，由于持续高热大汗，势必耗气伤津而导致肺胃热炽与津气两伤并见的证候。其临床表现是壮热，大汗出，渴喜冷饮，微喘鼻扇，倦怠乏力，背微恶寒，舌红苔黄燥，脉洪大而芤。

分析其病机，壮热，大汗出，渴喜冷饮，舌苔黄燥是肺胃热炽的临床表现。由于持续高热大汗出而使津液与阳气外泄，必然导致津气两伤。倦怠乏力，背微恶寒是阳气不足的表现。气虚而推动功能低下，所以倦怠乏力。阳气伤则温煦功能低下，所以恶寒。因为督脉行于背部，总督人体一身之阳，所以恶寒先见于背部。本证属实中夹虚证，是因热邪消耗而导致津气两伤，从正邪两方面的关系来讲，还是以邪气盛为主，所以仍然呈高热状态而恶寒仅见于背部，既不同于表证的发热恶寒，又不同于阳虚证的全身寒冷。本证的大汗出与单纯的肺胃热炽也有所不同，它既有高热迫津外泄的原因，也有气虚不能敛津的原因。微喘鼻扇与喘急鼻扇不同，喘急是热邪迫肺所致，微喘则是肺气不足，少气不足以息的征兆。所以，微喘鼻扇既因于热邪迫肺，又因于肺气不足，是邪实与正虚两个方面的原因所致。从脉象来看，洪大而芤是指轻取洪大，但按之豁然而空。脉管空虚是因为津液大伤不能充脉所致，轻取洪大是因为津液不能敛气而致脉管中的阳气浮越，支撑脉管，使它仍然维持洪大状态。由于脉中阴伤气浮，所以按脉如按葱管，稍用力就空瘪了。如果再继续发展，津气耗伤更重以至阳气失去支撑能力，脉搏就微细欲绝，或散大了。

治疗应清气泄热，补气生津。方用白虎加人参汤（引《温病条辨》）。

即于前方（白虎汤）内，加人参三钱（9g）。

肺胃热炽，津气两伤证，属实中夹虚证。因为热邪仍盛，热不退则津气不能复，所以治疗仍以白虎汤为主方，辛寒清气，泄热保津。因其津气已伤，所以加人参补气生津，这就是吴鞠通所说的"白虎退邪阳，人参固正阳"。

（二）虚脱亡阳证

本证是白虎加人参汤证的进一步发展。其临床表现是身热骤退，大汗不止，喘息气微，精神萎靡；甚或冷汗淋漓，四肢厥冷，面色苍白，舌淡白，脉微细欲绝，或散大。

分析其病机，是由于高热大汗伤津耗气未得到及时控制，最终导致虚脱，甚至亡阳。虚脱，是指津气欲脱。因为正气大衰，无力抗邪，所以身热骤退。温热病治疗得法，身热逐渐下降而神清脉静，是向愈的表现。但是大汗不止而身热骤退，体温在短时间内突然由40℃降到36℃甚至更低，则标志正气衰败欲脱，无力抗邪。由于气虚不能固表，所以汗出不止，这种汗虽然还不至于是冷汗，但也不同于白虎汤证的高热大汗蒸蒸而出，而是身冷汗出。喘息而呼吸微弱，说明不是热邪逼迫肺气上逆的实喘，而是肺气欲绝，呼吸功能低下的虚喘。精神萎靡，是气虚功能低下的表现。这些症状都标志着津气大亏，正气不支而将要脱离人体，所以称为虚脱证。如果虚脱没能得到有效控制，再进一步发展，就要出现阳气大衰的亡阳证。亡阳的"亡"字，是逃亡、丢失的意思，不能理解为死亡。阳气大量外耗而不能内守，不能收敛津液，就出现大汗淋漓，由于阳气极虚，不能温化水液，所以汗液冰冷。阳气虚衰不能达于四末，所以四肢厥冷，而且随着病情的加重，四肢厥冷也呈向心性加重。阳气大衰无力鼓动血行，血液不能上荣于面部与舌，所以面色苍白、舌色淡白。津亏不能充盈脉管，阳气虚鼓动无力，所以脉微细欲绝。如果阳气亡失，不能收敛津气，还可以出现散若扬花，飘忽不定，按之无根的散大脉。虚脱与亡阳是两个证候，但二者联系密切，一般来说，虚脱得不到控制，必将导致亡阳，二者的区别就在于有没有冷汗与四肢厥冷。

治疗应补气固脱，回阳救逆。方用生脉散、参附汤。

生脉散（引《温病条辨》）。

人参三钱（9g）　麦冬（不去心）二钱（6g）　五味子一钱（3g）

水三杯，煮取八分二杯，分二次服，渣再煎服。脉不敛，再作服，以脉敛为度。

参附汤（《妇人大全良方》）。

人参一两（30g）　附子五钱（15g）

人参另炖，熟附子水煎，取汁合服。

生脉散是补气生津，敛阴固脱的方剂。因为证候是由津气欲脱而致，所以用人参大补元气以固脱，同时还有生津作用。麦冬甘寒，五味子酸温，二药配伍，酸甘化阴以养阴生津。五味子味酸，有敛汗之功，汗止则阳气不外泄，所以称之为守阴留阳。本方三药配伍，使阳气得固则汗不外泄，阴液内守则阳不外脱，共同达到补气生津、敛阴固脱的目的。津气恢复则脉象可以由微细欲绝或散大而恢复正常，因而以"生脉"作为方名。

参附汤是由《伤寒论》的四逆汤与生脉散两方中各取一味君药组成，是固脱回阳的代表方剂。因为亡阳证是虚脱证的进一步发展，是由气脱进而导致亡阳，所以回阳必先固脱。方中用人参大补元气而固脱，用附子大辛大热以回阳救逆。如果冷汗不止，四肢厥冷不复，则需要加大附子的用量，可以用至一两（30g），但必须煎至 1 小时以上，以减其毒性。近年来，在临床使用参附汤时往往加入龙骨、牡蛎以增强潜阳敛汗固脱的作用。

白虎汤、白虎加人参汤、生脉散这三个方剂都能治疗大汗与喘，三者有什么区别？白虎汤证、白虎加人参汤证、生脉散证是气分证过程中，由邪气盛而正气不衰的气分实证向正气不足，功能衰退的气分虚证逐步发展的过程。白虎汤证的大汗出是里热蒸腾迫津外渗，所以是蒸蒸热汗。喘，是因为肺胃热炽，热邪迫肺，肺气上逆，所以喘急而鼻扇。白虎汤证是里实热证，所以治疗要辛寒清气，泄热保津。白虎加人参汤证是实中夹虚证，以肺胃热炽为主，又有津气两伤，它的汗出与喘，是由热邪与正虚两方面造成的，所以治疗既要辛寒清气，又要补气生津。生脉散证的汗出与喘是津气欲脱的表现，汗多但不热，喘息而无力，所以治疗要补气生津，敛阴固脱。这三个证候，病机不同，所以组方用药也不一样，在临床中一定要注意鉴别。可以说，白虎汤纯属清气法，白虎加人参汤是清气法与补法相结合，生脉散则纯属补法。

四、通下法

通下法，是用通下的药物通导燥屎、积滞或瘀血，使邪气外解，腑气通畅的治法。

在温病的发展过程中，不论是温热病还是湿热病，都可以因为邪气聚结于肠道而导致腑气不通。邪气不去则腑气不通，腑气不通则邪无出路，所以使用通下法是祛邪通腑的必由之路。在《伤寒论》中，张仲景制定了大承气汤、小承气汤、调胃承气汤三个方剂，开创了用通下法治疗阳明腑实证的先河。但温病的病因有温热邪气与湿热邪气之别，病情又有多种多样的变化，三个承气汤远远不能满足温病的临床治疗之需。所以，温病学派在《伤寒论》的基础上又创制了多个切合温病临床治疗应用的通下方剂，拓展了通下法的应用范围，在继承与发展《伤寒论》的学术思想方面为后世树立了楷模，至今仍有效地指导着温病的临床实践。

（一）通下法在温热病肠腑热结证治疗中的应用

肠腑热结证

肠腑热结证，在伤寒病与温热病中都可以出现。在伤寒病中，是外感寒邪化热入里，在温病中，是外感热邪入里。总而言之，不论是伤寒还是温病，都是因为热邪深入手阳明大肠腑，耗伤津液而致燥屎内结，腑气不通，从而形成肠腑热结之证。因其证候相同，所以不论伤寒病还是温病，治疗都必须用苦寒攻下法，以祛邪通腑，这正是中医学"异病同治"理论的具体体现。

肠腑热结证属于温热病气分证中的有形热结之证，其临床表现是日晡潮热，手足濈然汗出，大便秘结，或下利清水，气味恶臭，腹部胀满硬痛拒按，时有谵语，舌红苔黄燥，甚则灰、黑焦燥，脉沉实有力。

分析其病机，肠腑热结证是指大肠燥热，津液亏乏而导致的热邪与燥屎互结在肠道不能排出的证候，也称为阳明腑实证，这个证候往往是由肺胃热炽证发展而来。肺胃热炽证热邪虽盛，但内无结聚，所以称为无形热盛，肠腑热结证因为有燥屎内结，所以称为有形热结，二者有很大的区别。日晡潮热，是热邪在手阳明大肠腑的热型。日晡是午后申时，也就是下午3点到5点，这个时辰是阳明经气主令，阳明经是多气多血之经，正气充盛，抗邪有力，所以在持续发热的基础上这个时辰的体温更高。热邪蒸迫津液外渗，所以有大汗出，甚至手、足汗出不止。由于阳明气分高热大汗大量消耗津液而导致肠燥，大便里的水分被消耗了，就形成了燥屎。热越盛则肠越燥，肠越燥则热邪越没有出路，形成恶性循环，从而导致大便秘结，数日不下，甚至用手在腹部能触摸到腹中有燥屎五六枚。由于燥屎阻滞气机，导致气血不通，就会出现腹部胀满硬痛，用手按压腹部会更加重气血不通，所以疼痛拒按。燥屎是浊邪，它与热邪裹结在一起，浊热上扰心神，就可以出现神昏谵语，循衣摸床，撮空理线。肠腑热结的患者，在大便秘结、腹部胀满硬痛的同时，还可以见下利清水，气味恶臭。所谓下利清水，就是指从肛门排出的纯粹是水而没有粪便，但是气味很臭，古人称之为"热结旁流"。热结，是形容燥屎粪团结聚而堵塞在肠道。旁流，是形容因为高热而导致肠道出汗，汗水下渗，从燥屎的旁边渗下，由肛门排出而下利清水。因为水是从燥屎的旁边渗下，所以气味恶臭。对古人的这种说法刘景源教授有不同看法。他认为，患者有腹满痛拒按，说明燥屎堵塞得很严密，肠道的气机不通而气不能下行，既然气都不能通，水液就更不可能由燥屎的旁边下行。所以说，因为热结而导致水液旁流，这种说法是难以服人的。刘景源教授的看法是，不应当称为热结旁流，而应当称为上结下流。就是说，燥屎粪团结聚的部位高，在肠道的上段，接近于胃，是大肠的高位梗阻，因为粪团梗阻在大肠的上段，下面还有很长一段肠道，所以下段没有燥屎堵塞的肠道出汗以后水液能向下通过肛门流出来。这就是说，水液不是从粪团的旁边流下来，而是从粪团下面的肠道流出来，所以应当称为上结下流。正因为是热结于上，接近于胃而肠道下段无燥屎堵塞，所以因燥屎内结而出现下利稀水的患者与燥屎内结而不下利稀水的相比较，腹部胀满硬痛并不突出。患者舌红是里热逼迫血液充斥于舌面所致。苔黄而干燥，甚至由黄而进一步发展为灰、黑干焦，标志里热盛而津液大伤。由于燥屎阻塞气机，气血不通，脉搏被挤压而不能弹起来，所以脉沉，邪气虽盛而正气不衰，所以脉沉而有力。

治疗应攻下热结，通腑泄热。方用大承气汤、小承气汤、调胃承气汤（引《温病条辨》）。

大承气汤

大黄六钱 (18g)　　芒硝三钱 (9g)　　厚朴三钱 (9g)　　枳实三钱 (9g)

水八杯，先煮枳、朴，后纳大黄、芒硝，煮取三杯，先服一杯，约二时许，得利，止后服。不知，再服一杯。再不知，再服。

小承气汤

大黄五钱 (15g)　　厚朴二钱 (6g)　　枳实一钱 (3g)

水八杯，煮取三杯，先服一杯，得宿粪，止后服。不知，再服。

调胃承气汤

　　大黄三钱 (9g)　　芒硝五钱 (15g)　　生甘草二钱 (6g)

　　三个承气汤都来源于《伤寒论》，在《温病条辨》中也都有运用。但是，因为肠腑热结证在伤寒病中是由寒邪化热入里而成，在温病中是热邪直接入里而成，比伤寒病伤津更重，所以吴氏在方剂中把厚朴、枳实的用量都适当减少了，以防其燥烈伤津。承气，是指津气相承。在生理状态下，人体的气机通畅，阳气推动津液运行于全身，环流不息，这就称为津气相承。在肠腑热结的病理状态下，由于燥屎阻滞气机，气血不通，津液被耗，所以阳气与津液不能正常环流，两不相承。用方中的药物攻下燥屎，使气机通畅，则津气自然相承而恢复正常环流，所以方剂称为承气汤。因为这三个方剂作用的大小及针对的部位不同，所以有大、小、调胃三个名称。

　　使用大承气汤要具备痞、满、燥、坚、实这五个临床特点。痞，是指心下的胃脘部痞塞不通；满，是指从胃脘以下全腹部都胀满；燥、坚，是指大便燥结、坚硬；实，是指邪气虽盛，但正气不衰。如果病情最严重，攻下力量要大，所以要用大承气汤，以峻下肠腑热结，因为它作用峻猛，无坚不摧，所以称为大承气汤。方中大黄大苦大寒，攻下热结，荡涤腑实，力量非常峻猛，也就是说，它能够强烈地促进肠蠕动，使燥屎排出。芒硝咸寒，软坚通下，它是含盐类的药物，进入肠道后可以增加肠道的渗透压，把肠道外面的水液吸收到肠道里面来，增加肠道的水分，把大便泡软。因为它能把坚硬的燥屎变软，所以称它有软坚作用。大黄促进肠蠕动，芒硝吸水软坚，这两味药相配合，就使大便容易下行而排出。由于燥屎阻滞气机，气滞得很严重，气不下行则大肠不易蠕动，所以用厚朴、枳实两味降气药增强推动力，使气下行，促进肠蠕动。这四味药共用，在三个承气汤中攻下的力量最强，所以一般情况下要慎用。还要说明的是，大承气汤有"急下存阴"的作用，这是指因为燥屎不下而津液耗伤，燥屎不去则津液不复，所以急下、峻下就可以祛除燥屎而保存津液，不能就此而理解为大承气汤有滋阴作用。芒硝虽然可以软坚，但是并不滋阴。

　　小承气汤的适应证是以痞、满、实为主而燥、坚不严重。患者感觉脘腹部痞满，但是燥结的时间不长，大便还不很坚硬，腹部胀满的症状也比大承气汤证轻，所以就去掉了软坚的芒硝，只用大黄、枳实、厚朴三味药，因此可以称为行气通下法。小承气汤中这三味药虽然与大承气汤中相同，但是剂量都减小了，这就说明，小承气汤证的所有症状都比大承气汤证轻，所以方名有大、小之别。

　　调胃承气汤的方名，不以大、小而论，而是称为"调胃"，就说明它的作用重点是在胃而不是大肠，通过清胃热、泻肠燥而保津液。因为证候以胃中燥热为主，所以方中不用燥烈的厚朴、枳实。方中用大黄、芒硝泄热软坚攻下，用甘草甘缓调中。从调胃承气汤的药物组成可以看出，它不用行气药，所以适应证是燥、坚、实而无痞满。调胃承气汤最适用于热结旁流证，这是因为，燥屎堵塞在大肠的上段，梗阻的部位高，接近于胃。用甘草的甘缓之性，使大黄、芒硝缓慢吸收，使它们的作用缓慢下行，在胃里停留的时间延长，逐渐地向下渗透，从而起到软坚散结、攻下泄热的作用。如果用厚朴、枳实降气，药物的作用很快就进入肠道，在胃与大肠上段停留的时间短，因而不仅不能攻下高部位的燥屎，反而容易耗伤津液。加入甘草，缓解了大黄、芒硝的急趋下行之性，使药物逐渐地向下渗透，把燥屎浸泡变软，进而推动它排出来，所以称为缓下实热法。吴鞠通对此有非常精辟的分析，他在《温病条辨·中焦篇》第7条说："阳明温病，纯利稀水无粪者，谓之热结旁流，调胃承气汤主之。"他在本条的分注中又说："热结旁流，非气之不通，不用枳、朴，独取芒硝入阴以解热结，反以甘草缓芒硝急趋之性，使之留中解结。不然，结不下而水独行，徒使药性伤人也。吴又可用大承气汤者非是"。

（二）通下法在温热病肠腑热结兼证、变证治疗中的应用

所谓肠腑热结的兼证、变证，是指在病变的发展过程中，因肠腑热结而产生各种变化所形成的证候。有的表现为肠腑热结证与其他证候并见，这种情况就称之为兼证；有的表现为因肠腑热结，燥屎不去而使病情发生了改变，这种情况就称之为变证。吴鞠通在《温病条辨·中焦篇》第10条、第11条、第15条、第17条中对这类证候论述颇为详尽，分别介绍如下。

1. 肠腑热结兼痰热结胸证

《温病条辨·中焦篇》第10条说："温病三焦俱急，大热，大渴，舌燥，脉不浮而躁甚，舌色金黄，痰涎壅甚，不可单行承气者，承气合小陷胸汤主之。"

这一条是讲热结腑实证又兼痰热结胸证的证治，从临床实践来看，这个证候的临床表现是高热，口渴，大便秘结，腹满痛，痰涎壅盛，胸脘痞闷，按之作痛，舌红苔黄燥，脉沉滑躁动，三五不调。

分析其病机，吴鞠通称本证属"三焦俱急"，是指上焦肺、胸膈热盛与中焦胃肠燥热津伤同时存在。因为燥热津伤而形成了热结腑实，燥屎不去则必耗伤肾阴而导致下焦真阴亏损。从其发展趋势来看，上、中焦燥热已将危及下焦，所以上、中、下三焦的病情都急而且重。大热、大渴是里热盛而津液伤的表现。津伤肠燥，燥屎聚结于肠道，阻滞气机，所以大便秘结，腹中胀满疼痛。痰热聚结于胸脘部，阻滞气机，痞塞不通，所以胸脘痞闷，按之作痛。痰涎上犯，就可见痰壅气粗，喉间痰鸣。热邪上蒸，则舌红苔黄燥。痰热、燥屎阻滞气机，所以脉沉滑而躁动，三五不调。

本证的特点是既有燥屎阻结于肠腑，又有痰热结聚于胸脘，腑实不去，则胸脘痰热不解，痰热不去，气机不通，则腑实不下，治疗应攻下热结与清化热痰并施。方用承气合小陷胸汤（《温病条辨》）。

生大黄五钱 (15g)　厚朴二钱 (6g)　枳实二钱 (6g)　半夏三钱 (9g)　瓜蒌三钱 (9g)　黄连二钱 (6g)

水八杯，煮取三杯，先服一杯。不下，再服一杯，得快利，止后服。不便，再服。

方中用小承气汤以大黄、厚朴、枳实行气攻下，釜底抽薪，祛除肠腑燥屎。用小陷胸汤以半夏、黄连、瓜蒌辛开苦降，清化热痰，理气宽胸。两方合用，苦寒通下与辛开苦降并施，既宽胸又通肠，从而收到上下同治的效果。

2. 阳明温病下之不通五证

在《温病条辨·中焦篇》第17条中，吴鞠通对阳明温病肠腑热结证应当用苦寒通下法以攻下燥结，但使用通下法之后大便仍然不通的五种证候进行了深入分析。他说："阳明温病，下之不通，其证有五：应下失下，正虚不能运药，不运药者死，新加黄龙汤主之；喘促不宁，痰涎壅滞，右寸实大，肺气不降者，宣白承气汤主之；左尺牢坚，小便赤痛，时烦渴甚，导赤承气汤主之；邪闭心包，神昏，舌短，内窍不通，饮不解渴者，牛黄承气汤主之；津液不足，无水舟停者，间服增液，再不下者，增液承气汤主之。"下面将这五种证候按其类型各列标题分别论述。

（1）肠腑热结兼痰热阻肺证　本证是肠腑热结的兼证，就是吴鞠通所说的"阳明温病，下之不通……喘促不宁，痰涎壅滞，右寸实大，肺气不降者，宣白承气汤主之"。其临床表现是潮热便秘，痰涎壅滞，喘促不宁，舌苔黄腻或黄滑，脉右寸实大。

这个证候是肺与大肠这一对相表里的脏腑同病。它的形成往往是由于肺热壅盛，煎熬津液，把津液凝聚成痰，使痰热壅滞在肺，阻塞气机，而导致肺失宣降。肺与大肠相表里，肺气不降大肠腑气也就不能通降，腑气不通，大便就秘结不下，由于燥热消耗肠液，大肠的津液不足，进而就形成了燥屎。上焦的肺中有痰热阻滞，中焦的大肠中有燥屎内结，热痰与燥结都阻滞气机而使气机不通，热痰与燥结就没有出路，从而就形成了恶性循环，尤其是燥屎结聚不下则腑气不通，肺气不降，所以其病变重点在于肠腑热结。潮热是指日晡潮热，这是阳明燥结的特点。痰涎壅滞，呼吸时喉间有痰鸣声，说明肺中有痰。由于痰阻气机，肺失宣降，就上逆而致喘促不宁，呼吸急促。因为肺有热痰，所以舌苔黄腻或黄滑，而不是像单纯肠腑热结证所见的黄燥苔。右手的寸脉候肺与大肠的病变，本证病在肺与大肠，而且是实热证，所以右手寸脉实大有力。

治疗应化痰宣肺，通腑泄热。方用宣白承气汤（《温病条辨》）。

生石膏五钱（15g）　　生大黄三钱（9g）　　杏仁粉二钱（6g）　　瓜蒌皮一钱五分（4.5g）

水五杯，煮取二杯，先服一杯。不知，再服。

方剂名称之所以称为"宣白承气汤"，是因为肺在五行中与白色相应，宣白，就是指化痰宣肺。承气，就是指通过通腑泄热以使津气相承。这个方剂的药物不多，但是它组成很严密。吴鞠通在《温病条辨·中焦篇》第17条分注中分析宣白承气汤的功用说："以杏仁、石膏宣肺气之痹，以大黄逐胃肠之结，此脏腑合治法也。"这就是说，因为有痰热阻肺，以致肺气闭塞不通，所以用杏仁降肺气，石膏清透肺热，两味药共同"宣肺气之痹"。用大黄攻逐胃肠之内的燥屎。瓜蒌皮宽胸理气，清化热痰。原方中瓜蒌皮仅用一钱五分，量太轻，临床使用可以用一两（30g）。瓜蒌皮这味药非常平和，对正气没有损伤，可以大量使用。方中用的是瓜蒌皮，重在宣肺化痰，但是患者又有大便燥结，用全瓜蒌效果更好，瓜蒌的皮与仁一起用，既能宣肺化痰，又能润肠通便，以帮助大黄通下。方中的杏仁粉也有润肠通便的作用。宣白承气汤这个方剂从表面上看，是用石膏、杏仁、瓜蒌三味药清热化痰宣肺；用一味大黄通下腑实。实际上，杏仁、瓜蒌也有辅助大黄通下的作用，用药虽少，但肺与大肠两相兼顾，可以说是药少而力专的方剂。

本证是上有痰热壅肺，下有热结肠腑，相表里的脏腑同病。单纯化痰宣肺，则因腑实不能去而痰热也不能除，单纯通下，则因肺气不降而腑实也不能去，所以吴鞠通有"下之不通"之说。用宣白承气汤宣上与通下并施，宣肺气就可以"提壶揭盖"而使腑气通，大便下；通下腑实则气机畅而肺气宣，痰热除。所以，吴氏称宣白承气汤为"脏腑合治法"。如果痰多难以排出，可以在方中加竹沥30g，以增强清化热痰的功效。

（2）肠腑热结兼小肠热盛证　本证是肠腑热结的兼证，就是吴鞠通所说的"阳明温病，下之不通……左尺牢坚，小便赤痛，时烦渴甚，导赤承气汤主之"。其临床表现是身热，便秘，腹胀痛，小便涓滴不畅，溺时热痛，尿色红赤，时烦渴甚，舌红苔黄燥，脉左尺沉弦有力。

分析其病机，这个证候是既有肠腑热结，又有小便排泄障碍的兼证，属大、小肠同病。中医理论认为，小肠主受盛化物，泌别清浊。胃所消化的水谷进入小肠之后，由小肠吸收。在吸收的过程中，它对水谷进行分清泌浊的分类，把营养物质吸收，再把水谷的浊气进行分类，谷物的糟粕下输大肠，水液的糟粕通过气化输入膀胱。按照中医理论的说法，膀胱中的水液有两条来路：一条来路是小肠气化进入膀胱，一条来路是肺通调水道下输膀胱。所以出现膀胱中小便代谢失常的问题，一是责之于肺，一是责之于小肠。因为小肠在五行中属火，为火腑，所以出现小便涩滞热痛的病变，就是火腑小肠热盛下移膀胱所致。膀胱里的水液不是清水而是浊水，也就是说水液里含有大量代谢的废物，浊水里的水分被热邪消耗，其中的废物就浓缩而黏稠，热邪与浊水互结，于是就导致小便黏滞不利。大肠里是热邪与谷物的浊气互结形成燥屎而致便秘，腹胀痛。膀胱里是热邪与浊水互结，使水液浓缩黏稠，而致小便涩滞，涓滴不畅，尿道热痛，尿液排出障碍。涓，是形容水流细，涓滴不畅就是形容小便滴沥而出，尿流细而且排出不通畅。因为膀胱热盛，所以排尿时尿道热痛。如果热伤血络，血液外溢就可以见尿色红赤。烦渴，是热邪消耗津液所致。舌红苔黄燥，脉数，都是大、小肠气分热盛的表现。从吴鞠通所述可以看出，这个证候是已经用过攻下法而大便仍不通，具体原因，是因为不仅大肠燥热，而且小肠热盛，下移膀胱，不清泄火腑小肠之热，则小肠之热也可影响到大肠，所以单纯用攻下法当然"下之不通"。"左尺牢坚"是膀胱水热互结的脉象。左尺，候肾与膀胱的病变。牢坚，是沉弦有力之脉，由于膀胱水热互结，气滞不通，所以左尺脉沉弦有力。

治疗应攻下热结，清泄火腑。方用导赤承气汤（《温病条辨》）。

赤芍三钱(9g)　　细生地五钱(15g)　　生大黄三钱(9g)　　黄连二钱(6g)　　黄柏二钱(6g)　　芒硝一钱(3g)

水五杯，煮取二杯，先服一杯。不下，再服。

吴鞠通在分注中说导赤承气汤是"二肠同治法也"，二肠同治就是指大、小肠同治。因为小肠为火腑，在五行中与赤色相应，所以导赤就是导小肠的热下行。导赤，是清泄火腑小肠，承气，是通利阳明大肠，所以合称导赤承气汤，属二肠同治法。方中黄连、黄柏苦寒清热泻火，导小肠与膀胱之热下行。赤芍清热凉血，活血止血，通利小便。尿道涩滞热痛，尿色红赤，是膀胱气分水热互结进而深入血络，损伤血络的表现。尿痛，是因血络不通，不通则痛。用赤芍凉血而清血热，活血而通血络，血热清血络通则出血自止。

方中生地黄用量最大，是因为生地黄既能清热，又能滋阴，用大剂量生地黄可以补充津液，津液充足了，膀胱中水液不黏稠了，小便就通利了，所以补阴就可以利尿，可以说这是寓通于补的治法。方中的大黄、芒硝用于攻下大肠热结。可以说，导赤承气汤是导赤散与调胃承气汤合方加减组成的方剂。吴鞠通在分注中解释这个方剂说："以导赤去淡通之阳药，加连、柏之苦通火腑，大黄、芒硝承胃气而通大肠，此二肠同治法也。"这就是说，在导赤散中取一味生地黄滋阴增液，去掉通利的竹叶、木通、生甘草梢，而用黄连、黄柏清泄火腑小肠，实际上是取导赤散之法而改其方。

（3）肠腑热结兼热入心包证　本证是肠腑热结的兼证，就是吴鞠通所说的"阳明温病，下之不通……邪闭心包，神昏，舌短，内窍不通，饮不解渴者，牛黄承气汤主之"。其临床表现是身热，神昏，痰壅气粗，四肢厥逆，便秘，腹满痛拒按，渴欲冷饮，饮不解渴，舌謇、质绛苔黄燥，脉沉数有力。

分析其病机，身热，神昏，痰壅气粗，四肢厥逆，舌謇、质绛是热入心包的表现。便秘，腹满痛拒按，脉沉有力是肠腑热结的表现。舌苔黄燥，脉数是二者共有的见症。由临床表现可以看出，这个证候是上有热痰蒙蔽心包，下有肠腑热结。至于二者之间的关系，既可以因痰热内壅消耗津液而导致肠燥腑实，也可以因肠腑燥热灼液形成热痰而蒙蔽心包。总而言之，上有热痰闭窍，下有燥屎阻滞，三焦气机不通而形成恶性循环。出现渴欲冷饮，饮不解渴是因为大肠的燥热消耗了肾阴，而导致真因耗损，全身阴液大亏。饮冷水虽可降温，补充胃中津液，但肾阴不复则渴不能解。吴鞠通在分注中说："此条系已下而不通，舌短神昏，闭已甚矣，饮不解渴，消亦甚矣，较前条仅仅谵语则更急而又急，立刻有闭脱之虞，阳明大实不通，有消亡肾液之虞，其势不可少缓须臾，则以牛黄丸开手少阴之闭，以承气急泻阳明，救足少阴之消，此两少阴合治法也。"在这个证候中，痰热蒙蔽心包实际上是闭阻心窍，病在手少阴心；肠腑热结，消耗肾液，直接损伤足少阴肾，所以吴鞠通认为病在手、足"两少阴"。

治疗应豁痰开窍，攻下热结。方用牛黄承气汤（《温病条辨》）。

即用前安宫牛黄丸二丸，化开，调生大黄末三钱（9g），先服一半。不知，再服。

安宫牛黄丸有豁痰开窍之功，就是吴鞠通所说的"以牛黄丸开手少阴之闭"。生大黄末攻下腑实燥结，泄热存阴，使津气相承，就是吴鞠通所说的"以承气急泻阳明，救足少阴之消"。因为方剂是安宫牛黄丸与具有承气作用的生大黄末共用，所以称为牛黄承气汤。

（4）肠腑热结，无水舟停证　本证是肠腑热结的变证，就是吴鞠通所说的："阳明温病，下之不通……津液不足，无水舟停者，间服增液，再不下者，增液承气汤主之"。其临床表现是身热，大便秘结不通，腹满痛拒按，口干唇裂，甚至齿燥，舌苔焦燥，脉沉细。

分析其病机，这种证候的形成有两种可能，一种可能是本来就是阴虚之体，热邪传到大肠后，燥热反复伤阴，阴液因越伤越重而致大亏。另一种可能是肠腑热结久聚，过度消耗津液。总之，这个证候是燥热既盛，阴伤又重，按吴鞠通所说，这个证候是已经用过攻下法，但大便仍然不下。原因是阴液大亏，肠道失于濡润，用攻下法虽然推动力强，但肠道过于干涩，所以"下之不通"。这就如同河道里没有水，船搁浅了，在无水的河道里推船是推不动的，只有增加河道里的水，才能使船前行。这个证候既有热结，又有严重的阴伤，是虚实夹杂之证。身热，大便秘结不通，腹满痛拒按，脉沉是肠腑热结证的表现；口干唇裂，甚至齿燥，脉细是阴伤的征兆。燥热盛而阴液大伤，所以舌苔焦燥。

治疗应滋阴通下，增水行舟。方用增液汤、增液承气汤（《温病条辨》）。

增液汤

元参一两（30g）　麦冬（连心）八钱（24g）　细生地八钱（24g）

水八杯，煮取三杯，口干则与饮，令尽。不便，再作服。

增液承气汤

即于增液汤内加大黄三钱（9g）　芒硝一钱五分（4.5g）

水八杯，煮取三杯，先服一杯。不知，再服。

除本条所说的"津液不足，无水舟停者，间服增液，再不下者，增液承气汤主之"外，吴鞠通在《温病条辨·中焦篇》第11条也说："阳明温病，无上焦证，数日不大便，当下之。若其人阴素虚，不可行承气者，增液汤主之。服增液汤已，周十二时观之，若大便不下者，合调胃承气汤微和之。"综合这两条所述，可见按照吴鞠通的治疗方法，第一步是先用增液汤滋阴润肠通便，如果服后大便仍然不下，就用增液承气汤。增液汤中元参、麦冬、细生地的用量都相当大，是取其滋阴增液、润肠通便的作用。如果服增液汤后大便仍然不下，说明推动力不够，就要用增液汤合调胃承气汤，也就是在增液汤中加入大黄、芒硝，组成增液承气汤以攻补兼施，增水行舟，吴鞠通称这种治法为"一腑中气血合治法"。一腑，是指大肠腑，为什么称为"气血合治法"呢？增液汤是用来滋阴的，阴与血同类，所以用增液汤滋阴而补阴血；承气汤是用来攻下的，攻下就可以通气机。因为这个方剂有滋阴血、通气机的作用，所以称为"气血合治"法。

（5）肠腑热结，气阴两虚证　本证是肠腑热结的变证，就是吴鞠通所说的"应下失下，正虚不能运药，不运药者死，新加黄龙汤主之"。其临床表现是身热，便秘，腹满痛，口干咽燥，齿黑唇裂，倦怠少气，精神萎靡，甚至神识昏迷，目不了了，循衣摸床，撮空理线，肢体震颤，舌苔黄燥或焦燥，脉沉细弱。

分析其病机，这种证候是肠腑热结证未能及时攻下所导致的正气大衰之证。身热，便秘，腹满痛，脉沉说明有肠腑热结的阳明腑实证。口干咽燥，齿黑唇裂，脉细，说明阴液损伤很严重。倦怠少气，精神萎靡，脉弱，说明气的损伤也很严重。病变虽然在气分，但是由于燥屎内结，气阴两伤，浊热上扰心神，就可以出现神志昏迷，目不了了，循衣摸床，撮空理线的神志失常症状。阴液大亏而影响到肝，导致肝阴不足，筋脉失养，拘急挛缩，就出现四肢震颤抽搐，虚风内动的症状。因为燥热盛而阴液大伤，所以舌苔黄燥或焦燥。这个证候是虚实并重的虚实夹杂证。这个证候之所以"下之不通"，是因为肠腑热结证应当及时用攻下法，但是医者未能及时攻下，延误了时机，导致热结不去而气阴大伤，以至正气大衰，胃肠功能衰竭，失去了蠕动能力，药物不能吸收、运化了，药不能到病所，所以大便不下。正虚不能运药，当然也就不能运化饮食物了，这实际上就是后天生化之源将要断绝的表现，患者当然就没有生机了，所以吴鞠通用"不运药者死"以说明病情的危重程度。

治疗应攻下热结，补益气阴。方用新加黄龙汤（《温病条辨》）。

细生地五钱（15g）　生甘草二钱（6g）　人参一钱五分（4.5g）（另煎）　生大黄三钱（9g）　芒硝一钱（3g）　元参五钱（15g）　麦冬（连心）五钱（15g）　当归一钱五分（4.5g）　海参（洗）二条　姜汁六匙

水八杯，煮取三杯，先用一杯冲参汁五分、姜汁二匙，顿服之，如腹中有响声或转矢气者，为欲便也。候一二时不便，再如前法服一杯。候二十四刻不便，再服第三杯。如服一杯即得便，止后服，酌服益胃汤一剂，余参或可加入。

吴鞠通在新加黄龙汤的方论中说："此处方于无可处之地，勉尽人力，不肯稍有遗憾之法也。"为什么说得这样严重呢？因为患者的正气已经衰竭了，但热结仍然未去，处于虚不能补，实不能攻的状态。实邪仍盛，应当攻逐热结，但是正气已经大衰，攻下又恐导致津气外脱；气阴两虚，应当补益气阴，但是又有实邪，补则恐其敛邪，所以治疗用药处于攻补两难的境地，只能用攻补兼施法勉为一试。新加黄龙汤是攻补兼施的代表方剂，方中的药物可以分为四类：一类补阴、一类补气、一类攻下、一类醒胃气。细生地、元参、麦冬就是增液汤，用以滋阴增液，另外又加海参两条。海参是动物药，血肉有情之品，咸寒而大补元阴，补而不腻。这四味药共用，滋阴增液的力量很强。用人参大补元气，要另炖冲服。方中用了两种参，海参补阴，人参补气，可见其补益气阴的作用是非常强的。生大黄、芒硝、生甘草就是调胃承气汤，用以攻下热结。诸药共用，组成攻补兼施的方剂。方中当归与姜汁这两味药用得很特殊，在这里是用它们来醒胃气。当归是辛温药，很少用于治疗温病，但是《温病条辨》中有两个方剂用了当归，一个是新加黄龙汤，一个是桃仁承气汤。吴鞠通在新加黄龙汤方论中说当归在方中的作用是"宣血中气分之用"。这句话的意思是说，用当归来行血中之气。因为患者阴液大伤，血中津液必然亏损，血液就会因黏稠而运行涩滞。当归辛温，是血中气药，它能行血中之气而促进血液运行，血行则药力易于发挥。关于方中生姜汁的作用，吴鞠通在方论中说："微点姜汁，宣通胃气，代枳、朴之用……姜汁为宣气分之用。"这就是说，用姜汁的目的是用它的辛温来醒胃，促进胃蠕动以宣通胃气，在这个方剂中用姜汁，就相当于大承气汤中枳实、厚朴的下气作用。方中姜汁与当归配伍，用姜汁醒胃气，促进胃功能的恢复以消化吸收药物；用当归行血中之气，使药力随气血运达病所而发挥治疗作用。新加黄龙汤是由陶节庵《伤寒六书》的黄龙汤加减而来，黄龙汤原方是以大承气汤加甘草、人参、当归、桔梗、生姜、大枣组成。吴鞠通把黄龙汤里的枳实、厚朴、桔梗、生姜、大枣去掉，加入姜汁、增液汤、海参，而另成新方，用以治疗虚实夹杂的危重证候。这个方剂是攻补兼施的代表方，临床使用时应分辨虚实的轻重，以决定攻邪与补益药物的用量。

3. 下后邪气复聚之证

吴鞠通在《温病条辨·中焦篇》第 15 条说："下后数日，热不退，或退不尽，口燥咽干，舌苔干黑，或金黄色，脉沉而有力者，护胃承气汤微和之；脉沉而弱者，增液汤主之。"

分析其病机，从这一条所说的"下后数日，热不退，或退不尽"可以看出，是用攻下法之后热邪仍盛。从"口燥咽干，舌苔干黑，或金黄色"可以看出，是阴液已经大伤。从"脉沉实而有力"可以看出，是因为热盛阴伤而导致大肠干燥，燥屎结聚又生，形成了虚实夹杂的证候。

治疗应攻补兼施。因为已经用过下法，而且阴伤很重而导致"邪气复聚"，治疗就应当以滋阴为主，攻下为辅，正如吴氏在本条分注中所说："邪气不净，有延至数日邪气复聚于胃，须再通其里者，甚至屡下而后净者……但正气日虚一日，阴津日耗一日，须加意防护其阴，不可稍有鲁莽。"方用护胃承气汤（《温病条辨》）。

生大黄三钱（9g）　　元参三钱（9g）　　细生地三钱（9g）　　丹皮二钱（6g）　　知母二钱（6g）　　麦冬（连心）三钱（9g）

水五杯，煮取二杯，先服一杯，得结粪，止后服。不便，再服。

方中用元参、细生地、麦冬组成增液汤，再加知母，共同滋阴增液，润肠清热。用生大黄攻下腑实。从其药物组成来看，是以滋阴增液为主，攻下为辅的方剂。因为是"下后数日，热不退"而阴液大伤，热邪已有入阴分的趋势，所以加丹皮透阴分的伏热。如果见"脉沉而弱者"，说明正气损伤严重，就不能再用功伐伤正的大黄，只能用增液汤滋阴润下。

护胃承气汤与增液承气汤两方基本相似，区别在于前者没有用芒硝，减低了功伐之力，而加了知母、丹皮，以增强清透无形之热的作用。后者大黄与芒硝同用，攻下作用较强。

（三）通下法在温热病血热蓄血证治疗中的应用

在温热病的发展过程中，热邪深入血脉，消耗血中津液，使血液黏滞成瘀聚结于少腹部，可以形成血热蓄血证，治疗要泄热逐瘀，也属通下法的范畴。

血热蓄血证

血热蓄血证属血分证范畴，是热邪与瘀血互结于少腹部的病变。其临床表现是身热，少腹急结或硬满，按之疼痛，小便自利，神志如狂或发狂，口干，但欲漱水不欲咽，舌绛紫而暗，脉沉实或沉涩。

分析其病机，这个证候又称为热与血结证或瘀热互结证。它的形成原因，是热邪深入下焦血脉中，消耗血中津液，使血液黏稠成瘀，热越耗则血越黏，血越黏则热越滞，最终导致瘀血蓄积于下焦的血脉之中。血分热盛，所以出现身热。由于下焦的经脉中血液瘀阻，气血不通，所以少腹轻则窘急难忍，重则坚硬胀满，按之疼痛。由其少腹按之疼痛，可知是实证。因为蓄血是在经脉中而不是在膀胱，所以小便通利。心主血脉，全身的血脉都通于心，下焦的血脉中有瘀热，循经脉上扰心神，所以出现神志的改变，轻则如狂，重则发狂。如狂，是指虽然狂躁不安，但是还有自制能力。发狂，是指狂躁妄动而不能自制。口干，但欲漱水不欲咽，是指口干而欲饮水，但水入口中仅是含漱而已，不喝进去，这说明热邪不在气分而是在血分，是热邪蒸腾血中津液的表现，与营分证口不渴的道理相同。舌绛紫而暗，是热邪消耗血中津液，使血液凝滞成瘀的表现。瘀血阻滞气机，实邪壅阻，气血闭塞不通，所以脉沉而有力，甚或沉涩。

治疗应泄热逐瘀。方用桃仁承气汤（《温病条辨》）。

大黄五钱（15g）　芒硝二钱（6g）　桃仁三钱（9g）　芍药三钱（9g）　丹皮三钱（9g）　当归三钱（9g）

水八杯，煮取三杯，先服一杯，得下，止后服。不知，再服。

《伤寒论》中有桃核承气汤，《温病条辨》中有桃仁承气汤，两个方剂组方原则基本一致。二者的区别在于，《伤寒论》中的桃核承气汤中有桂枝、甘草，没有当归；《温病条辨》中的桃仁承气汤去掉了桂枝、甘草，改用当归。桃仁承气汤有两方面的作用，一是泄热，一是逐瘀。大黄、芒硝在这里主要是用于泄热逐瘀。大黄是很好的凉血逐瘀药，它不仅入气分荡涤脏腑攻下腑实，而且入血分凉血活血。芒硝咸寒，软坚散结，可助瘀血消散。桃仁、丹皮配合大黄泄热逐瘀。桃仁含有油脂，有润燥作用，润燥活血。丹皮味辛寒，能透泄血中伏热。用桃仁、丹皮配合大黄、芒硝攻逐瘀血，使瘀血消散，热邪也可以随之而散。因为瘀血是有形之邪，热是无形之邪，有形之瘀消散了，无形之热就有出路。方中的芍药应当用白芍。白芍有养血和营的作用，制约攻逐瘀血的药物，使它们逐瘀血而不伤新血。当归辛温，是血中气药，既能养血、活血，又能行血中之气，使气行则血行，从而促进活血药更好地发挥消散瘀血的作用。在《伤寒论》中，用桂枝通血脉，但温病忌用辛温的桂枝，所以用当归替换它。当归虽然是温药，但不燥反润，活血而不伤血。从当归的使用上，也可以看出吴鞠通对经方灵活运用的技巧。

（四）通下法在湿热病治疗中的应用

在湿热病中，由于有湿邪的存在，不会形成燥屎。但是，湿邪黏滞，郁阻气机，如果湿邪黏滞在肠道，也可以导致大便排出障碍而出现湿热夹滞郁阻胃肠的证候，治疗也要使用通下法。

湿热夹滞郁阻胃肠证

湿热夹滞郁阻胃肠证的临床表现是身热，胸腹灼热，恶心呕吐，大便溏滞不爽，色如黄酱，夹不消化食物，舌苔黄腻或灰褐垢腻，脉濡数。

分析其病机，这个证候的病变部位在阳明胃与大肠。湿热邪气停滞在胃，则影响胃的消磨功能而形成饮食积滞。食滞与湿热相合阻滞在胃肠道，就形成了湿热夹滞郁阻胃肠之证。邪气郁阻于胃肠道，使气机阻滞，邪无出路，郁蒸于里，所以见身热，尤其是胃肠所在的胸腹部更为突出，按之灼手。邪阻中焦，胃气不降，可致上逆而作呕吐。胃中不消化的食物与湿热邪气相混下注大肠，所以大便中夹杂不消化的食物，如同豆瓣酱，呈黄褐色，而且味臭，黏腻，溏滞不爽。舌苔黄腻或灰褐垢腻，是腐败的浊气熏蒸到舌面所形成。脉濡数主湿热内蕴。

这种临床表现，湿与热都很突出，但是以热邪为主，是热重于湿，所以治疗既要清热又要祛湿，因为有饮食积滞，还要导滞，因为大便不爽，还要通下，概括地说，就是清热祛湿，导滞通下。方用枳实导滞汤（《通俗伤寒论》）。

小枳实二钱（6g）　生锦纹钱半（4.5g）酒洗净　净楂肉三钱（9g）　尖槟榔钱半（4.5g）　薄川朴钱半（4.5g）　小川连六分（1.8g）　六和曲三钱（9g）　青连翘钱半（4.5g）　老紫草三钱（9g）　细木通八分（2.4g）　生甘草五分（1.5g）

在《通俗伤寒论》的枳实导滞汤方后，何秀山有一段按语，对这个方剂的分析很透彻。他说："凡治温病热证，往往急于清火而忽于里滞。不知胃主肌肉，胃不宣化，肌肉无自而松，即极力凉解，反成冰伏。此方用小承气合连、槟为君，苦降辛通，善导里滞。臣以楂、曲疏中，翘、紫宣上，木通导下，佐以甘草和药。开者开，降者降，不透发而自透发。每见大便下后而斑、疹齐发者以此。此为消积下滞，三焦并治之良方。"从何氏的按语中可以看出，这个方剂的组成很有特色，枳实、生大黄、厚朴这三味药就是小承气汤，有行气通下的作用，又加槟榔，就更增强了行气通下的作用。枳实、厚朴、槟榔都是苦温药，它们的作用是使气下行而通胃肠道的气机，从而推动浊气下降，湿热积滞就容易从大便里排出。黄连苦寒，清热燥湿，枳实、槟榔、厚朴辛苦温，燥湿行气，它们互相配合，有辛开苦降、燥湿降浊之功。连翘、紫草、木通这三味药都是清热药，连翘能清能透，紫草清热解毒凉血，木通下行，从湿中泄热。神曲与山楂都是消导药，用以消食导滞。佐以少量甘草调和诸药。这些药互相配伍，有行气、通下、清热、燥湿、消导五个方面的作用，使饮食积滞得以消磨，胃肠湿热夹滞有外达之路，胃肠蠕动功能得以恢复而病愈。

湿热病一般来说不用通下法，而这个方剂却属于通下法的范畴，但是它与大承气汤、小承气汤、调胃承气汤的苦寒峻下不同。虽然它里面含有小承气汤，但不是单用原方，而是与其他药物配伍使用，且药量很小，属于轻下、缓下法。因为这个证候不是阳明燥结，肠内不是燥屎而是湿热夹滞，不可能一攻而下，所以不能猛攻急下，这个方剂药物的剂量很轻，作用也轻而和缓。

也正因为它是轻下、缓下，所以，这个方剂要反复使用，把胃肠道的湿热积滞一点一点地往下刮，可以连续使用多次，甚至十次、二十次，使邪气逐渐排除，直至大便不溏了才可以停药。正如叶天士所说："伤寒大便溏为邪已尽，不可再下；湿温病大便溏为邪未尽，必大便硬，慎不可再攻也，以粪燥为无湿矣。"另外，临床使用枳实导滞汤的时候，如果积滞比较重，大便中所夹的不消化食物残渣多，可以在这个方剂里加保和丸 6g 同煎，以增强消食导滞作用。

五、清营凉血法

清营凉血法，是用清营凉血的药物清泄营分、血分热邪的治法。在温热病的治疗中，之所以清营与凉血并称，是因为营分证与血分证都是热邪深入血脉的病变，而营乃血中津液，营与血二者密不可分，营分证与血分证只是程度轻重的不同，二者并无本质的区别。清营的药物能凉血，凉血的药物也能清营，二者所使用的是同一类药物，所以清营与凉血并称，统称清营凉血法。但是，营分证与血分证毕竟有浅深轻重的区别，所以在临床中治疗营分证与血分证时，在以清营凉血法为基本大法的前提下，还要根据病情的不同而配伍相应的药物，现分述如下。

（一）清营养阴、透热转气法在营分证治疗中的应用

营分证可以由卫分或气分传入，也可以因伏邪发于营分而致，它是热邪深入血脉的初期阶段，其病机是热灼营阴，内扰心神。所以，营分证的临床特点主要体现在营分热邪盛与营阴损伤同时还伴有神志失常这三大方面。针对其病机，临床治疗就应以清营凉血为基本大法，因其营阴损伤，所以还要辅以凉血养阴之品，同时还要辅以有透泄作用的药物，使邪有出路，透转气分而解。

热灼营阴证

热入营分的典型证候是热灼营阴证，其临床表现是身热夜甚，心烦躁扰，甚或时有谵语，或斑点隐隐，口反不甚渴或竟不渴，舌红绛少苔或无苔，脉细数。

分析其病机，身热，是因为内有热邪，正邪相争，功能亢奋，所以呈现高热。它是持续性高热，但是夜间比白天体温更高，这是营阴不足的表现。人体的卫气昼行于阳，夜行于阴。所谓行于阳，就是行于表，人体活动的时候需要消耗阳气，所以卫气大量调动到体表来，供给活动的需要。夜间静止状态下，尤其是睡眠，不需要那么多阳气，阳气就潜藏于里。因为患者本来

就营阴不足，阴阳就不平衡，阳气入里之后，阴不制阳，所以热势加重，比如白天是39℃，夜间就升到40℃。为什么高了1℃？就是因为阴不制阳，阴阳不平衡，可以说，这种夜间体温更高的现象，不是邪气的作用，而是阴阳失调的反映。由于既有热邪内扰又有营阴损伤而心神失养，所以心烦，躁扰不寐，甚至谵语。这种心神失常的表现，属于阴虚热扰，心不藏神，心神外越，这就如同把鱼放在盆里，水既少又热，鱼当然就会躁动不安。但是由于与血分证相比病情还属轻浅，所以时有谵语，昏迷的程度比较轻浅。由于营分的热邪灼伤了小的血络，而且又迫血妄行，就可以导致皮下出血而发斑。但是，营分证比血分证轻浅，所以仅仅是有少量的、散在的、隐隐约约的斑点出现，还不至于出现大面积、密集的斑点。这个症状是或有症，可以出现，也可以不出现。热灼营阴证的口渴比气分证程度轻，或口不渴。这是因为热邪深入到营分而蒸腾营阴，把血中津液蒸到口腔来了，所以口反不渴。与气分证的大渴相比，虽然口渴程度轻了，实际上病情加重了，因为邪气的部位深了，它不仅损伤肺、胃的津液，而且损伤了血中的津液。舌红绛是因为热邪消耗了血中的津液，使血液浓缩黏稠，所以舌呈深红色。这种舌色标志的不是充血，而是因阴伤导致的凝血。血中津液已亏，胃阴肯定不足而不能生成舌苔，所以舌苔少或无苔。脉数是因为有热，细是由于阴伤。通过这一系列的临床表现可以看出，这个证候是因热邪盛而导致营阴伤的虚实夹杂证，是因实致虚。

治疗应清营养阴，透热转气。方用清营汤（《温病条辨》）。

犀角三钱（9g）　生地五钱（15g）　元参三钱（9g）　竹叶心一钱（3g）　麦冬三钱（9g）　丹参二钱（6g）　黄连一钱五分（4.5g）　银花三钱（9g）　连翘（连心用）二钱（6g）

水八杯，煮取三杯，日三服。

热灼营阴证是营分热邪盛而营阴损伤的证候，所以治疗既要清营，又要养阴。清营是祛邪，养阴是扶正。清营养阴是根本大法。但是只从血脉中清营养阴，热邪只能从里面清而没有外达的出路，所以要配合透热转气来给热邪找出路。所谓透热转气，就是使营分的热向气分透，从而透表而解。因为气分病位浅而营分病位深，把血脉中的热邪透到气分来，热邪就有从表而解的出路。之所以要透热转气，是因为热邪有通过传导、辐射、对流等形式由高向低流动的趋势，如果气分的温度高于营分，它就向营分深入；如果气分的温度低于营分，它就反过来由营分向气分流动。透热转气的目的就是在清营养阴的同时，辅以透热转气的药物使营分的热邪由深层向浅层透泄。要使营分的热邪透出气分，需要具备两个条件，一个条件是气分的热势要比营分低，热邪才能透到气分来；另一个条件是气机必须通畅，如果气机不通畅，热邪内郁，也不可能透出到气分来。所以，透热转气法要使用清气分热和宣通气机的药物，把气分的热势降下来，营分热邪才能外出气分。这个道理很简单，比如说房间里是20℃，外面是30℃，打开门窗，外面的热肯定向房间里流动。若房间里30℃，外面是20℃，打开门窗，房间里的热就向外流动。与这个道理一样，如果气分是40℃，营分也是40℃，营分的热就不可能透出气分。所以必须在清营的同时，用清泄气热的药物降低气分的热势，气分的热势降低了，营分的热才能向气分外达。另外，如果气机不通畅，营热也不能外达气分。这就如同外面的温度比房间里低，但是关闭门窗，外面的凉气进不来，房间里的热气也不能出去。所以必须疏通气机，把通路打开，使体内的气机流通，营热才能向气分外透。用什么药才能达到透热转气的目的？这就要根据不同的情况，针对导致气分热势高、气机不通的原因，选用相应的药物进行治疗，才能达到透热转气的目的。比如热入心包证，它既有营热伤阴，又有气分热痰，在用清营汤清营养阴的同时，配入安宫牛黄丸清热豁痰，把气分的热痰清除了，营热自然就外透了，豁痰就起到了透热转气的作用。再比如牛黄承气汤证，既有痰热蒙蔽心包，又有大肠热结，在用安宫牛黄丸豁痰开窍的同时，用大黄攻下热结，使气机通畅，营热自然就透出气分而解。总而言之，透热转气的方法很多，凡是因为气机阻滞而导致气分热势不降的，只要宣畅气机，清除气分的热邪，比如夹痰者化痰、夹湿者祛湿、夹食积者消导、夹燥屎者通下、夹瘀血者化瘀等，就可以达到透热转气的目的。可见，透热转气法的使用范围很广，选药也很灵活，具体到热灼营阴这个证候来讲，它既没有痰，又没有大便燥结，而是无形热盛，所以就用轻凉宣透的药物清气分热，宣畅气机以透热转气。

在清营汤中，犀角咸寒，清心凉营，是方中君药，现在用水牛角代替。生地黄、元参、麦冬就是增液汤，其中生地黄甘寒，元参甘咸寒，麦冬甘寒，三药共用，既能清营分之热，又能滋养营阴。丹参微苦寒，是凉血活血药，因为营热阴伤而导致血液黏稠凝聚，所以用丹参凉血活血，使血行流畅。竹叶、银花、连翘，这三味药都是气分药，有透热转气作用，能清透气分热邪，降低气分的热势，使营热外透，从体表而散。方中黄连的作用是清心经气分之热而透热转气。黄连入心经，但是不入营分，它只是清心经气分的热，如果气分热势不高，应当在方中去掉黄连，防其苦燥伤阴。吴鞠通在《温病条辨·上焦篇》第30条说："脉虚，夜寐不安，烦渴，舌赤，时有谵语，目常开不闭，或喜闭不开，暑入手厥阴也。手厥阴暑温，清营汤主之。"第 15 条说："太阴温病，寸脉大，舌绛而干，法当渴，今反不渴者，热在营中也，清营汤去黄连主之。"他在本条分注中又说："盖邪热入营蒸腾，营气上升，故不渴，不可疑不渴非温病也，故以清营汤清营分之热。去黄连者，不欲其深入也。"从这两条中可以看出，清营汤中用不用黄连的依据是口渴与不渴。口渴者，用黄连；口不渴者，去黄连。这是因为，口渴，意味着气分热邪仍盛，所以用黄连清气；口不渴，意味着营分热邪蒸腾营阴，上潮于口，营热既盛，阴伤又重，所以去掉黄连，防其苦燥伤阴而引邪深入。热灼营阴证如果是因新感引动伏邪而发，初起还兼有表证，应当在清营汤中加入解表药。因风寒诱发者，可以加葱白、豆豉。因风热诱发者，可以加薄荷、牛蒡子、豆豉。如果在热灼营阴的基础上又见手足抽搐，是营分热盛引动肝风的标志。这是因为，营分热盛就是血脉中热盛，肝藏血，血热就自然导致肝热。肝主筋，热灼筋挛，就可以出现动风。因为是营分热盛而引动了肝风，所以治疗仍然用清营汤，但是因为已经出现了肝热动风，治疗还应当加凉肝息风药，可以在清营汤中加入羚羊角、钩藤、菊花，或用清营汤送服紫雪丹，在清营的前提下凉肝息风。

（二）凉血散血法在血分证治疗中的应用

血分证可以由气分高热窜入而发，也可以由营分发展而来，它是热邪深入血脉的深重阶段。其病机是耗血动血，内扰心神。所以，血分证的临床特点主要体现在热邪消耗血中津液以致血液黏滞成瘀与热邪灼伤血络，迫血妄行而导致出血，同时还伴有神志失常这三大方面。针对其病机，临床治疗就应以清营凉血为基本大法，因其耗血动血，所以还要辅以养阴、活血之品，也就是叶天士所说的"入血就恐耗血动血，直须凉血散血"。

如果血分证是由营分发展而来，因其营阴耗伤已甚，深入血分后继续耗血伤阴，其发展趋势往往是阴伤过重，甚至消耗肝血肾精而导致真阴耗损的血分虚证，其治疗应当采用滋阴法，这种证候类型将另列专题论述。如果血分证是由气分高热发展而来，则往往呈血分高热既耗血又动血的证候，这种证候类型因为以高热为主，所以与血分虚证相对而言称为血分实证。

血热动血证

血热动血证的临床表现是身热灼手，躁扰不安，甚则昏狂谵妄，衄血、吐血、便血、尿血、非时经血、发斑，斑色紫黑成片，舌绛紫，脉数。

分析其病机，因为血分热邪盛，正邪相争激烈，所以体温很高，高热灼手。由于血热扰心，导致心不藏神，心神外越，所以轻则躁扰不安，重则神昏谵语，狂躁妄动。血热扰心而导致的神志改变，以神昏狂躁为其特征，这就如同把鱼放在水盆里，再给水加热，随着水温的升高，水量因蒸发而减少，鱼在水中就躁动不安，甚至昏迷死亡。这种证候出血的原因来自于热邪对血络与血液两方面的作用，热邪一方面灼伤血络，使血络受热而变得焦脆，很容易破裂；一方面又迫血妄行，使血液流速加快，单位时间内血脉中的血流量加大，从而对血脉的冲击力加大。血络已经受损，再加上压力增大，就容易导致血不循经，溢出脉外而出现出血见症。不同部位的血络损伤，就会出现不同部位的出血，肺络损伤可见衄血；胃络损伤可见吐血；肠络损伤可见便血；膀胱络脉损伤可见尿血；在女性患者，如果胞宫的络脉损伤，就可以出现非月经期的阴道出血，称为非时经血；肌肉部位的血络损伤，血从肌肉而出，瘀于皮下，就形成了斑，又称为肌衄，开始是斑点，血越出越多，就逐渐扩大，形如大豆，甚至连接成片，斑斑如锦纹。如果血分热邪深重，可以导致各部位同时出血，称为大衄。斑呈紫黑色，说明热邪在动血的同时，也在消耗血液，导致血中津液亏损，血液黏稠而成瘀。不仅斑色紫黑，其他部位所出的血也是紫黑的。舌绛紫，也意味着热盛津伤，血液因黏稠而瘀滞。脉数，是血分热盛的标志。从以上分析可以看出，血热动血之证是既有热盛动血导致的出血，又有热盛耗血使血液黏稠浓缩而导致的凝血、瘀血。由于出血与凝血都是血分热盛所致，因而把它称为血分实证。

治疗应凉血散血。方用犀角地黄汤（引《温病条辨》）。

干地黄一两 (30g)　　生白芍三钱 (9g)　　丹皮三钱 (9g)　　犀角三钱 (9g)

水五杯，煮取二杯，分二次服，渣再煮一杯服。

凉血的"凉"字，是使动词，就是指通过药物的作用使血液由热变凉，也就是清血热。散血的"散"字，也是使动词，是指使瘀血消散。活血的"活"字，也是使动词，是指使不能流动的血液恢复流动。从字面上看，散血与活血都是指活血散瘀，但是散血的含义比活血更广。因为血热导致的瘀血是热邪消耗血中津液，使血液黏稠凝聚的结果，不用补充血中津液的药物稀释血液，瘀血就不可能消散，所以必须在养阴生津，使血液稀释的基础上，再用活血药推动血行，才能使瘀血消散。因此可以说，散血包括养阴与活血两方面的含义。这个证候的动血与耗血都是血分热盛所导致的，所以治疗的前提是凉血，必须先使血液的温度下降，才能终止出血与耗血。在凉血的基础上，用大剂量的滋阴药，补充血中的津液，使血液稀释，同时用活血药推动血行，这种治法实际上也是增水行舟法。血液因黏滞而成瘀，就如同胶粘在桌子上一样，你不用水把胶泡软，能把它刮掉吗？拿刀用力刮可以刮掉，但是桌面也刮破了。血液黏滞成瘀，如果不用养阴药而是用大剂量活血药去活血，很可能导致加重出血的后果，所以在滋阴的基础上再加推动血液的药物，才能使血液恢复流动。犀角地黄汤这个方剂原出自孙思邈的《备急千金要方》，《温病条辨》里用它来凉血散血。方中犀角咸寒，清热凉血，现在用水牛角代替。这个方剂里的干地黄就是现在用的生地黄，它在方中的用量最大，是一两（30g）。吴鞠通说它的作用是"去积聚而补阴"，这句话是什么意思？"去积聚"是指去血的积聚，也就是活血。干地黄不是活血药，它为什么能"去积聚"呢？是因为它能"补阴"，通过补阴而稀释血液，使血脉中积聚的瘀血消散，可见大剂量的地黄是作为散血药使用的。吴鞠通所说的"地黄去积聚而补阴"这句话有语病，应当说地黄是通过补阴而去积聚，而不是通过去积聚而补阴，他说颠倒了。生白芍在方中有什么作用呢？吴鞠通说："白芍去恶血，生新血。"恶血是指瘀血，"去恶血，生新血"就是指祛瘀生新。具有祛瘀生新作用的药物应当是活血药，而白芍不是活血药，应当用赤芍，才有凉血活血、祛瘀生新的作用。丹皮辛寒，吴鞠通说它"泄血中伏火"，这句话也不够规范，因为血中的邪气是伏热而不是伏火，丹皮的作用是凉血活血，泄血分的热邪，而不是火邪。应当说吴鞠通对犀角地黄汤中药物作用的分析是很透彻的，但是在表达中存在语病。总而言之，方剂的四味药犀角咸寒，地黄甘寒，赤芍微苦寒，丹皮辛寒，都是凉血药，凉血既能止血，又能终止耗血，这是方中用药的主旨。在治法中只提凉血散血而不提止血与养阴，就是这个道理。在凉血的同时，用大剂量的地黄养阴而稀释血液，用赤芍、丹皮活血，以推动血行，使瘀血消散而血液恢复流动。还需要说明的是，赤芍、丹皮这两味活血药在方剂中的作用，一方面是与地黄配伍，在滋阴的基础上推动血行以对抗血液的"热凝"；另一方面还应当考虑到，犀角地黄汤中所用的都是寒凉药，大剂量的寒凉药进入血分，也可能导致"寒凝"。因为血液的特点是得温则行，遇寒则凝。血热固然可以导致凝血，但是使用大量凉血药，使血液温度突然下降，又难免出现"寒凝"的副作用。所以用活血药推动血液，也可以使血液不会因为用寒凉药而造成寒凝。总而言之，活血药在这里既能抗热凝而消散瘀血，又有抗寒凝以避免副作用的功效。犀角地黄汤是凉血散血法的代表方剂，在临床使用的时候可以根据出血部位的不同选加相应的凉血药。例如：发斑，可以加丹参、紫草；衄血，可以加白茅根；便血，可以加地榆；尿血，可以加大蓟、小蓟等。

还应当特别强调的是，血热导致的出血，不能用炭类止血药，如十灰散等；血热导致的耗血伤阴，不能用补血药，如熟地黄、山萸肉等。这是因为，炭类止血药是通过兜涩而止血，在止血的同时，也兜涩热邪，使邪无出路而内闭，反而更容易造成大出血。使用炭类药物堵塞止血，就如同河道涨水，不去疏通河道使洪水入海，而用筑堤挡水的办法去堵塞水路一样，迟早造成堤毁水崩，古人称这种错误治法是"鲧湮洪水"。叶天士说："救阴不在血，而在津与汗。"就是说，温热病的热邪耗血，是耗伤血中津液，因此治疗要从养阴生津入手，而不能用重浊滋腻的补血药，防止滋腻敛邪，反而使热邪没有出路。

（三）清气法与清营凉血法在气营两燔证、气血两燔证治疗中的综合应用

清气法是针对气分证而设，清营凉血法是针对营分证、血分证而用，但在温热病的发展过程中，往往出现气营两燔或气血两燔的证候，所以在治疗上要将清气法与清营凉血法综合应用，才能收到良好的治疗效果。

1. 清气凉营法在气营两燔证治疗中的应用

气营两燔证，是热邪由气分窜入血脉过程中的轻证，是气分证未罢而营分证又起所出现的证候，其治疗既须清气，又要凉营，所以这种治法就称为清气凉营法，或称气营两清法。气营两燔证的典型临床表现是壮热，口渴，烦躁不安，舌绛苔黄燥，脉数。

分析其病机，气营两燔证一般是由气分高热损伤营阴而形成的。气分热邪盛而正气不衰，所以热势壮盛，体温在 39℃ 以上。高热伤津，所以口渴。舌苔黄燥与脉数，都是气分热盛的标志。气分热盛可以见红舌，但是不会出现绛舌。舌质色绛，说明气分高热已经损伤了营阴，导致血中津液不足而血液黏稠。烦躁不安是营热扰心所致，舌绛是营阴损伤的表现，由此就可以诊断这个证候是既有气分热盛，又有营热阴伤的气营两燔证。因为其证候的形成是气分热邪不解而深入营分，消耗营阴，所以气营两燔证是以气分高热为主而兼营阴损伤的证候。

治疗应清气凉营。方用玉女煎去牛膝熟地加细生地元参方（《温病条辨》）。

生石膏一两（30g） 知母四钱（12g） 元参四钱（12g） 细生地六钱（18g） 麦冬六钱（18g）

水八杯，煮取三杯，分二次服，渣再煮一钟服。

在本证中，由于营分的热邪是由气分窜入，所以治疗的重点仍在气分，通过清气以给热邪找出路，气分热势降低，营分热邪自然向气分外达。清气凉营法的代表方剂是用张景岳的玉女煎加减，所以一般称之为加减玉女煎。玉女煎原方由石膏、知母、熟地、麦冬、牛膝组成，是治疗内伤杂病胃热盛、肾阴虚的方剂。吴鞠通在原方中去掉温性的牛膝、熟地加入寒性的细生地、元参用来治疗气营两燔证，王孟英把这个治法称为"白虎加地黄法"，方剂称为"白虎加地黄汤"。方中石膏、知母是白虎汤的主要成分，清泄气分的热邪而保津液。生地黄甘寒，清营分热，滋养营阴。元参与麦冬配合生地黄，滋阴清热。从方中的药物来看，加减玉女煎实际上就是由白虎汤的君、臣药加上增液汤组成的。石膏、知母清气，增液汤凉营养阴，共同清解气分与营分的热邪。

2. 清气凉血法在气血两燔证治疗中的应用

气血两燔证，是热邪由气分窜入血脉过程中的重证，是气分证未罢而血分证又起所出现的证候，其治疗既须清气，又要凉血，所以这种治法就称为清气凉血法，或称气血两清法。因其证候有轻重程度的不同，临床中要强调辨证论治。

（1）气血两燔证　这种类型是气血两燔证中的轻证，其临床表现是壮热，口渴，心烦躁扰，甚则昏狂谵妄、衄血、吐血、便血、尿血、非时经血、发斑，斑色紫黑，舌绛紫苔黄燥，脉数。

分析其病机，气血两燔证，一般是由气分高热窜入血分而形成。它的特点是气热仍炽，血热已盛。这个证候和单纯的血分证的不同点在于，单纯的血分证可见高热、躁扰、昏狂、谵妄以及各部位出血的见症，但是口不渴，舌质绛紫而无苔。如果同时见口渴，舌上有黄燥苔，说明血热已盛而气分证仍然未罢，是热邪由气分窜入血分而形成的气血两燔证候。

治疗应清气凉血。方用化斑汤（《温病条辨》）。

石膏一两（30g）　知母四钱（12g）　生甘草三钱（9g）　元参三钱（9g）　犀角二钱（6g）　白粳米一合（10g）

水八杯，煮取三杯，日三服，渣再煮一钟，夜一服。

清气凉血法，又称为气血两清法。由于气血两燔证是气分高热窜入血分而致，所以治疗的重点仍以清气为主，通过清气降低了气分的热势，给血分热邪找到了出路，血热自然可以向气分外达。化斑汤中的石膏、知母、生甘草、粳米，就是白虎汤的原方，用来清泄气热，达热出表，使气分热邪达表而邪有出路了，气分的热势下降，血分热邪自然就可以外达。因为血分证已起，已经有耗血、动血的趋势，出现了出血见症，所以要用凉血药，方中用犀角凉血止血，元参养阴清热。从这个方剂的组成来看，重点是在清气，组方原则是正确的，但是斑点已经发出，而且斑色紫黑，舌质绛紫，说明血分热也很重。这个方剂虽然称为化斑汤，但是化斑的力量不够，方中养阴药少而且剂量小，更没有活血的药，所以还应当加重养阴药的剂量并加入凉血活血药以凉血散血，临床实践中，可以用白虎汤合犀角地黄汤。

这里要特别强调温热病营分证、血分证中神志失常的鉴别诊断。前面已经讲过，营分证与血分证都是热邪深入血脉的病变。心主血脉而藏神，血脉中热盛必伤阴液，血热则内扰心神，阴伤则心神失养，所以营分证、血分证都会出现神志失常的表现，但证候类型不同，神志改变的形式也不同，治法也有很大差异。热入心包证是内有营热阴伤，外有热痰蒙蔽，它属气营两燔证，因热扰心神而神昏谵语，但气分有热痰蒙蔽，使心神内闭而不能外越，所以见神昏谵语或昏愦不语，没有躁动的表现。这种类型的特点是痰蒙与热扰并存，心神不外越而内闭，所以称为"窍闭"，治疗要清营养阴，豁痰开窍。热灼营阴证、血热动血证、气营两燔证、气血两燔证这些证候都有热扰心神而致神昏谵语，狂躁妄动的症状。其所以出现神昏谵狂，是因为热扰心神而导致心神外越，所以治疗要清营凉血，使热邪消除则昏狂自止。这类证候是心神外越而并无窍闭，所以治疗中不能使用开窍的药物。总而言之，以上所说的两种神昏类型的鉴别，主要看它有没有狂躁症状，从而分析是心神内闭的窍闭证，还是心神外越的证候。

（2）气血两燔，热毒充斥证 这种类型是气血两燔证中的急危重证，其临床表现是壮热，口渴，四肢厥逆，咽痛唇肿，甚则面肿，头痛如劈，骨节烦疼，腰如被杖，喘急鼻扇，神昏谵语，狂躁妄动，呕吐泄泻，或大便燥结，衄血、吐血、便血、尿血、发斑，血色紫黑，或见四肢抽搐，舌绛起芒刺，苔黄燥或焦燥，脉虚大而数，或沉数，或沉细数。

分析其病机，由于热邪炽盛，充斥表里上下，从头到足，从脏腑到肌肉、皮毛，弥漫三焦，而导致周身表里皆热，热郁而不宣，从而蕴郁成毒。气分热盛就出现壮热，口渴。由于热邪炽盛，正邪相争激烈，正气全力与邪气抗争，阳气就不能达于四末，所以虽然体温很高，但手足厥冷，这种厥证就是常说的热深厥甚。由于热毒上攻，导致头面部充血，气血壅滞不通，所以咽喉部、口唇部、甚至面部红肿，由于热邪壅滞周身，气血不通，不通则痛，所以出现各个部位的疼痛，如头痛剧烈如劈，全身关节烦疼，腰如被杖。热邪迫肺，肺气上逆，就出现喘急鼻扇。热扰心神，心神外越，就可见神昏谵语，狂躁妄动的神志失常症状。呕吐是热邪犯胃，胃气上逆的表现。热邪下迫大肠，逼迫大肠津液下渗，就可以出现泄泻。如果热邪消耗大肠津液而导致肠燥热结，也可以见大便秘结。热邪灼伤血络，迫血妄行，可以出现各个部位的出血，而且血色紫黑，说明热伤津液，血液黏滞成瘀。如果热邪波及肝而引起肝热，热灼筋挛，也可以引起动风，这种动风属于热极生风。由于热邪损伤血中津液而使血液黏稠，所以舌绛紫，甚至起芒刺。气分热炽，所以舌苔黄燥或者焦燥。脉虚大而数，实际上近似于芤脉，是热邪耗伤血中津液而导致脉管空虚，阳气无所依附而浮动的标志。脉沉数，说明热邪壅滞，阳气郁闭不通。如果津液持续损伤，则可见脉沉细数。

治疗应清热解毒，凉血散血。方用清瘟败毒饮（《疫疹一得》）。

石膏大剂六两至八两（180～240g）　中剂二两至四两（60～120g）　小剂八钱至一两二钱（24～36g）

小生地大剂六钱至一两（18～30g）　中剂三钱至五钱（9～15g）　小剂二钱至四钱（6～12g）

乌犀角大剂六钱至八钱（18～24g）　中剂三钱至五钱（9～15g）　小剂二钱至四钱（6～12g）

真川连大剂四钱至六钱（12～18g）　中剂二钱至四钱（6～12g）　小剂一钱至一钱半（3～4.5g）

栀子、桔梗、黄芩、知母、赤芍、元参、连翘、甘草、丹皮、鲜竹叶

先煮石膏数十沸，后下诸药，犀角磨汁和服。

气血两燔，热毒充斥的证候，因为热邪炽盛，充斥上下表里，弥漫三焦，所以非大剂清凉莫救。清瘟败毒饮方中，以生石膏、生地黄、犀角、黄连为主要成分，君药是石膏与犀角，臣药是黄连与生地黄，这四味主要药物，分为大剂、中剂、小剂三种剂量，临床可以根据病情的轻重斟酌选用。余师愚所说的"六脉沉细而数，即用大剂；沉而数者用中剂；虚大而数者用小剂"，可以作为临床参考。栀子、桔梗、黄芩、知母、赤芍、元参、连翘、甘草、丹皮、鲜竹叶这十味药原书中没有写剂量，临床可按常用量使用，比如：栀子（9g）、桔梗（6g）、黄芩（9g）、知母（12g）、赤芍（9g）、元参（15g）、连翘（12g）、甘草（9g）、丹皮（9g）、竹叶（9g）。关于方中的石膏，余师愚说："此十二经泻火之药也。斑疹虽出于胃，亦诸经之火有以助之。重用石膏，直入胃经，使其敷布于十二经，退其淫热。故重用石膏，先平甚者，而诸经之火自无不安矣。"余氏对石膏在方中作用的论述，切中要领。因为胃为水谷之海，十二经气血之源，胃热炽盛，则热邪随气血从胃运行到十二经而导致周身大热。治疗重点在于先清胃，胃热得清，十二经热邪自解。从方中重用石膏来看，余师愚是把治疗的重点放在清气分热方面。从方剂的配伍上，更体现了这一思路，石膏配伍知母、甘草，实际上就是白虎汤。黄连配伍黄芩、栀子，实际上就是黄连解毒汤。犀角配伍生地黄、赤芍、丹皮，就是犀角地黄汤。这个方剂中用了两类清气分热的代表方剂，辛寒清气以白虎汤为代表；苦寒泄热以黄连解毒汤为代表。凉血化斑以犀角地黄汤为代表。可以说，清瘟败毒饮中包括了白虎汤、黄连解毒汤、犀角地黄汤三个方剂，从全部药物组成来看，凉膈散、清营汤也都包含在其中。这个方剂不仅清气凉血力强，而且从多种

渠道给热邪以出路，使弥漫周身的热邪外泄。白虎汤辛寒清气，达热出表；连翘、竹叶清凉宣透，使邪从表出；黄连解毒汤苦寒直折，既能清又能降，导热邪下行；犀角地黄汤加元参，更增强了养阴清热、凉血散血的作用。方中的桔梗、竹叶载药上行，宣通肺气，通过肺的宣发、肃降，使药力行于周身，从而解除充斥周身之邪。

六、分消走泄法

分消走泄法，是治疗湿热病的常用方法，自清代叶天士以降，后世医学家在临床中多有发挥，至今仍有效地指导着临床实践。

（一）叶天士关于和解表里法与分消走泄法的论述

叶天士在《叶香岩外感温热篇》第 7 条说："再论气病有不传血分，而邪留三焦，亦如伤寒中少阳病也。彼则和解表里之半，此则分消上下之势，随证变法，如近时杏、朴、苓等类，或如温胆汤之走泄。因其仍在气分，犹可望其战汗之门户，转疟之机括。"由文中所述"气病有不传血分，而邪留三焦"可知其病变属三焦气分证。其治法是"分消上下之势"，所用方药为"杏、朴、苓等类，或如温胆汤之走泄"，所用药物都属祛湿之品，从其证候与治法可知本条所说的应当属湿热病。综合起来看，本条所讲的应是三焦气分湿热证无疑。

叶天士在文中提出，湿热病"邪留三焦"的证候"亦如伤寒中少阳病也"。这就是说，温病的三焦气分湿热证，与伤寒病中少阳病的病机有相同之处。其所论含义殊深，可以说，叶氏在这里将少阳病的机理做了高度而深入的概括。伤寒少阳病的病位在足少阳胆，温病少阳病的病位在手少阳三焦，二者病变部位并不相同，叶氏为什么用"亦如"二字把他们联系起来呢？关于这个问题，叶氏在文中未作解释，而清代的何秀山在《通俗伤寒论》蒿芩清胆汤的按语中阐发颇为深刻，他说："足少阳胆与手少阳三焦合为一经。其气化，一寄于胆中以化水谷，一发于三焦以行腠理。若受湿遏热郁，则三焦之气机不畅，胆中相火乃炽。"这段话是讲，胆经与三焦经同属少阳，所以"合为一经"。少阳为人体气机升降出入的枢纽，所以有"少阳为枢"之说。足少阳胆经从横向主半表半里，为气机表里出入之枢，它的气化功能是疏泄胆汁，参与水谷的消化，同时胆的疏泄功能还可以促进脾胃的消化吸收功能，即木能疏土。手少阳三焦经从纵向贯通上、中、下三焦，为气机上下升降之枢，它是人体阳气和水液运行的通道，通过三焦的气化功能可以使阳气和水液敷布周身，直达腠理，以充养人体。手、足两少阳经虽有所分工，但又密切相关，气机表里出入条达，则上下升降通畅；气机上下升降通畅，则表里出入条达，二者相辅相成，相互为用。如果气机出入障碍，则升降必然阻滞；反之，气机升降阻滞，则出入也必然发生障碍。气机的出入与升降之间的关系，可以用"十"字来表示，它标志着南北纵向和东西横向的两条大道，其中任何一条道路发生了堵塞，则另一条道路也会相应堵塞。如果外感湿热邪气留恋于三焦，必然阻滞三焦气机，导致上、中、下三焦气化受阻而升降失常。手少阳三焦经气机升降失常，则足少阳胆经气机的出入也必然受阻而致胆失疏泄，郁而化热、化火。由此可见，在病变过程中，手少阳三焦与足少阳胆往往互相影响，出现气机升降出入失常的病证。所以，治疗气机升降出入失常的手、足少阳病变，都必须采用和解法。依笔者之见，"和"，是指调和气机；"解"，是指解除滞障。所谓和解法，就是调和气机，解除滞障的治法。和解法的治疗范围相当广泛，有和解表里、调和肝脾、调和胃肠、分消走泄、开达募原等具体治法，但总体来说，都不外以疏利调和气机、解除滞障为目的。具体而言，在和解法的大范围内，和解表里法适用于足少阳胆的病变，分消走泄法适用于手少阳三焦的病变。这是因为，两少阳经虽然有共同主司气机升降出入的密切联系，但毕竟又有手少阳与足少阳之分，在病变过程中，气机失常又有偏于表里出入失常与偏于上下升降失常的区别。所以，少阳病的治法虽然都必须采用和解法，但叶氏指出二者又有"和解表里之半"与"分消上下之势"的不同。因其证候有异，所以又应当在和解法的大前提下灵活变通，也就是叶氏所说的"随证变法"。

（二）和解表里法的代表方剂——小柴胡汤

"彼则和解表里之半"，是伤寒少阳病的治法，代表方剂是小柴胡汤。《伤寒论》第96条说："伤寒五六日，中风，往来寒热，胸胁苦满，嘿嘿不欲饮食，心烦喜呕，或心中烦而不呕，或渴，或腹中痛，或胁下痞鞕，或心下悸，小便不利，或不渴，身有微热，或咳者，小柴胡汤主之。"《伤寒论》第263条说："少阳之为病，口苦，咽干，目眩也。"《伤寒论》中的少阳病，是以足少阳胆为主，但也涉及手少阳三焦。由条文中可以看出，少阳病的临床特点不似太阳病与阳明病有经证与腑证之分，而是发病即呈经腑同病。往来寒热，是因寒邪侵袭半表半里，导致足少阳枢机不利，气机出入失常所致。正气出表与邪争则发热，但少阳为稚阳，与邪争则阳气伤而无力抗邪，以致邪阻气机，正气不得出而恶寒，待正气得续，又与邪争，则又发热，所以恶寒与发热往来交替出现。足少阳经行于胸胁部，邪郁少阳，经气不利，所以胸胁为胀满所苦。少阳枢机不利，木不疏土，脾胃升降失司，所以静默不欲饮食。木郁化热、化火，母病及子，上扰心神则心烦。木郁乘土，胃气上逆则喜呕。胆热上蒸，胆汁上溢则口苦。胆热伤津则咽干。胆火循经上扰于目则眩。在伤寒少阳病的主症中，"嘿嘿不欲饮食""喜呕"虽是胃气上逆的表现，但究其机理，则是中焦痞塞，气机升降失常所致。所以其或有症中可见三焦气化不利，水道失于通调所产生的诸兼症，如：三焦气滞，水饮蓄结胁下，可见"胁下痞鞕"；水饮停于心下，可见"心下悸"；三焦水道不通，膀胱气化不利，可见"小便不利"等。可以说，伤寒少阳病的病位在足少阳胆，但又影响到手少阳三焦。

治疗伤寒少阳病的主方是小柴胡汤，其方剂组成是：

柴胡半斤　黄芩三两　人参三两　半夏半升（洗）　甘草（炙）　生姜（切）各三两　大枣十二枚（擘）

方中柴胡苦辛性平，专主少阳，轻扬升散，疏气机而透表邪为君。黄芩苦寒，清泄少阳郁热为臣。柴胡与黄芩君臣合力，透解半表之邪而清泄半里之热，共奏和解表里之功。半夏辛温，和胃降逆止呕。半夏与黄芩相配，辛开苦降，开痞散结；半夏与柴胡互伍，升降相因，调升降而畅三焦气机。人参、炙甘草、生姜、大枣既鼓胃气以拒邪深入，又扶正气以助驱邪。这个方剂以和解表里，疏调足少阳胆经气机的表里出入为主，又兼顾手少阳三焦经气机的上下升降。《伤寒论》第230条说，服用小柴胡汤之后，可使"上焦得通，津液得下，胃气因和，身濈然汗出而解"。这是因为，服用小柴胡汤后，足少阳胆经气机表里出入条达，从而使手少阳三焦经气机上下升降通畅，则上焦宣通，中焦和畅，津液四布，其下行则大便可解，小便通利，其发布于腠理则濈然汗出。是不通便而大便通，不利尿而小便利，不发汗而汗出。由此可见，小柴胡汤是手、足少阳同治而偏重于和解足少阳表里之半的代表方剂。

（三）分消走泄法的代表方剂——温胆汤

外感湿热邪气而致的湿热病，初起多以湿邪为主，呈湿热裹结，热蕴湿中之态。因湿性黏腻，氤氲弥漫，阻滞气机，所以容易导致三焦气化失权，水道不通的病变，其治疗当然应从祛除湿邪，通利三焦水道入手，所以叶氏提出"此则分消上下之势"的治法。至于具体方药的运用，他又明确指出"如近时杏、朴、苓等类，或如温胆汤之走泄"，短短一句话，理、法、方、药俱备。因为湿热病的病变机理是湿邪阻滞三焦，上下气机不通，所以治疗采用分消走泄之法，以祛除湿邪，宣通上、中、下三焦气机。分消走泄法中的"消"字与"泄"字，是指消除湿邪，使之泄出体外。"分"字，则是指出祛湿之法并非一条途径，而是要因势利导，从不同部位给湿邪以出路，如治上焦应宣通肺气，一方面通过肺的宣发功能使湿邪从表而出，一方面通过肺的肃降功能使水道通调，则湿邪下行而入膀胱；治中焦应辛开苦降，使湿从燥化；治下焦应淡渗利湿，使湿邪从小便而驱。分消走泄的"走"字，是行走之意，指用行气之品宣通气机，使气行则湿走，就是叶氏在《叶香岩外感温热篇》第11条所说的"具流动之品可耳"。综上所述，分消走泄法，是指用祛湿行气的药物，因势利导，使弥漫于三焦的湿邪分道而消，泄出体外。

叶氏文中所说的"杏、朴、苓等类"，是列举因势利导祛除三焦湿邪的代表药物。杏仁苦温，降肺气而作用于上焦，使肺气行则水道通；厚朴苦辛温，燥湿行气，宣畅中焦；茯苓甘淡平，健脾利湿，导湿邪下行，从小便而驱。王孟英在叶氏这一条的按语中说"杏仁开上，厚朴宣中，茯苓导下"，就指出了这三味药合用，可共奏通利三焦、分消走泄之功。不过，我们认为，王氏所说"宣中"的"宣"字，往往用于"宣肺"，在这里不如称为畅中。其"导下"的"导"字，往往用于通导大肠，在这里不如称为渗下。合而言之，杏、朴、苓三药，有开上、畅中、渗下之功。还应当看到，叶氏所指的这三味药，是举例而言，临床使用可随证灵活变通，不必拘泥，如开上也可以用苏叶、藿香，畅中也可以用苍术、半夏、蔻仁，渗下也可以用泽泻、薏苡仁等。

叶天士在条文中所说的"或如温胆汤之走泄"这句话，明确地指出了温胆汤是分消走泄法的代表方剂。其论对中医药学理论颇有阐发。温胆汤一方出自唐代孙思邈的《备急千金要方·卷第十二胆腑·胆虚第二》，其原文说：

"**胆虚寒**

左手关上脉阳虚者，足少阳经也，病苦眩厥痿，足趾不能摇，躄不能起，僵仆，目黄失精眈眈，名曰胆虚寒也。

治大病后，虚烦不得眠，此胆寒故也，宜服温胆汤方：

半夏　竹茹　枳实各二两　橘皮三两　生姜四两　甘草一两

上六味，咀，以水八升，煮取二升，分三服。"

孙氏在书中明确指出病在"足少阳经也"，以此方主治"胆虚寒"证。但是，其证其方以胆虚寒立论似颇为费解，所以后世医学家对此方的运用颇有发挥。宋代陈言（无择）在其所著的《三因极一病证方论》中对孙氏原方有所改动，仍然名为温胆汤，其方剂组成是：

半夏　　竹茹　　枳实面炒，各二两　　陈皮三两　　甘草一两，炙　　茯苓一两半

上锉散，每服四大钱，水一盏半，姜五片，枣一枚，煎七分，去滓，食前服。

陈氏之方在孙氏原方基础上加茯苓、大枣而减生姜之量，遂为后世所常用。对于此方的功用，清代罗美（东逸）在《古今名医方论》中阐发颇为精详，他说："胆为中正之官，清静之府，喜宁谧，恶烦扰，喜柔和，不喜壅郁，盖东方木德，少阳温和之气也。若夫病后，或久病，或寒热甫退，胸膈之余热未尽，必致伤少阳之和气，以故虚烦惊悸者，中正之官以熵蒸而不宁也；热呕吐苦者，清静之府以郁实而不谧也；痰气上逆者，土家湿热反乘而木不得升也。如是者，首当清热及解利三焦。方中以竹茹清胃脘之阳，而臣以甘草、生姜，调胃以安其正，佐以二陈，下以枳实，除三焦之痰壅，以茯苓平渗，致中焦之清气，且以驱邪，且以养正，三焦平而少阳平，三焦正而少阳正，胆家有不清宁而和者乎？和即温也，温之者，实凉之也。若胆家真畏寒而怯，属命门之火衰，当与乙癸同源而治矣。"按罗氏之论，温胆汤之主治证的临床表现有：虚烦惊悸，热呕吐苦，痰气上逆。其病机是：胆热内扰，加之脾胃湿热内蕴，土壅木郁，则足少阳甲木之气不得升，进而影响手少阳三焦，以致手足少阳同病，气机升降出入失常。胆热内扰，则虚烦惊悸不宁；胆热犯胃，则热呕吐苦；土壅木郁，液聚成痰，胃失和降，则痰气上逆。论其治法，则"首当清热及解利三焦"。清热，应当从足少阳胆入手；解利之法，则是针对手少阳三焦而用。方中以苦寒的竹茹为君，清热和胃，化痰止呕。甘草、生姜为臣，调胃益气止呕。以半夏、陈皮之辛温，配枳实之苦降，辛开苦降，行气开郁，燥湿化痰，降逆止呕。茯苓淡渗，健脾以升清，利尿以逐邪。方中诸药配伍，行气机，祛痰湿，通三焦而清胆热。方中的药物，以行气化痰祛湿为主，治在手少阳三焦而不在足少阳胆，但三焦的气机畅达，升降之枢通利，则出入之枢自通而胆热可清，可谓不从胆治而治胆之法。所以罗氏有"三焦平而少阳平，三焦正而少阳正，胆家有不清宁而和者乎"之论。至于温胆汤的"温"字，罗氏解释为："胆为中正之官，清静之府……盖东方木德，少阳温和之气也……和即温也，温之者，实凉之也。"张秉成在《成方便读》中也说："此方纯以二陈、竹茹、枳实、生姜和胃豁痰，破气开郁之品，内中并无温胆之药，而以温胆名方者，亦以胆为甲木，常欲得其温和之气耳。"也就是说，胆为中正之官，应东方少阳春升温和之气。所谓温胆者，是指通过宣通气机，祛除痰热，则胆热自清而恢复其中正温和的本性，由此可以认为，温胆汤其实是清胆之方。其方虽有清胆之功，但方中却无大

队寒凉之品，而是以辛温为主，通过宣气机、祛痰热而使胆热得清。可以说，温胆汤实际上是《金匮要略·痰饮咳嗽病脉证并治第十二》中所说的"病痰饮者，当以温药和之"的祛痰清胆之方。罗东逸、张秉成对温胆汤清胆热之论与孙思邈温胆汤治胆虚寒之说虽然相悖，但似乎更符合临床实际。罗东逸的《古今名医方论》成书于清康熙十四年（公元1675年），叶天士生于公元1666~1746年间，《叶香岩外感温热篇》是他晚年所述，所以叶氏对温胆汤的见地似乎应当是受到了罗氏的影响。但叶氏较之罗氏则又有所发挥，他的学术见解不仅与罗氏"三焦平而少阳平，三焦正而少阳正"的论点相同，而且更进一步，以温胆汤作为分消走泄法的代表方剂。

叶天士在本条的最后提出了"因其仍在气分，犹可望其战汗之门户，转疟之机括"的说法。他是说，湿热邪气留滞三焦的病变，因为没有传入血分而仍然属气分证范畴，所以就有可能通过分消走泄法的治疗而使邪气外达，阳气得以宣通而自愈。湿热邪气外达有两种途径，其中"战汗之门户"这句话，是指通过分消走泄，使湿邪解除，阳气伸展，气机畅达，正气奋起驱邪，正邪激争而作战汗，通过战汗而开通门户，使邪从汗解，这是使湿热外达的一种途径。另一种途径是"转疟之机括"，从"机括"二字可以看出，这里所说的"转疟"，并不是说转为疟疾，而是指分消走泄，宣畅气机而言。"疟"属少阳病变，其病机是邪气欲进而正气驱邪，正邪反复交争，所以寒热往来，反复发作。湿热邪气留滞三焦气分的病变，由于湿邪阻滞，气机不畅而致阳气郁遏，阳气郁遏则湿更不易化，因而形成湿越滞则阳越郁，阳越郁则湿越滞的局面。由于邪无出路，阳郁不宣，正气被困而不能驱邪，所以裹结黏滞，缠绵难解。通过分消走泄法的治疗，使裹结黏滞的湿邪得以松动开泄，阳气得以伸展宣通，阳气就可以奋起驱邪而形成正邪反复交争的局势，这就与疟疾正邪反复交争的机理相同，在这种情况下再因势利导，继续用分消走泄法治疗，就可以使留滞三焦气分的湿热邪气得以解除，这也是使湿热外达的一种途径。

需要指出的是，叶氏在本条所说的是湿热邪气留滞三焦气分的治法。因为这种证候是以湿邪为主，热蕴湿中，湿不去则热不能清，所以虽然有热邪，却不能用寒凉药物，以免冰伏湿邪。用分消走泄的治法，选用杏、朴、苓等类或温胆汤的作用是祛湿行气，使湿去则热不独存。但是这类药物多属温燥、渗利之品，用于湿热邪气留滞三焦确有疗效，而对温热邪气留恋气分者不能使用，以防助热耗津。

在叶天士倡导用分消走泄法治疗湿热病的思路影响下，后世的温病学家如俞根初、吴鞠通等在临床应用中更有所发挥。

（四）俞根初对分消走泄法临床应用的发展

俞根初在《通俗伤寒论》中制芩连二陈汤一方，治疗湿热郁阻中焦，三焦气滞的证候。临床表现是：寒热交作，头目眩晕，脘痞腹胀，时作呕恶，小便不利，舌苔黄腻，脉濡滑。其方剂组成是：

青子芩二钱　仙半夏钱半　淡竹茹二钱　赤茯苓三钱　小川连八分　新会皮钱半

小枳实钱半　碧玉散三钱，包煎　生姜汁二滴　淡竹沥两瓢，和匀同服

这个方剂由温胆汤去大枣、炙甘草加黄芩、黄连、碧玉散、竹沥组成。其证候是湿热郁阻中焦，以致三焦气滞，病变部位在手少阳三焦。湿邪弥漫于上，浊邪害清，则头目眩晕。湿浊中阻，升降失常，则见脘痞腹胀，时作呕恶。湿阻下焦，则小便不利。手少阳三焦气机升降不利，则足少阳胆的气机出入也失常，所以症见寒热往来交作。治疗应当用分消走泄法以祛除三焦弥漫之湿，因其舌苔腻而黄，可知是热邪与湿邪并重，所以在温胆汤中加苦寒的黄芩、黄连以清热燥湿，竹沥清化热痰，碧玉散清利下焦导湿热从小便而出。方中诸药以辛开苦降为主，燥湿畅中，辅以淡渗利湿，宣展气机而分消湿热，是分消走泄法中治疗湿热并重的方剂。

湿热郁阻中焦的证候，也有热重于湿者。临床表现是寒热如疟，寒轻热重，吐酸苦水，或呕黄涎而黏，甚则干呕呃逆，胸胁胀痛，舌红苔白，兼现杂色，脉数而右滑左弦。据此，俞根初又制蒿芩清胆汤一方，其方剂组成是：

青蒿脑钱半至二钱　淡竹茹三钱　仙半夏钱半　赤茯苓三钱　青子芩钱半至三钱

生枳壳钱半　广陈皮钱半　碧玉散包，三钱

这个方剂由温胆汤去大枣、炙甘草加青蒿、黄芩、碧玉散组成。其证候是热重于湿，郁阻于手、足少阳，导致三焦气滞，升降失司，胆气不疏，气机出入失常。因其病变手、足少阳并重，所以两少阳症状杂陈。寒热如疟，就是寒热往来，是湿热郁阻足少阳胆，枢机不利，气机出入失常的主症，因其里热偏重，所以见热重寒轻。胆经气郁，则胸胁胀痛。胆热则吐苦，犯胃则吐酸。湿热郁阻，三焦气滞，升降失司，则胃气上逆而吐酸苦水，或呕黄涎而黏，或干呕呃逆。舌红、脉数主热盛。苔白兼见黄、褐、灰垢等杂色主湿郁。脉右滑主痰湿郁于脾肺，左弦主胆郁气滞。治疗应当手、足少阳并重，一以和解表里，清透胆经湿热；一以分消走泄，祛除三焦湿邪。蒿芩清胆汤虽然是以温胆汤为基础加减组成，但其方中所加蒿、芩二味药，却又由小柴胡汤化裁而来。小柴胡汤证是寒邪侵袭足少阳半表半里，所以用苦辛的柴胡

疏散半表的寒邪，而以黄芩清泄半里的郁热。蒿芩清胆汤证是湿热邪气为患，如果用柴胡和解少阳，则有鼓动湿热升腾弥漫之弊，二证病位虽同而病性迥异，所以用苦寒芳香、轻宣透泄的青蒿替换苦辛燥烈的柴胡，既有苦寒清热之性，又有芳香化湿、轻宣透热之功。黄芩配半夏，苦辛通降，祛除在里的湿热，既有和解足少阳胆之功，又有通利手少阳三焦之效。蒿、芩、夏三药共施，是不用小柴胡汤之方而又遵小柴胡汤之法，虽仅一味药之差，却足见俞氏随证变通的深厚功底。温胆汤的作用，在于分消走泄，祛除三焦湿热，又加碧玉散，则更增加清利之力。蒿芩清胆汤可以说是和解表里法与分消走泄法共用，手、足少阳并治的代表方剂，正如何秀山按语中所说："足少阳胆与手少阳三焦合为一经。其气化，一寄于胆中以化水谷，一发于三焦以行腠理。若受湿遏热郁，则三焦之气机不畅，胆中相火乃炽。故以蒿、芩、竹茹为君，以清泻胆火。胆火炽，必犯胃而液郁为痰，故臣以枳壳、二陈，和胃化痰。然必下焦之气机通畅，斯胆中之相火清和，故又佐以碧玉，引相火下泄，使以赤苓，俾湿热下出，均从膀胱而去。此为和解胆经之良方，凡胸痞作呕，寒热如疟者，投无不效。"

蒿芩清胆汤与芩连二陈汤都是治疗湿热郁阻少阳的方剂，其证候表现也有相似之处。所不同者，芩连二陈汤证属湿热并重，病位以手少阳三焦为主，所以用分消走泄法以通利三焦，使气机的升降通畅则出入条达；蒿芩清胆汤证属热重于湿，病位在手、足两少阳，所以和解清透与分消走泄并施，两解手、足少阳之邪。

（五）吴鞠通对分消走泄法临床应用的发展

吴鞠通在《温病条辨》中，对三焦湿热病的治疗，在分消走泄法上也颇多发挥。《温病条辨·上焦篇》第43条说："头痛，恶寒，身重疼痛，舌白，不渴，脉弦细而濡，面色淡黄，胸闷，不饥，午后身热，状若阴虚，病难速已，名曰湿温。汗之则神昏耳聋，甚则目瞑不欲言；下之则洞泄；润之则病深不解。长夏、深秋、冬日同法，三仁汤主之。"三仁汤的方剂组成是：

杏仁五钱　飞滑石六钱　白通草二钱　白蔻仁二钱　竹叶二钱　厚朴二钱　生薏仁六钱　半夏五钱

这个方剂主治湿热病初起，湿重于热，以上焦为中心而弥漫三焦，郁阻表里的证候，病位在手少阳三焦。因为是湿重于热，热蕴湿中，所以其见症以湿阻气机为主。湿阻上焦，弥漫于表，肺气失宣，卫外失司，所以恶寒发热，身热不扬，头身重痛。午后阳明经气主令，正邪相争激烈，所以午后热甚。湿阻气机，血不上荣，则面色淡黄。湿邪弥漫上、中焦，脾胃升降失司，所以胸闷不饥。湿重于热，津液未伤，所以口不渴。因其湿热裹结，热蕴湿中而不扬，所以舌苔白腻而脉濡。湿阻气机则脉弦细。其治疗应当用分消走泄法祛除三焦弥漫之湿，湿去则热不独存。三仁汤中以三仁为君，开上、畅中、渗下，通利三焦气机。竹叶辅助杏仁宣肺气以开上；半夏、厚朴辅助白蔻仁辛开苦降，燥湿行气以畅中；滑石辅助生薏仁淡渗利湿以渗下。其组方立意，正是叶天士"此则分消上下之势，如近时杏、朴、苓等类"之论的具体体现。

湿热传入中焦，往往湿渐化热而呈湿热并重之象，仍须采用分消走泄法，使三焦湿热分道而消。其证候类型又有湿热弥漫与湿热胶着的区别，所以吴鞠通在《温病条辨·中焦篇》制杏仁滑石汤与黄芩滑石汤二方。《温病条辨·中焦篇》第 42 条说："暑温、伏暑，三焦均受，舌灰白，胸痞闷，潮热，呕恶，烦渴，自利，汗出，溺短者，杏仁滑石汤主之。"杏仁滑石汤的方剂组成是：

杏仁三钱　滑石三钱　黄芩二钱　橘红一钱五分　黄连一钱　郁金二钱　通草一钱
厚朴二钱　半夏三钱

"暑温、伏暑"属湿热为患，由文中"三焦均受"可以看出，本条是讲湿热邪气以中焦为中心而弥漫三焦的证候。吴氏对这条所述证候及所用方剂在条下的"分注"中分析说："舌白，胸痞，自利，呕恶，湿为之也。潮热，烦渴，汗出，溺短，热为之也。热处湿中，湿蕴生热，湿热交混，非偏寒偏热可治，故以杏仁、滑石、通草先宣肺气，由肺达膀胱以利湿。厚朴苦温而泄湿满。芩、连清里而止湿热之利。郁金芳香走窍而开闭结。橘、半强胃而宣湿化痰，以止呕恶。俾三焦混处之邪，各得分解矣。"由吴氏的分析可以看出，这个方剂的作用，也是以开上、畅中、渗下的药物而达到分消走泄的目的，其与三仁汤的不同，在于三仁汤以祛湿为主而其剂偏温；本方祛湿与泄热并重，所以用寒凉的黄芩、黄连、郁金。

中焦湿热胶着的证候，是湿热交混而成胶结难解之势。吴鞠通在《温病条辨·中焦篇》第 63 条说："脉缓，身痛，舌淡黄而滑，渴不多饮，或竟不渴，汗出热解，继而复热，内不能运水谷之湿，外复感时令之湿，发表、攻里，两不可施，误认伤寒，必转坏证，徒清热则湿不退，徒祛湿则热愈炽，黄芩滑石汤主之。"黄芩滑石汤的方剂组成是：

黄芩三钱　滑石三钱　茯苓皮三钱　大腹皮二钱　白蔻仁一钱　通草一钱　猪苓
三钱

这个证候诊为湿热胶着的主要依据是"汗出热解，继而复热"。吴氏在本条"分注"中分析其机理说："若系中风，汗出则身痛解而热不作矣。今继而复热者，乃湿热相争之汗，湿属阴邪，其气留恋，不能因汗而退，故继而复热。"从临床实践来看，我们认为，吴氏所说的"汗出热解"，应当是汗出热减。也就是说，湿热蕴蒸，热蒸湿动，则湿邪出表而为汗。因其汗是湿邪所化，所以量少而黏。因为有汗出，其热势可稍减，但并不能尽解，内蕴的湿热仍然胶着而不为汗衰，所以继而复热。因为湿热胶着不是单纯祛湿或清热所能治，所以用分消走泄法，从湿中泄热，正如吴氏在本条"分注"中所说："湿热两伤，不可偏治，故以黄芩、滑石、茯苓皮清湿中之热。蔻仁、猪苓宣湿邪之正。再加腹皮、通草，共成宣气利小便之功，气化则湿化，小便利则火腑通而热自清矣。"

黄芩滑石汤与杏仁滑石汤中都有黄芩、滑石、通草，但杏仁滑石汤又用杏仁与大队辛开苦降之品，开上、畅中、渗下并重，以分消三焦弥漫之湿热；而黄芩滑石汤中则多用利湿行气之品，"共成宣气利小便之功"，使湿热从小便而去，以解中焦胶结之邪。由吴氏组方用药的特点来看，他治三焦湿热证，常把杏仁、滑石、通草共用，以杏仁开上焦，滑石利下窍，通草通利三焦水道。可以说，这种配伍方法，也是分消走泄法在用药上的又一体现。

除三仁汤、杏仁滑石汤、黄芩滑石汤外，在《温病条辨》中还有诸多方剂，如茯苓皮汤，一、二、三加减正气散，薏苡竹叶散等，都是分消走泄法在湿热病治疗中的具体运用。

综上所述，在张仲景《伤寒论》创立小柴胡汤作为和解少阳法代表方剂的基础上，叶天士又提出"彼则和解表里之半，此则分消上下之势，随证变法"的学术思想，开创了用分消走泄法治疗三焦湿热病证的风气之先，俞根初、吴鞠通等诸家继其后又在临床治疗方药上颇多发挥。应当说，这些前辈学者都是在熟读经典的基础上又有所发扬，他们的继承创新精神给我们树立了良好的典范。究其实，在临床实践中，分消走泄法不仅适用于外感湿热病的治疗，举凡内伤杂病中的痰饮水湿类疾患都可以宗其法而变通应用。因此，如何"随证变法"以提高临床疗效，是我们今后应当努力研究的课题之一。

附：祛湿法的组方遣药规律

在湿热病的发展过程中，因为湿热邪气所在的中心部位不同，所以分为上焦湿热证、中焦湿热证、下焦湿热证三个阶段，其治疗也必须针对不同部位而组方遣药。湿热病的中心部位虽然有上、中、下三焦之分，但因热蒸湿动，往往又容易呈弥漫三焦之势，所以治疗又须兼顾三焦。湿热病是由湿与热两种邪气致病，因其湿与热的比重不同，所以湿热病有湿重于热、湿热并重、热重于湿三种证候类型，其治疗，也有偏重于祛湿与偏重于清热的差别。湿邪易困阻脾胃，因而治疗中健脾醒胃的药物也必不可少。湿邪又易阻滞气机，所以治疗中使用理气行滞之品也是势所必然。根据湿热病的治疗特点，我们整理历代名家运用祛湿法治疗湿热病名方中的常用药物并对其进行分类，总结出其组方遣药的一般规律，概括介绍如下。

（一）辛温宣透、芳香化湿药

这类药物可简称为辛宣芳化药，就是用辛温芳香、轻扬宣透之品，宣畅肺气，疏通肌腠，使腠理通达，邪从表解，适用于湿热偏重于上焦者。常用的药物有藿香、白芷、苏叶、香薷、淡豆豉等。青蒿虽非辛温之品，但因其有透邪之功，也可以归入此类。

（二）辛温开郁、苦降燥湿药

这类药物可简称为辛开苦降药，就是用辛温药物与苦温、苦寒之品相伍，辛开苦降，燥化湿邪，适用于湿热偏重于中焦者。常用的辛温、苦温药物有半夏、苍术、白蔻仁、草果、厚朴、大腹皮、陈皮、白术等。这些药物中，有的属于辛温，有的属于苦温，有的辛味与苦味兼而有之。常用的苦寒药物有黄连、黄芩、栀子等。

因为中焦湿热病证有湿重于热、湿热并重、热重于湿的区别，所以临床中要视其湿与热的轻重，斟酌选取药物。湿重于热者，应当取辛温与苦温之品，辛开苦降，开郁燥湿，湿去则热不独存。治疗这类证候切勿早用寒凉，防其冰伏湿邪。湿热并重者，应当辛温、苦温、苦寒并用，取其辛开苦降，燥湿清热。这类证候虽然湿与热并重，但是应当考虑无形之热易清而黏腻之湿难除，组方时仍应以辛、苦温类药物为主而酌用苦寒。热重于湿者，可以重用苦寒，甚者辛寒的石膏、咸寒的寒水石也可以加入。

（三）淡渗利湿药

这类药物可简称为利尿药，就是用淡渗利湿之品通利小便，使湿邪下趋，从小便而解，适用于湿热偏重于下焦者。常用的药物有茯苓、猪苓、泽泻、生薏苡仁、滑石、车前子、通草等。这类药物的主要功效是利水渗湿，又兼有从湿中泄热之功，如果热邪偏重者，则应再加入苦寒清利之品，以增强其泄热之力，常用的药物有栀子、木通、竹叶、灯心等。

湿热病的病变部位虽然有偏于上、中、下三焦某一部位的区别，但是因为其气氤氲，一般来说多呈弥漫三焦之势，所以治疗应当以其中心部位为主而又兼顾三焦，也就是上述三法并用，以使湿热邪气分道而消。

（四）健脾醒胃药

脾主运化水湿，而湿邪又易困脾，在湿热病中，往往呈湿盛脾困之态，所以治疗湿热病的组方中，健脾之药必不可少。常用的药物有茯苓、生薏苡仁、白术等。这些药物既有健脾作用，又是祛湿之品，所以临床使用率最高。脾胃互为表里，二者升降相因，脾困不升则容易导致胃呆失降，如果湿热病中出现胃呆脘闷的症状，可以酌加醒胃消导之品。常用的药物有砂仁、白蔻仁、山楂、神曲、麦芽、鸡内金、炒薏苡仁等。

（五）理气行滞药

湿邪黏浊，最易阻滞三焦气机，所以治湿不用理气行滞之品，非其治也。常用的理气行滞药物有枳实、厚朴、槟榔、大腹皮、陈皮、藿香梗、苏梗、郁金等。

肺主宣发、肃降，肺气宣降失常，则水道不通，邪无出路，所以治疗湿热病应加入开通肺气之品，以"提壶揭盖"。常用的药物有杏仁、苏叶。

总之，祛湿法是治疗三焦湿热病证的基本方法，它的组方遣药规律也就是分消走泄法的组方遣药规律。先贤对其组方遣药虽各有心得，但总不外乎辛宣芳化、辛开苦降、淡渗利湿三类药物合用以兼顾三焦，同时伍以健脾醒胃、理气行滞之品。用之得法，湿热分消，脾运恢复，则三焦之气自然通畅而人即安和。现将祛湿法的常用药物分类列简表说明如下（表2-1）。

表2-1　祛湿法常用药物分类简表

治疗法则		常用药物
祛湿清热	辛温宣透，芳香化湿	藿香、白芷、苏叶、香薷、佩兰、青蒿
	辛温开郁，苦温燥湿	半夏、苍术、白蔻仁、草果、厚朴、大腹皮、陈皮、白术
	苦寒清热燥湿	黄连、黄芩、栀子
	淡渗利湿	茯苓、生薏苡仁、猪苓、泽泻、滑石、车前子、通草
	苦寒清利	栀子、木通、竹叶、灯心
健脾醒胃	健脾益气	茯苓、生薏苡仁、白术
	醒脾消导	砂仁、白蔻仁、山楂、神曲、麦芽、鸡内金、炒薏苡仁
理气行滞	理气行滞	枳实、厚朴、槟榔、大腹皮、陈皮、藿香梗、苏梗、郁金
	开通肺气	杏仁、苏叶

七、开窍法

开窍法，是开通心窍、苏醒神志的治法。中医学理论认为心主神志，在温病过程中如果出现心窍闭阻，心神内闭，神志昏迷的病变，就必须用开窍法进行治疗。应当说明的是，温病中的神志昏迷，不一定都是窍闭所引起，所以不是窍闭所引起的神昏，不包括在开窍法的治疗范围之内。比如说，热邪扰心也可以引起神志昏迷，但它的病机是热邪扰动，心神外越，所以就只能用清热法治疗而不能用开窍法。开窍法一般可以分为两类，一类是针对温热病的清心豁痰开窍法，一类是针对湿热病的芳香化浊开窍法。

（一）清心豁痰开窍法在温热病神昏治疗中的应用

温热病过程中所出现的神昏，既可以见于气分证，更可以见于营分证、血分证，既可以因热扰心神，心神外越所引起，也可以因痰热蒙蔽心包，心神内闭所引起。因其证候不同，治法也各异，因于热者应泄热以醒神，因于热痰者应清热豁痰，开窍醒神。这里只讲述清心豁痰开窍法在痰热蒙蔽心包所引起的窍闭神昏证治疗中的应用。

痰热蒙蔽心包证

痰热蒙蔽心包证，又称为热入心包证，其临床表现是身热灼手，四肢厥逆，痰壅气粗，神昏谵语或昏愦不语，或四肢抽搐，舌蹇、色鲜绛苔黄燥，脉细滑数。

分析其病机，叶天士说："温邪上受，首先犯肺，逆传心包。"这里所说的"逆传心包"，是指热陷心包证。心包是心的包膜，心主的宫城，它代心用事，也代心受邪，心包的病变实际上就是心的病变。热陷心包肯定要损伤心阴，消耗心气，所以它属于营分证。逆传心包的"逆"字，有两方面的含义。第一个方面是指热邪不是由上焦肺系顺传于中焦阳明气分，而是直接就陷入上焦营分，所以称这种传变形式为逆传；第二个方面的含义是指这种传变形式对人体有实质性的损害，损伤了血中津液，是心气、心阴不足而邪气内陷的急危重证，所以病情凶险，预后不良，属于逆证。热陷心包的"陷"字，是指热邪没有顺传中焦阳明气分，而是直接就侵犯心主，危及君主之官，就如同强敌来犯，长驱直入，直接就攻陷了皇宫，因宫城陷落而危及君主，"主不明则十二官危"，意味着病情凶险，预后不良。

还应当搞清楚一个问题，叶天士所说的"温邪上受，首先犯肺"，究竟是指肺的卫分证还是肺的气分证？叶氏所说的肺，是指肺系，它既包括卫分，也包括气分。也就是说，不论由肺的卫分还是由肺的气分传入心包，因为都没有经过顺传中焦阳明气分的过程，所以都称为"逆传心包"，不能狭隘地理解为只有从肺的卫分传入心包才是逆传。

如果热邪由上焦手太阴肺系顺传中焦阳明气分，再进而由阳明气分传入心包，则称为热入心包，因其不是由上焦手太阴肺系逆传而来，就不属于"逆传"，所以就不称热陷心包，而称为热入心包。由此可见，热入心包的称谓所包含的范围广，它也包括了热陷心包，不论是热入心包还是热陷心包，都是因痰热蒙蔽了心包而致病，所以统称为痰热蒙蔽心包证，其证候与治法均相同。

痰热蒙蔽心包证的证候特点是既有热，又有痰。热，是由外感的热邪传入。痰是怎么生成的呢？有两种情况：一种情况是热邪灼液生痰。津液是人体的营养物质，由水谷精微所化生。津液中既有水分，又有其他营养物质，热邪消耗了津液，使津液中的水分减少，其他物质就浓缩了，因凝聚而不流动了，不流动就不能营养人体，就变成了病理产物，这就是痰。痰生成之后，与热邪裹在一起，热越重痰越黏，痰越黏热越没有出路，从而形成恶性循环，蒙蔽了心包。再一种情况是患者平素就是痰盛体质，热邪入里之后，与痰结合，热邪煎熬痰液，热越熬则痰越黏，痰越黏则热越滞，从而蒙蔽了心包，这就是叶天士所说的"或平素心虚有痰，外热一陷，里络就闭"。

身热灼手，说明患者体温很高，在39℃以上，但干热而无汗。身热，是热邪深入到营分，正邪相争所致。热入营分必然损伤营阴而导致营阴不足，无源作汗，所以热虽高而无汗。四肢厥逆，是因为胶黏的热痰阻滞了气机，导致阴阳气不相顺接而阳气不达于四肢。因为四肢是人体的最远端，阳气最不容易达到，所以寒冷先从四肢末梢开始，并呈逆血流方向加重，也就是向心性加重的趋势。这种肢厥属热厥，热势越高，厥冷越重，也就是通常所说的"热深厥甚"。热痰阻滞气机，肺气不宣而上逆，所以出现痰浊上壅，呼吸气粗，喉间痰鸣。热扰心神，神志昏迷，就出现谵语，但是心包外面被热痰包裹蒙蔽，心神不能外越而内闭，所以患者只谵语而不躁动。可以说，神昏而不狂躁是因于痰蒙，而谵语则是因于热扰，简单地说就是痰蒙热扰。如果痰热蒙蔽更为严重，甚至会出现连谵语都没有而陷入深度昏迷，呈昏睡状态，对外界刺激没有任何反应，这就称为昏愦不语。这就如同把鱼放在水盆里，给水加热，再把盆盖住，鱼受热就在盆里躁动，想跳出来，但是盆被盖住了，跳不出来，所以在外面只能听见鱼动的声音而看不见它跳动。如果再给水加热，鱼被煮得不能动了，就连声音也听不见了，这就是进入了昏愦状态。患者还有可能出现四肢抽搐而动风，这是因为心包营分的热邪影响到肝而引动了肝风。热入营分也就是深入到血脉，肝藏血，血热则肝热，肝所供给筋脉的血液也是热的，热灼则筋挛而出现动风。这种类型的动风，是心包热盛而引动肝风，是由手厥阴而影响到足厥阴，所以称为两厥阴的病变。患者既有昏厥，又有肢厥，这就是厥证，同时还有四肢抽搐的发痉，所以合称痉厥。舌謇，是指舌体转动不灵活，谵语含混不清，这是由于痰热阻滞经络所致。手少阴心经的别络系舌本，由于心经有痰热阻塞，就导致筋脉拘挛，把舌体拉向后缩使舌体因短缩而转动不灵，谵语含混不清。舌质鲜绛，是指舌红绛而有光泽，就是叶天士所说的"纯绛鲜泽者，包络受病也"，这是热邪损伤营阴，导致血液浓缩，凝聚成瘀的征兆。舌苔黄燥，是因为气分有热痰。脉细主营阴损伤，是脉管因血中津液不足而收缩的结果，脉滑，是因为有痰；脉数，是因为有热。综合起来看，脉细滑数，是营阴伤而痰热盛的反映。因为痰热蒙蔽心包证是既有气分热痰又有营热阴伤的病变，所以应当说它属气营两燔证。

　　痰热蒙蔽心包证在温热病中属于急危重证，如果是由逆传而致，肺系的热邪不顺传中焦阳明气分而逆传心包的原因，可以从三个方面进行分析。第一个方面的原因是平素心气或心阴不足而又有宿痰内伏，就是叶天士所说的"或平素心虚有痰，外热一陷，里络就闭"。叶氏在这里所说的"里络"，是指心包络。因为患者素体正气虚，心气、心阴不足，邪气就乘虚而入，直陷心包。第二个方面的原因是邪气太盛，超越了人体的抗御能力，在病变初起阶段就损伤了营阴，进而就长驱直入，内陷心包。第三个方面的原因是误治，这种情况在临床中最为多见。吴鞠通说："太阴温病不可发汗，发汗而汗不出者，必发斑、疹；汗出过多者，必神昏谵语。"这里所说的"必神昏谵语"，就是指热陷心包证。风热邪气侵袭肺卫，应当用辛凉轻解法，而不能辛温发汗。汗为心之液，如果误用了辛温解表药而导致大量汗出，则既耗心气又伤心阴，正气已虚，邪气就必然乘虚而入，这就是吴鞠通所说的"开门揖盗"，也就是引邪深入。除了误用辛温解表药外，如果邪在卫分而过早使用清气药，或者无形热盛而误用苦寒攻下药，也都可以导致阳气损伤，正虚不能敌邪而致引邪深入，内陷心包。所以叶天士强调"到气才可清气"，就是告诫后学者邪气没到气分不能过早使用清气药。

　　痰热蒙蔽心包证的治疗应清营养阴，豁痰开窍。方用清宫汤送服安宫牛黄丸或紫雪丹、至宝丹。

　　清宫汤（《温病条辨》）

　　元参心三钱（9g）　莲子心五分（1.5g）　竹叶卷心二钱（6g）　连翘心二钱（6g）犀角尖（磨冲）二钱（6g）　连心麦冬三钱（9g）

　　安宫牛黄丸（引《温病条辨》）

　　牛黄一两（30g）　郁金一两（30g）　犀角一两（30g）　黄连一两（30g）　朱砂一两（30g）　梅片二钱五分（7.5g）　麝香二钱五分（7.5g）　真珠五钱（15g）　山栀一两（30g）雄黄一两（30g）　黄芩一两（30g）

　　上为极细末，炼老蜜为丸，每丸一钱，金箔为衣，蜡护……每服一丸……大人病重体实者，日再服，甚至日三服。小儿服半丸，不知，再服半丸。

　　紫雪丹（引《温病条辨》）

　　滑石一斤（500g）　石膏一斤（500g）　寒水石一斤（500g）　磁石水煮二斤（1000g）

捣，煎，去渣，入后药：

羚羊角五两（150g）　木香五两（150g）　犀角五两（150g）　沉香五两（150g）　丁香一两（30g）　升麻一斤（500g）　元参一斤（500g）　炙甘草半斤（250g）

上八味，并捣锉，入前药汁中煎，去渣，入后药：

朴硝、硝石各二斤（各1000g），提净，入前药汁中，微火煎，不住手将柳木搅，候汁欲凝再加入后二味：

辰砂（研细）三两（90g）　麝香（研细）一两二钱（36g），入煎药拌匀，合成，退火气，冷水调服一、二钱（3g、6g）。

局方至宝丹（引《温病条辨》）

犀角（镑）一两（30g）　朱砂（飞）一两（30g）　琥珀（研）一两（30g）　玳瑁（镑）一两（30g）　牛黄五钱（15g）　麝香五钱（15g）

以安息香重汤燉化，和诸药为丸一百丸，蜡护。

因为痰热蒙蔽心包证是既有气分痰热又有营热阴伤的气营两燔证，所以治疗就要气营两清。清宫汤的作用是清营养阴，安宫牛黄丸或紫雪丹、至宝丹的作用是清心豁痰开窍。清宫汤的药物中，犀角用尖部，是因为尖部清心凉营作用最强。其他药物都用心，是依照比象取类法，认为心能入心经，在临床使用时，除莲子心外，其他药物可以不用心。方中犀角咸寒，清心热，凉营血，因为犀牛是国家一级保护动物，所以现在禁用犀角，可以用水牛角代替。水牛角的功用与犀角近似，但是用量要大，可以用到犀角的5～10倍。莲子心苦寒，清心热，但是它的清心作用与犀角不同，犀角是入血分凉血以清心，莲子心不入血分，它的作用是清心经的气分热。竹叶与连翘都是寒凉清热药，都能配合莲子心清心热，它们又是轻扬宣透的药物，有透热转气作用，可以给热邪找出路，使进入心营的热邪透出气分而外解。麦冬甘寒，元参甘咸寒，既能清心营之热，又能滋养营阴。这个方剂综合起来有清心凉营，滋养营阴，透热转气这三个方面的作用，但是它没有豁痰的功效，所以必须配合清心豁痰的药物才能开窍醒神。

安宫牛黄丸、紫雪丹、至宝丹这三种成药是治疗温病窍闭动风证候，开窍息风作用最好的药物，因为非常宝贵，所以合称治疗温病的"三宝"。因为它们都是寒凉开窍的药物，所以称它们的作用是"凉开"。因为这三个方剂中有共同的药物，所以它们的共同作用是清热解毒，开窍息风。但是，由于三方中又有不同药物，所以临床作用又各有侧重，安宫牛黄丸以牛黄、犀角、麝香为主要成分，其他成分也以寒凉药物为主，所以它清心豁痰开窍的力量最强，治疗痰热蒙蔽心包而致的窍闭神昏证，以它为首选之药。紫雪丹，是以石膏、寒水石、磁石、羚羊角、犀角为主，药性大寒，主要作用是凉肝息风止痉，它豁痰开窍作用不如安宫牛黄丸与至宝丹。至宝丹中也有犀角、牛黄、麝香，但是它里面有大量安息香，安息香芳香但不寒凉，所以它是以芳香取胜，通过芳香走窜而开窍醒神，可以说它是芳香凉开的药物，豁痰作用不如安宫牛黄丸强。治疗痰热蒙蔽心包证，应当首选安宫牛黄丸，其次是至宝丹，再其次才是紫雪丹。"三宝"都是中成药，由于方中都用了珍贵的细料药，如犀角、牛黄、麝香、羚羊角等，所以价格较贵，而且有的药物药源短缺，所以这三种成药可以互相代替使用。如果"三宝"都短缺难购，可以在清宫汤中加竹沥、胆南星、菖蒲、郁金代替。竹沥与胆南星都是清热豁痰药。竹沥是水剂，可以用30g，兑到汤药里服用。胆南星可以用10～15g入煎。菖蒲虽然是辛温药，但是它有芳香化痰开窍的作用。郁金辛寒，能行气而畅气机，气机通畅了，痰就容易化。菖蒲与郁金往往共同配伍使用，称为"对药"，它们的用量都以10g为宜，不必过大。这四味药相配伍，可以代替安宫牛黄丸豁痰开窍。总而言之，用豁痰开窍药清除气分的热痰，就能使气机畅达而营分热邪有外透之机，实际上就起到了透热转气的作用。近年来开发的新药"清开灵"就是以安宫牛黄丸为基本方，制成口服液和注射液，可以口服，也可以静脉点滴，作用与安宫牛黄丸相同。

痰热蒙蔽心包证如果失治或误治，则可进一步发展为内闭外脱证，其临床表现是身热灼手，痰壅气粗，四肢厥逆，神昏谵语或昏愦不语；进而身热骤降，汗出不止，喘息气短，脉细无力；甚或面色苍白，冷汗淋漓，四肢厥逆，舌淡白，脉微细欲绝或散大。

分析其病机，内闭外脱证是痰热蒙蔽心包证的进一步发展，是由气营两燔向功能衰竭转化的过程中所形成的急危重证。身热，痰壅气粗，四肢厥逆，是痰热内壅所致。神昏谵语或昏愦不语是热痰蒙蔽心包所致，由于热痰蒙蔽，心窍闭阻，所以称之为"内闭"。如果病情继续发展，因高热耗气伤津而导致津气欲脱，就会出现身热骤降，汗出不止，喘息气短，脉细无力。如果在虚脱的基础上进而亡阳，就出现面色苍白，冷汗淋漓，四肢厥逆，舌淡白，脉微细欲绝或散大。亡阳证的四肢厥逆，是阳气大衰而不达于四末所致，属于寒厥，与热厥的病机绝然不同。患者已经出现津气外脱，甚至亡阳，但神昏仍然没有解除，内闭仍然存在，所以称为内闭外脱证，病情更为急迫危重。

治疗应豁痰开窍，固脱救逆。方用安宫牛黄丸合生脉散、参附汤。

安宫牛黄丸（方见前）

生脉散（引《温病条辨》）

人参三钱（9g）　麦冬（不去心）二钱（6g）　五味子一钱（3g）

水三杯，煮取八分二杯，分二次服，渣再煎服。脉不敛，再作服，以脉敛为度。

参附汤（《妇人大全良方》）

人参一两 (30g)　　附子五钱 (15g)

人参另炖，熟附子水煎，取汁合服。

安宫牛黄丸豁痰开窍醒神，以开心包之闭。生脉散补气生津，敛阴固脱。参附汤固脱回阳救逆。安宫牛黄丸与生脉散或参附汤合用，一方面开心包之闭，一方面救津气之脱，或回阳救逆，从理论上说是挽危救亡的急救之法，但是从临床实践来看效果未必理想。这是因为，内闭要凉开，外脱要补、敛，内闭与外脱都属急危重证，而凉开与补敛又互相矛盾，开，就恐促其脱，补敛，又恐助其闭，所以病难救治。

（二）芳香化浊开窍法在湿热病神昏治疗中的应用

湿热病过程中的神昏多因湿热酿痰蒙蔽心包所致，治疗必须用芳香的药物化湿痰、祛浊邪以开心窍，所以要采用芳香化浊开窍法。

湿热酿痰蒙蔽心包证

湿热酿痰蒙蔽心包证的临床表现是身热不扬，午后热甚，神识呆痴，时昏时醒，昼轻夜重，昏则谵语，醒则神呆，呼之能应，舌苔白腻或黄腻，脉濡滑或濡滑数。

分析其病机，身热不扬，说明热蕴湿中而不得外扬。午后热甚，是申时阳明主令，正邪相争激烈的表现。所谓湿热酿痰蒙蔽心包，是指在湿热郁蒸的过程中，热邪煎熬湿邪，使湿邪逐渐凝聚成湿痰而蒙蔽了心包。因为心包被湿痰蒙蔽，所以就导致了神志失常。但是热势不重，所以患者昏迷的程度浅，表现为时昏时醒。昼轻夜重，是因为夜间温度低，阴寒盛，湿痰易于凝聚而使心包蒙蔽状态加重，所以表现为神昏以夜间为重。昏迷的时候可以出现谵语，醒来的时候也不像正常人那样完全清醒，而是发呆，反应迟钝，但是对外界刺激有反应，呼之能应。总起来说，时昏时醒说明昏迷的程度不深。这个证候是气分证，是气分的痰蒙蔽了心包。湿与热两种邪气的存在形式是热裹在湿中，热邪把湿邪煎熬成痰，从外面把心包蒙住了，热邪并没有深入到营分，也没有损伤营阴，所以舌不红绛。舌苔白腻，脉濡滑都表明是气分的湿痰重而热象不明显。如果患者阳气不虚，病情逐步发展，热邪不断煎熬湿邪，湿邪就逐渐凝聚，裹在湿中的热邪就逐渐显露于外，向湿热并重转化而出现舌苔黄腻、脉濡滑数的表现。

治疗应化湿清热，芳香开窍。方用菖蒲郁金汤送服苏合香丸或至宝丹。

菖蒲郁金汤（《温病全书》）

石菖蒲三钱 (9g)　　广郁金二钱 (6g)　　炒山栀三钱 (9g)　　青连翘二钱 (6g)　　细木通一钱半 (4.5g)

鲜竹叶三钱 (9g)　　粉丹皮三钱 (9g)　　淡竹沥五钱 (15g)　　灯心二钱 (6g)　　紫

金片（即玉枢丹）五分 (1.5g)

苏合香丸（《太平惠民和剂局方》）

白术　青木香　乌犀屑　香附子炒去毛　朱砂研水飞　诃黎勒煨，去皮　白檀香　安息香别为末，用无灰酒一升熬膏　沉香　麝香研　丁香　荜茇各二两（各60g）　龙脑研　苏合香油入安息香膏内，各一两（各30g）　熏陆香别研，一两（30g）

上为细末，入研药匀，用安息香膏并炼白蜜和剂，每服旋圆如梧桐子大，早朝取井华水，温冷任意，化服四圆。老人、小儿可服一圆。温酒化服亦得，并空心服之。

至宝丹（方见前）

菖蒲郁金汤的君药是石菖蒲与郁金。石菖蒲辛温芳香，化痰开窍。郁金辛寒，行气活血，是气中血药，能促进气血流通。湿痰阻滞气机，血液也不通畅，所以在行气的同时兼以活血，疗效更好。方中的丹皮辛寒，也是活血药。热邪并没有进入营分、血分，为什么要用凉血药呢？因为湿热裹结，热邪不能向外散，它就容易逼入血分，为了防止热邪进入血分，所以用辛寒的郁金和丹皮凉血透热，以阻断热邪进入血分的途径。石菖蒲与郁金这一对药经常一起配伍使用，在行气活血、芳香开窍的作用上互相促进。方中的竹沥有清化热痰作用，配合石菖蒲、郁金化痰开窍，但是竹沥大寒，在湿痰重的情况下，用量不宜太大。紫金片就是把紫金锭切成片，又名玉枢丹，是常用成药，有辟秽解毒化浊的作用。石菖蒲、郁金、竹沥、紫金片是通过化湿痰而芳香开窍。山栀、木通、竹叶、灯心导湿热下行，从小便而出。连翘透热外达。这个方剂既能清热，又能透热、导热下行，使邪有出路，同时还有芳香辟秽、化痰开窍之功。但是，它芳香开窍的力量毕竟不足，所以在湿重于热，以湿为主的情况下，要配入"温开"的苏合香丸，用其辛温芳香之性，燥湿化痰开窍。如果病情逐渐发展，舌苔由白转黄，脉有数象了，说明湿邪逐渐从阳化热，已经呈现湿热并重之势，这时候就不能再用"温开"的苏合香丸了，而应当用"凉开"的至宝丹。湿热酿痰蒙蔽心包证既可以见于湿重于热，又可以见于湿热并重，临床辨证要注意观察舌、脉。从舌象上看，要注意舌苔白腻还是黄腻；从脉象上看，要注意脉数与不数。舌苔白腻，脉不数，用菖蒲郁金汤送服苏合香丸；舌苔黄腻，脉数，用菖蒲郁金汤送服至宝丹。从发展趋势来看，如果患者是阳盛体质，治疗中又大量地使用辛温燥烈的药物，使湿邪越来越少而热邪越来越重，最后就可以从阳化热，使湿痰凝聚成热痰，而使证候发生变化，转化成痰热蒙蔽心包而陷入深度昏迷，治疗就要用安宫牛黄丸清热豁痰开窍了。这里是说有这种发展趋势，一般来说不至于发展到那么严重的程度。

（三）温热病痰热蒙蔽心包证与湿热病湿热酿痰蒙蔽心包证的证治鉴别

痰热蒙蔽心包证与湿热酿痰蒙蔽心包证这两个证候都有神志昏迷的表现，

但病变的性质不同，程度的轻重有异，二者要仔细鉴别。从病变的类别来看，痰热蒙蔽心包证见于温热病，湿热酿痰蒙蔽心包证见于湿热病。从病因来看，痰热蒙蔽心包证是温热邪气致病；湿热酿痰蒙蔽心包证是湿热邪气致病，而且初起是以湿邪为主，热蕴湿中。从病机来分析，痰热蒙蔽心包证是温热邪气灼液成痰，热痰形成之后蒙蔽了心包，它不仅有痰蒙，同时热邪又深入血脉，消耗营阴，内扰心神，是既有痰蒙又有热扰，所以病情危重；湿热酿痰蒙蔽心包证是湿热郁蒸，热邪煎熬湿邪，使之凝聚成痰，痰由湿生，所以它是湿痰蒙蔽心包，正因为是湿痰，所以热邪仍然包裹在湿痰之中而不入血脉，不伤营阴。从证候类型来看，痰热蒙蔽心包证属于气营两燔证；湿热酿痰蒙蔽心包证虽然有神志的改变，但是因为它没有营阴损伤，所以属于气分证。正因为这两类证候的病变阶段不同，一属营分证，一属气分证，对人体的损伤程度不同，所以临床表现也不同。痰热蒙蔽心包证的临床表现是神昏谵语或昏愦不语，昏迷的程度很深，昼夜都处于深昏迷状态，呼之不应，同时见痰壅气粗；湿热酿痰蒙蔽心包证的临床表现是时昏时醒，昼轻夜重，昏则谵语，醒则神呆，呼之能应，昏迷的程度轻、浅，处于意识蒙眬或半昏迷、浅昏迷状态。从舌象、脉象来看，痰热蒙蔽心包证见舌謇短缩，舌质红绛苔黄燥，脉细滑数；湿热酿痰蒙蔽心包证的舌质没有变化，舌苔白腻或黄腻，脉濡滑或濡滑数。从治法来看，痰热蒙蔽心包证因为是热邪深入营分，损伤营阴，所以要清心凉营，同时要滋养营阴，又因为热痰胶结而蒙蔽心包，所以还要豁痰开窍；湿热酿痰蒙蔽心包证因为是湿邪重，所以要以化湿为主，同时兼以清热，又因为它是湿痰，不是热痰，也不胶结，所以要用芳香的药物化浊开窍。从治疗的方药来看，痰热蒙蔽心包证要用清宫汤送服"三宝"，其中首选安宫牛黄丸，用清宫汤凉营养阴，用安宫牛黄丸豁痰开窍；湿热酿痰蒙蔽心包证要用菖蒲郁金汤送服芳香开窍药，或用苏合香丸，或用至宝丹。这里要特别强调的是，如果见舌苔白腻，脉濡滑，千万不能用安宫牛黄丸，防止它冰伏湿邪。"冰伏"这个词是非常形象的比喻，就是指在湿邪重的情况下，如果使用大剂量的寒凉药，就把湿邪冻成冰块伏在体内，如同把心包冷冻起来而使昏迷程度加深，也就更难以化解了。依此类推，在温病的治疗中，凡是湿重于热的证候，都不能过早使用寒凉药物，而是要用温化的方法祛其湿邪，湿去则热无所依附，必然随湿邪而外解，这就是通常所说的湿去则热不独存。

现将痰热蒙蔽心包证与湿热酿痰蒙蔽心包证的证治鉴别列简表比较如下（表2-2）。

表 2-2 痰热蒙蔽心包与湿热酿痰蒙蔽心包证候比较表

证候	病类	证型	病因	病机	热型	神志	舌象	脉象	治法	方剂
痰热蒙蔽心包	温热病	气营两燔证	温热邪气	温热邪气灼液成痰蒙蔽心包，热邪偏盛营阴被耗痰蒙热扰	身热灼手	神昏谵语或昏愦不语呼之不应	舌蹇短缩质红绛苔黄燥	细滑数	清营养阴豁痰开窍	清宫汤送服安宫牛黄丸或紫雪丹、至宝丹
湿热酿痰蒙蔽心包	湿热病	气分证	湿热邪气	湿热郁蒸酿生痰浊蒙蔽心包湿痰偏盛	身热不扬	神识呆痴时昏时醒昼轻夜重昏则谵语醒则神呆呼之能应	舌苔白腻或黄腻	濡滑或濡滑数	化湿清热芳香开窍	菖蒲郁金汤送服苏合香丸或至宝丹

八、息风法

息风法，是具有息风止痉作用的治法，它适用于温病过程中肝风内动的证候。温病过程中的肝风内动，既可以因为肝的病变而导致，也可以因为其他脏腑热盛淫及于肝而发生。因于肝的病变者，又可以分为两种类型，一种类型是肝热炽盛，热灼筋挛而动风，称为实风；一种类型是肝肾阴亏，筋脉失养而拘挛动风，称为虚风。因于其他脏腑病变者，或发于气分，因气分高热淫及于肝而动风；或发于营分，因营热淫及于肝而动风；或因湿热阻滞，气血不通，筋脉失养而动风。总而言之，在温病中，导致动风的原因不一，病因不同，证候各异，所以息风法的应用也较为广泛。

（一）凉肝息风法在温热病肝热动风证治疗中的应用

凉肝息风法，是通过清热凉肝以息风的治法，适用于温热病中的肝热动风证。肝藏血而主筋，筋脉赖肝血滋养而柔韧强劲，如果肝热盛则血必热，血热则灼筋而致筋脉拘挛抽掣，所以肝热动风证又称为血热动风证，属实风内动。其临床表现是壮热，两目上视，四肢抽搐，颈项强直，甚则角弓反张，头晕胀痛，甚或神昏狂乱，四肢厥逆，舌干绛无苔，脉弦数。

分析其病机，这个证候又称为热盛动风或热极生风。它是由血分热盛而导致肝热动风，所以属于血分证的范畴，但是它的临床表现比较特殊，不似别的血分证表现为耗血、动血，而是以动风为主症，所以称为血热动风。因为是血热而引起的动风，所以从虚、实来讲，它属于实风，是热邪深入下焦足厥阴肝的厥阴温病。肝主藏血，热血归藏于肝，必然导致肝热。筋要赖肝血以滋养，肝血炽热，筋受热灼，就会发生拘挛，简称为热灼筋挛。这就如同把牛蹄筋放入开水中煮一样，牛蹄筋受开水煮烫，必然拘急挛缩。血热而导致筋脉拘挛，就出现两目上视，四肢抽搐，颈项强直，甚则角弓反张。肝风内动而见壮热，说明正气不衰，还有抗邪能力，正邪相争激烈，所以说它属于实风。因为是实证，所以这种动风抽搐剧烈，频繁而有力。血热上冲于头，头部血热壅滞，清窍不利，所以头晕、头胀、头痛。神昏狂乱，是由于血热扰心而致心神外越。因为血热耗阴，血液黏滞，所以舌绛而干。脉数主热盛。弦，是指如同按在绷紧的弓弦上一样，这种脉象主筋脉拘急。

因为血热动风证有抽搐、动摇的表现，与自然界的风性主动相似，所以称为动风。但是这种风属于肝风内动，不是外风侵袭所致，二者要加以严格区分。

治疗应凉肝息风。方用羚角钩藤汤（《通俗伤寒论》）。

羚角片一钱半（4.5g）先煎　霜桑叶二钱（6g）　京川贝四钱（12g）去心　鲜生地五钱

(15g)　**双钩藤**三钱 (9g) 后入　**滁菊花**三钱 (9g)　**茯神木**三钱 (9g)　**生白芍**三钱 (9g)
生甘草八分 (2.4g)　**淡竹茹**五钱 (15g) 鲜刮，与羚羊角先煎代水

　　方中羚羊角咸寒，入肝经血分，清肝热而凉肝。动风是因为肝热，肝热解则风自息，所以用羚羊角凉肝息风，是方中的君药。钩藤辛寒，它既能清肝热，又能透热，所以有平肝息风的作用。羚羊角与钩藤配伍，凉肝息风的作用非常好。羚羊角以前有镑片入煎剂与锉粉冲服两种用法，因为这味药短缺、贵重，为了节省药物，现在一般是把羚羊角粉直接倒在嘴里用汤药送服。桑叶、滁菊花都是轻凉宣透的药物，可以透热，使肝热外达，帮助羚角、钩藤平息肝风。滁菊花就是白菊花，是白菊花中的上品；鲜生地甘寒，养阴生津；生白芍配伍生甘草，酸甘化阴。这三味药的作用是养阴生津，柔肝舒筋，使拘急的筋脉得以舒展，则拘挛可解而风自息。因为血热动风是实证，不是以肝阴虚为主，所以治疗重点在于凉肝，甘寒、酸寒的药只是辅助治疗，不是方中的主要成分。肝热往往灼液成痰，痰生成之后，就容易形成肝风夹痰走窜经络的趋势，也可能上蒙心包，所以在凉肝的基础上用川贝母、竹茹清热化痰。川贝母性寒而润，化痰而不伤津。竹茹性寒能清，既化热痰，又清肝、胆，还能通络，吴鞠通说它有"以竹之脉络，通人之脉络"的作用。竹茹是从鲜竹子上刮下来的刨花，所以吴氏称之为"竹之脉络"。竹茹通过通络也可以起到舒筋的作用。因为竹茹与羚羊角片都不易煎出有效成分，所以要"先煎代水"，也就是说，用煎竹茹与羚羊角片的水再去煎其他的药。茯神木也是辅助药，在方中用来养心安神。

　　羚角钩藤汤是血热动风的代表方剂。在临床使用时，如果又见壮热，渴欲冷饮，大汗出，说明是气分热盛窜入肝经血分的气血两燔证，应当在方中加石膏、知母，清气与凉肝并施。如果又见大便秘结、腹满痛，应当加大黄、芒硝攻下热结。如果抽搐剧烈频繁，可以再加入紫雪散，以增强凉肝息风止痉的作用。如果见神昏、舌蹇、喉间有痰声，是痰热蒙蔽上焦手厥阴心包与下焦足厥阴肝热动风并见，所以要两厥阴同治，用羚角钩藤汤送服安宫牛黄丸，用安宫牛黄丸豁痰开窍，以开手厥阴心包之闭；用羚角钩藤汤凉肝清热，以息足厥阴之肝风。

　　如果既有血热动风，又有血热动血的出血见症，则可以用羚角钩藤汤合犀角地黄汤，凉肝息风与凉血散血并施。

（二）滋阴息风法在温热病水不涵木、虚风内动证治疗中的应用

　　滋阴息风法，是通过滋补肝肾之阴以息风的治法，适用于温热病中肝肾阴虚，肾水不能涵养肝木的虚风内动之证。肝藏血，肾藏精，肝血与肾精互

相化生，乙癸同源。肝肾阴虚则筋脉因失养而拘挛抽搐，所以称为虚风内动。

水不涵木、虚风内动证是由真阴耗损证发展而来。关于真阴耗损以致水不涵木，虚风内动的发展过程及其治疗方法，吴鞠通在《温病条辨·下焦篇》中论述颇为详尽，现介绍如下。

1. 真阴耗损证

真阴耗损证的临床表现是低热稽留不退，手足心热甚于手足背，咽干口燥，唇裂齿黑，神倦欲眠，耳聋，舌质干绛甚或紫晦，脉虚大或迟缓结代。

分析其病机，所谓真阴，是指肾阴。因为肝血与肾精可以互相化生，乙癸同源，所以在这里所说的真阴耗损是指肝血肾精的耗损。这个证候是热邪深入下焦，久留不退，耗伤肝血肾精，导致真阴大伤的重证。吴鞠通说它是"邪少虚多"，这句话怎么理解？是不是指邪气少而正虚多呢？这句话的含义相当深刻，不能仅从字面上去理解，应当从证候的概念进行分析。中医学中的证候，简称证，是对人体病变过程中某一阶段病理本质的概括，它反映了病变的病因、部位、性质、邪正关系等多方面的病理特征。具体到真阴耗损证来看，它的病因是热邪，病变部位在下焦肝肾，病的性质属热证。但从正邪关系来看，它是热邪消耗了肝血肾精而导致的阴虚证，所以这种热证不是热邪盛的实热证，而是阴虚生热的虚热证。这时候邪气是否真的比实热证阶段少呢？其实邪气并未解除，也未必就减少了。这里所说的"邪少虚多"是从临床所表现的证候来分析的。也就是说，这个证候是邪气的表现少，正虚的表现多。这是因为，真阴耗损，功能衰退，正气的抗邪能力低下了，机体的反应能力差了，正气无力抗邪，就不可能出现高热，所以症见低热稽留不退，中医学称之为阴虚生内热。如果用大剂滋阴药物治疗后，正气得到恢复，有力量与邪气抗争，仍然可能再出现高热，所以吴鞠通所说的"邪少虚多"应当理解为邪气的表现少，正虚的表现多，而不能理解为邪气已经解除了。所谓低热，是指体温在38℃以下。手足心热甚于手足背，就是指五心烦热。阴虚的患者为什么会出现两个手心、两个足心以及心窝部发热？因为虚热在厥阴经和少阴经，阴经有热，就要由阴经向外发散。从哪里散热呢？循着经脉的运行向外散。经脉的循行路线上布满了腧穴，经脉就可以通过腧穴向外散热。足少阴肾经的涌泉穴在足心，肾经的虚热就通过涌泉穴向外散，所以出现足心热；手厥阴心包经的劳宫穴在手心，厥阴经通过劳宫穴向外散热，所以出现手心热；任脉总领一身之阴，是阴经之总督，行于人身前部正中线，心窝部有任脉的膻中穴，从这里向外散热，就出现心窝部烦热。由于阴虚内热通过阴经的腧穴向外发散，所以属阴的手足心热甚于属阳的手足背。肝肾阴伤，真阴不足，肺、胃的津液不能上供，所以口燥咽干。津液不足，不能滋养肌肉和皮毛，就出现口唇干裂。肾主骨生髓，齿为骨之余，肾精不足，骨髓不充，牙齿失养，所以干黑而无光泽，甚则如枯骨。肝血肾精不足导致心阴不足而心神失养，功能低下，所以患者精神萎靡不振，倦怠昏睡，这是将要陷入昏迷的前兆，这种情况就如同鱼因水少缺氧而萎靡，进而干死一样。这种神志改变不是热扰心神，所以患者不躁动，而是将要陷入昏睡状态。肾开窍于耳，肾精亏耗不能上荣于耳，所以出现耳聋。吴鞠通说："温病耳聋，病系少阴，与柴胡者必死。"说明这种耳聋是肾精大亏的衰竭状态，千万不能误认为少阳耳聋而用升提发散的药物治疗。舌质干绛，甚或紫晦无光泽，是肝血肾精耗损，血容量严重不足而致血液黏稠凝滞的表现。脉虚大，是因为真阴不足而致血中津液大亏，阴不制阳，阳气浮动，支撑脉管，所以轻取脉大，但是重按则空瘪。吴鞠通在《温病条辨·下焦篇》第 6 条中说："温病误用升散，脉结代，甚则脉两至者，重与复脉，虽有他证，后治之。"就是说，温热病误用升提发散的药物，损伤肝血肾精，导致真阴亏损，可以出现结代甚至迟缓的脉象。"脉两至"，是指一呼一吸脉两至，正常人一呼一吸脉四至，闰以太息，而真阴耗损的患者"脉两至"，说明脉搏的跳动非常迟缓，而且在迟缓中还出现结代。出现这种脉象是因为真阴耗损而致血中津液不足，血液黏稠涩滞，所以流动缓慢而致脉搏跳动迟缓。血液黏稠涩滞，不仅流动缓慢，而且涩滞难行，在运行中时有停顿，所以脉搏不仅迟缓而且时有结代。综合上述症状来看，这个证候不仅是肝、肾阴虚，真阴欲竭，而且心阴也大亏，心的病变当然也包括心包。可以说，它是上焦手少阴心与手厥阴心包，下焦足少阴肾与足厥阴肝两少阴、两厥阴同病的重证，所以说它是"邪少虚多"。

治疗应滋阴复脉。方用加减复脉汤（《温病条辨》）。

炙甘草六钱（18g）　干地黄六钱（18g）　生白芍六钱（18g）　麦冬（不去心）五钱（15g）　阿胶三钱（9g）　麻仁三钱（9g）

水八杯，煮取八分三杯，分三次服。剧者加甘草至一两（30g），地黄、白芍八钱（24g），麦冬七钱（21g），日三、夜一服。

加减复脉汤是由复脉汤加减组成的方剂。复脉汤原方出自《伤寒论》，又名炙甘草汤。《伤寒论》第 177 条说："伤寒，脉结代，心动悸，炙甘草汤主之。"炙甘草汤由炙甘草、人参、生姜、大枣、桂枝、清酒、生地黄、麦冬、阿胶、麻仁组成。在原文中还注明炙甘草汤"一名复脉汤"。它的主治证是外感寒邪，损伤心阳，导致心脏的阳气不足。由于阳气不足，对血液推动无力而出现脉结代。阳气对心脏失于温煦而心动悸。要使脉搏恢复正常的跳动，就必须恢复脉中的阳气。炙甘草汤就是恢复脉中阳气的方剂，所以又名复脉汤。方中以炙甘草为君药，补中气以充化源，使后天之本生化有源，则全身气血恢复，脉中的阳气自然恢复。人参、大枣甘温补气。桂枝、生姜、清酒都是辛温药，温阳散寒，通血脉，促进血液运行。炙甘草、人参、大枣补气，桂枝、生姜、清酒在补气的基础上通阳，脉中的阳气恢复了，血脉通畅，脉搏的跳动自然就恢复正常。方中的生地黄、麦冬、阿胶滋阴养血，麻仁润燥。伤寒病是因为寒邪损伤脉中的阳气而导致脉结代，为什么加这么多滋阴养血的药呢？这有两方面的原因。一方面是患者可能平素体质不好，心脏的阳气和营血不足，心气、心血两亏，所以感受寒邪之后很容易诱发心功能失常。如果是健康人，感受寒邪后，不至于出现这么严重的病变，所以根据这个方剂的药物组成，以方测证，可以推测这种患者平素可能就是气血不足的体质，受寒之后阳气受损，就更加重了病情，所以在补气通阳的同时，要加入滋阴养血的药物。另一方面，桂枝、生姜、清酒都是辛温燥烈的药，它们固然可以通阳，但是也容易耗散阴血。所以在用这些刚燥的药物通阳的同时，加入滋阴养血润燥的药物来制约桂枝、生姜、清酒的燥烈之弊，防止产生副作用。这个方剂组成，既有补气通阳的药，又有滋阴养血的药，可以说补气通阳而不燥烈，滋阴养血而不柔腻，配伍非常平和精当，但在平和之中，又以补气通阳为主。而温病中出现"脉结代，甚则脉两至者"，则是因为热邪耗伤真阴，脉中的阴液亏损，血液黏滞，运行艰难所致，治疗必然要从复脉中之阴入手。所以，吴鞠通在《温病条辨·下焦篇》第1条分注中说："以复脉汤复其津液，阴复则阳留，庶可不至于死也。去参、桂、姜、枣之补阳，加白芍收三阴之阴，故云加减复脉汤。在仲景当日，治伤于寒者之结代，自有取于参、桂、姜、枣复脉中之阳，今治伤于温者之阳亢阴竭，不得再补其阳也。用古法而不拘用古方，医者之化裁也。"按吴氏的说法，仲景当日用复脉汤，是治疗寒邪损伤心脏的阳气，所以用参、桂、姜、枣，补气通阳，恢复脉中的阳气，使阳气推动血液运行的功能恢复了，脉搏自然就恢复，所以称其作用为"复脉中之阳"。温病的患者不是心阳不足，而是心阴不足，治疗应当滋阴补血，使脉中的阴血恢复，血液得到稀释，流动自然就通畅了，所以称其为复脉中之阴。加减复脉汤是由复脉汤减去参、桂、姜、枣、清酒，加白芍组成。在原方的补气药中保留了炙甘草，它与白芍相伍，可以酸甘化阴，再配伍生地黄、麦冬、阿胶，共同滋阴补血，这个方剂总的来说是以甘寒、酸寒为主，所以它滋而不腻。

　　伤寒与温病都可以出现脉结代，治疗都用复脉法，但因为二者的病因病机不同，所以使用的药物也大不相同。从复脉法的临床运用，可以看出吴鞠通"用古法而不拘用古方，医者之化裁也"的辨证处方思路。这个方剂的加减化裁，突出地体现了吴鞠通对张仲景《伤寒论》治疗方法的发展。

还需要说明的是，复脉汤中的麻仁，既不是滋阴药，又不是养血药，它含有油脂，是润燥药。至于方中为什么用润燥的麻仁，历来看法颇不一致。有人认为麻仁二字是错简，因为《伤寒论》原书经过兵火洗劫之后，已经残缺不全了，王叔和见到的就是残简，可能这片书简的上半段烧掉了，下半段正好这保留了一个"仁"字，王叔和整理残简时就补进一个"麻"字，历代相传，方中就沿用了麻仁这味药。但是，麻仁在方中的作用确实不好解释，所以有些学者认为它是错简，原书中应当是枣仁。吴鞠通在加减复脉汤中对麻仁这味药有按语，他说："按：柯韵伯谓旧传麻仁者误，当系枣仁。彼从'心动悸'三字中看出传写之误，不为无见。今治温热，有取于麻仁甘益气，润去燥，故仍从麻仁。"

加减复脉汤用大量滋阴养血的药补肝肾之阴，通过滋阴以复脉，是治疗下焦温病真阴耗损的基础方。在《温病条辨·下焦篇》中，这个方剂有五个加减方，吴鞠通统称为"复脉法"或"复脉辈"，按现代的说法，可以说是复脉系列方，其中救逆汤与一甲复脉汤两个方剂是治疗真阴耗损证的兼证的，在这里仅做简要的讲解。

一种兼证是真阴耗损兼汗出不止。吴鞠通在《温病条辨·下焦篇》第2条中说："温病误表，津液被劫，心中震震，舌强，神昏，宜复脉法复其津液，舌上津回则生。汗自出，中无所主者，救逆汤主之。"这就是说，温病误用了辛温解表药，由于发汗而损伤了心阴，导致阴液大亏，心失所养，以致心脏拘挛而心中震震悸动，甚至因心阴不足，舌体失养而僵硬，心神失养而昏迷。在这种情况下，应当用复脉法滋养心阴，舌上津液恢复了，就有生机。如果自汗不止，是气虚不能固表，阳气欲脱的征兆，在滋阴复脉的基础上，加潜阳固摄药以敛汗固脱，方用救逆汤。救逆汤的组成是"即于加减复脉汤内去麻仁，加生龙骨四钱（12g），生牡蛎八钱（24g），煎如复脉法，脉虚大欲散者，加人参二钱（6g）"。生龙骨、生牡蛎都是重镇潜阳、收敛固摄药，有潜阳敛汗，防止津液外泄以保存津液的作用。因为麻仁有滑泄作用，不利于大汗出，所以去掉它。如果见"脉虚大欲散"，是将要虚脱的征象，所以加人参补气以敛阴固脱。

再一种兼证是真阴耗损兼大便溏泄。吴鞠通在《温病条辨·下焦篇》第9条中说："下后大便溏甚，周十二时三四行，脉仍数者，未可与复脉汤，一甲煎主之，服一二日，大便不溏者，可与一甲复脉汤。"他在本条分注中说："下后当数日不大便，今反溏而频数，非其人真阴素虚，即下之不得其道，有亡阴之虑。若以复脉滑润，是以存阴之品，反为泻阴之用。故以牡蛎一味，单用则力大，即能存阴，又涩大便，且清在里之余热，一物而三用之。"由吴氏所说可以看出，出现大便溏泄的原因是因为误下。由于误下而便溏不止，有导致亡阴的趋势。在这种情况下，如果用加减复脉汤治疗，因其滋补滑润，往往会加重泄泻而促进亡阴，所以要先用一甲煎固摄止泻。一甲煎是用"生牡蛎二两（60g）（碾细），水八杯，煮取三杯，分温三服"。生牡蛎咸寒，既能固摄止泻而达到存阴的目的，又能清除余热。因为它止泻、存阴、清热而不敛邪，所以吴鞠通说它是"一物而三用之"。先用一甲煎一二日后，大便已不溏，是达到了止泻的目的，这时再用一甲复脉汤。一甲复脉汤的组成是"即于加减复脉汤内去麻仁，加生牡蛎一两（30g）"。这个方剂中因为去掉了麻仁，加了生牡蛎，所以既可以滋补阴液，又可以防止因滋阴而导致大便再度溏泄。

救逆汤与一甲复脉汤都是加减复脉汤的附方，因为一个是治疗汗出不止，一个是治疗有大便溏泄的兼证，所以两方中都去掉了有滑泄作用的麻仁。

真阴耗损证或其兼证如果不及时治疗，就会发展为水不涵木，虚风内动证。

2. 水不涵木、虚风内动证

水不涵木、虚风内动证是肝血肾精大亏，阴液枯涸，将要亡阴的证候，所以又称为亡阴脱液证，其临床表现是不发热或低热，形体消瘦，皮肤干皱，目陷睛迷，齿燥如枯骨，齿上积垢，呃逆声微，二便不通，两颧红赤，四肢厥逆，神昏嗜睡，手指但觉蠕动，甚或瘈疭，心中憺憺大动，虚喘息微，舌瘦薄痿软，光绛无苔，脉细促或微细欲绝。

分析其病机，水不涵木、虚风内动证是真阴耗损证的进一步发展，它是温病后期热邪深入下焦，消耗肝血肾精，在真阴耗损的基础上出现全身各部位的体液严重不足，甚至枯涸的危重证。因其正气大衰，无力抗邪，所以患者不发热或仅见阴虚低热。因为阴虚，津液不足，不能充养肌肉，肌肉重度脱水，所以形体消瘦。皮肤得不到滋养，就干枯起皱纹。目陷，是指眼眶塌陷，是严重脱水的表现。睛迷，是指瞳孔散大，目中不了了，睛不和，手在患者眼前晃动，没有反应，是肾水亏不能上注瞳神的表现。齿燥如枯骨，是指牙齿干燥，如同干枯的骨骼一样，是肾精大亏，不能充养骨髓，骨髓干枯而不能充养牙齿的表现。这个指征是非常客观的，牙齿干枯了，全身的骨骼肯定也干枯，这是先天之本败绝的标志。齿上积垢，是指牙齿上有灰黑色的齿垢。叶天士说："若齿垢如灰糕样者，胃气无权，津亡，湿浊用事，多死。"可见齿垢的生成，是胃中的津气败绝，浊气上犯的标志。在正常情况下胃气是以下行为顺，胃气下行，浊气才能下降。如果胃中津气败绝，不能下行，就不能控制浊气而致浊气上泛。正气衰竭，浊气上泛，是后天之本败绝的标志。齿燥如枯骨是先天之本败绝，齿上积垢标志后天之本败绝，仅从牙齿的表现就可以看出先后天已经败绝，所以说这个证候是急危重证。呃逆声微，是指呃逆时断时续，这个症状也是胃气败绝，虚气上逆的表现，也意味着病情危重。大便不通，不是一般的津伤肠燥所致，而是津液枯涸的表现，因为体液亡失，所以大小便俱无。两颧红赤，是虚火上炎的征兆。四肢厥逆，是因亡阴脱液，津液大亏，血液黏稠凝聚，气血凝滞不通，阳气不达四末所致。吴鞠通在《温病条辨·下焦篇》第14条所说的"下焦温病，热深厥甚，脉细促"的说法是错误的。因为"热深厥甚"是指热邪炽盛而手足厥冷，而且热势越重，厥冷越甚。这种情况一般出现在实热证中，是因邪气盛而正气不衰，正邪激争而见高热，因正气集中全力与邪气抗争而致阳气不能达于四末，所以手足厥冷。"下焦温病"的水不涵木、虚风内动证已见"脉细促"的表现，可见已经是正气衰竭的阶段，患者并无高热，或不发热，这意味着正气已无抗邪能力，所以虽然有"厥甚"但却不会有"热深"的表现，吴鞠通的这种说法是把阴虚血凝而致的肢厥与实热而致的肢厥从病机上混为一谈了。神昏嗜睡，是真阴耗损，心阴大亏而致心神失养的结果。因为既不是热扰心神，也不是痰蒙热扰，所以这种患者既不烦躁，也无谵语，只呈嗜睡状态，是功能衰竭的表现。手指但觉蠕动，是指手指轻微地、很不明显地颤动。瘛疭，是指四肢轻微地徐徐地抽动。手指但觉蠕动，甚或瘛疭，是动风的表现，但不是四肢抽搐，颈项强直，角弓反张，它不是实热动风的证候，而是肾阴大亏，肾水不能涵养肝木，筋脉因失养而拘挛的水不涵木，虚风内动证。因为是虚证，所以抽搐轻微、徐缓、无力。心中憺憺大动，是指心中悸动不安，心脏搏动的幅度很大，其动应衣。就是说，心脏跳动能鼓动衣服颤动，这是因为真阴大亏，全身津液枯涸，心阴也已经枯竭，心中因无血而空跳，代偿性地使幅度加大，但是也没有血液以供养周身。心中憺憺大动这个词汇，是形象地描述患者出现严重心悸的症状。甚则心中痛，是指患者出现心前区疼痛的症状。这是因为心阴亏不能滋养心肌而导致心脏拘挛，气血不通，不通则痛，所以在心中憺憺大动的情况下又出现心中痛。虚喘息微，是指呼吸微弱，少气不足以息，是肺气衰败欲绝的表现。舌体瘦薄，是指舌体瘦小；痿软，是指舌肌失去弹性，转动不灵。舌体瘦薄痿软，是津液大亏，舌肌失养的标志。舌绛，是血液黏稠凝聚的征兆。舌光而无苔，是胃气败绝不能生苔布苔的表现。脉细，是因为脉管中津液大亏，血容量不足而致脉管窄缩。脉促，是指脉数而结代，是真阴大亏，虚热内扰，心脏搏动代偿性加快在脉象上的反映。心阴大亏，血液黏涩，血液在流动中因涩滞而停顿，脉搏就出现了结代。总而言之，细数而结代，是亡阴脱液，心阴大亏的表现。脉微细欲绝，是指脉搏极细极弱，似有似无，这是阴损及阳，由亡阴脱液而导致阳无以生，向亡阳发展的表现。阴阳将亡，脉气衰微，所以脉微细欲绝。由上述症状可以看出，水不涵木，虚风内动证涉及肝、肾、心、肺、胃等多个脏腑，先天之本、后天之本都将要败绝，藏精之肾无所藏，藏血之脏肝无所藏，主血之脏心无所主，君主之官神明失守，相傅之官气无所依。全身功能都已衰竭，患者已经了无生机，所以称之为急危重证，必须采取急救措施。

治疗应滋阴增液，潜阳息风。方用二甲复脉汤、三甲复脉汤、大定风珠（《温病条辨》）。

二甲复脉汤

即于加减复脉汤内加生牡蛎五钱（15g）　生鳖甲八钱（24g）

三甲复脉汤

即于二甲复脉汤内加生龟板一两（30g）

大定风珠

生白芍六钱（18g）　阿胶三钱（9g）　生龟板四钱（12g）　干地黄六钱（18g）　麻仁二钱（6g）　五味子二钱（6g）　生牡蛎四钱（12g）　麦冬（连心）六钱（18g）　炙甘草四钱（12g）　鸡子黄（生）二枚　鳖甲（生）四钱（12g）

水八杯，煮取三杯，去滓，再入鸡子黄，搅令相得，分三次服。喘，加人参。自汗者，加龙骨、人参、小麦。心悸者，加茯神、人参、小麦。

水不涵木、虚风内动证是阴液将亡，甚至阴损及阳而导致阴阳俱亡的急危重证，所以治疗要以大队滋阴增液药物填补真阴，守阴以留阳。阴虚则阳浮，所以同时还要辅以甲壳之类药物重镇潜阳以固摄津气。二甲复脉汤、三甲复脉汤、大定风珠三个方剂都是由加减复脉汤加味组成，都属于"复脉辈"的范畴，都有滋阴增液、潜阳息风的作用。关于这三个方剂的临床运用，吴鞠通在《温病条辨·下焦篇》中分别有所论述。第13条说："热邪深入下焦，脉沉数，舌干齿黑，手指但觉蠕动，急防痉厥，二甲复脉汤主之。"第14条说："下焦温病，热深厥甚，脉细促，心中憺憺大动，甚则心中痛者，三甲复脉汤主之。"第16条说："热邪久羁，吸烁真阴，或因误表，或因妄攻，神倦瘛疭，脉气虚弱，舌绛苔少，时时欲脱者，大定风珠主之。"从这些条文中可以看出，这三个方剂的使用，是在真阴耗损的基础上，再根据病情的轻重程度而斟酌选取的。

二甲复脉汤的适应证，是在真阴耗损的基础上，又出现了手指但觉蠕动，甚或瘈疭的症状。这是因真阴亏损而出现的水不涵木，虚风内动的倾向，所以加生牡蛎、生鳖甲这两味咸寒质重的甲壳类药物滋补肝肾，潜阳镇摄，以息虚风，这也正是吴鞠通"治下焦如权，非重不沉"学术思想的体现。

三甲复脉汤的适应证，是在二甲复脉汤证的基础上，又出现"心中憺憺大动，甚则心中痛"的症状，这是心阴大亏的表现。之所以加生龟板，是因为龟板性味甘平，不仅能滋补肝肾，潜阳息风，还能补血养心，镇心安神，这是牡蛎和鳖甲所不具有的作用。

大定风珠的适应证，是病情非常危重，"时时欲脱"，随时都有亡阴、亡阳的危险。吴鞠通在"下焦篇"第16条分注中说这个证候是"邪气已去八九，真阴仅存一二"的急危重证，所以加鸡子黄、五味子，"以大队浓浊，填阴塞隙，介属潜阳镇定。以鸡子黄一味，从足太阴下安足三阴，上济手三阴，使上下交合，阴得安其位，斯阳可立根基，俾阴阳有眷属一家之义，庶可不致厥脱欤"。从吴氏之说可以看出，大定风珠是在病情最为危重的情况下，加入鸡子黄以补益后天，调和阴阳的方剂，也是填补作用最强的方剂。吴氏在这个方剂的煎服法中还有针对不同情况的加味法，"喘，加人参"，就是指如果出现肺气将绝的虚喘，要加人参补肺气。大定风珠里有麦冬、五味子，再加人参就组成了生脉散，用以补肺气，固脱平喘。"自汗者，加龙骨、人参、小麦"，这种自汗是亡阴、亡阳的绝汗，所以加龙骨镇摄潜阳以止汗，加人参配麦冬、五味子以敛汗固脱，加浮小麦益心气以止汗。"悸者"，就是指心中憺憺大动不止，在这种情况下，加茯神、人参、浮小麦，以养心安神。

二甲复脉汤是由加减复脉汤加生牡蛎五钱（15g）、生鳖甲八钱（24g）组成。三甲复脉汤是由二甲复脉汤加生龟板一两（30g）组成。大定风珠是由三甲复脉汤加鸡子黄、五味子组成。吴鞠通为什么不说大定风珠是三甲复脉汤加鸡子黄、五味子组成，而在书中把药物重新书写一遍呢？从书中可以看出，二甲复脉汤是在加减复脉汤原方剂量不变的基础上，加生牡蛎五钱（15g）、生鳖甲八钱（24g）；三甲复脉汤是在二甲复脉汤剂量不变的基础上，再加生龟板一两（30g）；而大定风珠中除鸡子黄、五味子之外的药物虽然与三甲复脉汤相同，但是剂量不同，方中的麻仁由三钱（9g）减为二钱（6g），麦冬由五钱（15g）增为六钱（18g），炙甘草由六钱（18g）减为四钱（12g），生牡蛎由五钱（15g）减为四钱（12g），生鳖甲由八钱（24g）减为四钱（12g），生龟板由一两（30g）减为四钱（12g），在此基础上再加鸡子黄二枚、五味子二钱（6g）。为什么在剂量上进行这样的调整呢？应当认真分析。这三个方剂中的阿胶、牡蛎、龟板、鳖甲、鸡子黄都是动物药，属血肉有情之品，除了牡蛎之外，都是作用极强的滋补药，也可以称填补药，具有"填阴塞隙"的作用，但是这些药物性质"浓浊"它们不仅浓浊黏腻，而且味腥难咽。王孟英对大定风珠评价是："定风珠一派腥浊浓腻，无病人胃弱者亦难下咽，如果厥哕欲脱而进此药，是速其危矣。"这就是说，这些药物填补的作用虽然强，但是副作用也大，在已经出现胃气衰败倾向的情况下，再用这类药，患者无法消化吸收，很可能因其腥浊而把药吐出来。呕吐就更消耗胃气，反而促进患者死亡。王孟英的这种说法很有道理，确实符合实际情况，但是在这种情况下，除了用这类药，又有什么办法呢？王孟英批评了吴鞠通的治法，他也没有提出好办法来。因此可以说，这类药物的使用，本来就是在没有办法的情况下想出来的办法，吴鞠通本人也充分意识到了这种副作用，他自己说得很清楚："故以大队浓浊，填阴塞隙。"说明他知道这类药物是浓浊的，但是又没有别的办法，所以他在这三个方剂中采取了能少用一味药就尽量少用一味，不得不加药物就减少药物用量的做法，从而把副作用减到最小的程度。大定风珠的药物中血肉有情之品最多，但药量却最小，这就是加药减量做法的体现。

"复脉辈"中的六个方剂，是由滋补而至填补的加味过程，是治疗温病后期真阴耗损以致亡阴脱液，水不涵木，虚风内动证的代表方剂，也是滋阴法在温病治疗中具体运用的范例。但是，其基础方加减复脉汤却是由《伤寒论》的复脉汤加减化裁而来，这也是吴鞠通对张仲景学术思想的又一大发展。

另外还应当注意的是，在温病过程中出现神昏、动风的病变，有手、足厥阴、少阴之分，临床中要仔细分辨，不可混淆。吴鞠通在《温病条辨·下焦篇》第18条说："痉厥神昏，舌短，烦躁，手少阴证未罢者，先与牛黄、紫雪辈开窍搜邪，再与复脉汤存阴、三甲潜阳，临证细参，勿致倒乱。"他在本条分注中说："痉厥神昏，舌蹇烦躁，统而言之为厥阴证，然有手经、足经之分：在上焦以清邪为主，清邪之后，必继以存阴；在下焦以存阴为主，存阴之先，若尚有余邪，必先与搜邪。手少阴证未罢，如寸脉大，口气重，颧赤，白睛赤，热壮之类。"这就是说，痉厥的病变与上焦的手厥阴心包、手少阴心和下焦的足厥阴肝、足少阴肾有关。病在上焦，见痰热蒙蔽心包，是以邪气盛为主，所以治疗要先清热豁痰开窍，然后再用滋阴法。病在下焦，是以肝肾阴虚为主，治疗要以滋阴法为主，但是如果虽然已经出现下焦肝肾阴虚，而上焦还有痰热蒙蔽心包的余邪者，仍然要先用安宫牛黄丸、紫雪丹之类药物豁痰搜邪开窍，待邪气解除后，再根据具体情况或用加减复脉汤，或用二甲复脉汤，或用三甲复脉汤，或用大定风珠以滋阴潜阳。总而言之，要先祛邪以开手厥阴、手少阴之闭，然后再用滋阴法以滋补足厥阴、足少阴。两厥阴、少阴同病的治疗要分清先后次序，不可早用补法，以防闭门留寇。

（三）息风法在温热病气分证、营分证动风治疗中的配合应用

在温热病气分证、营分证中，由于热邪淫及于肝，也可以导致肝热动风。因其病本在于气分、营分，所以治疗要以清气、凉营为主，因其肝风已动，所以还要配合使用凉肝息风法。气分证、营分证引动肝风的证候类型较多，举例说明如下。

1. 气分无形热盛引动肝风证

气分无形热盛之证以肺胃热炽为代表，其引动肝风之证的临床表现是壮热恶热，面赤，大汗出，渴喜冷饮，喘急鼻扇，四肢抽搐，颈项强直，甚则角弓反张，舌红苔黄燥，脉浮洪或滑数有力。

因为本证是肺胃热炽淫及于肝，导致热灼筋挛而引动肝风，所以治疗应辛寒清气，凉肝息风。方用白虎汤加羚羊角、钩藤，或紫雪丹。

白虎汤（引《温病条辨》）

石膏（研）一两（30g）　知母五钱（15g）　生甘草三钱（9g）　白粳米一合（10g）

水八杯，煮取三杯，分温三服。病退，减后服。不知，再作服。

加：羚羊角粉三分（0.9）冲服　钩藤五钱（15g），或加紫雪丹五分（1.5g）冲服

2. 气分有形热结引动肝风证

气分有形热结之证以热结肠腑证为代表，其引动肝风之证的临床表现是日晡潮热，手足濈然汗出，大便秘结，或下利清水，气味恶臭，腹部胀满硬痛拒按，时有谵语，四肢抽搐，颈项强直，甚则角弓反张，舌红苔黄燥，甚则灰、黑焦燥，脉沉实有力。

因为本证是热结肠腑淫及于肝，导致热灼筋挛而引动肝风，所以治疗应攻下热结，凉肝息风。方用大承气汤或小承气汤或调胃承气汤（引《温病条辨》）加羚羊角、钩藤，或紫雪丹。

大承气汤（方见前）

小承气汤（方见前）

调胃承气汤（方见前）

在承气汤中加：羚羊角粉三分（0.9）冲服　钩藤五钱（15g），或加紫雪丹五分（1.5g）冲服

3. 热灼营阴引动肝风证

热灼营阴引动肝风证的临床表现是身热夜甚，心烦躁扰，甚或时有谵语，或斑点隐隐，口反不甚渴或竟不渴，四肢抽搐，颈项强直，甚则角弓反张，舌红绛苔少或无苔，脉细数。

本证的病机是营热盛而营阴伤，营热盛则淫及于肝，热灼筋挛；营阴伤则肝阴亦亏，筋脉失养而挛缩。其证候属实中夹虚，其动风亦有热邪炽盛与肝阴不足两个方面的原因，所以治疗应清营养阴，透热转气，凉肝息风。方用清营汤加羚羊角、钩藤，或紫雪丹。

清营汤（方见前）

加：羚羊角粉三分 (0.9) 冲服　钩藤五钱 (15g)，或加紫雪丹五分 (1.5g) 冲服

4. 痰热蒙蔽心包引动肝风

痰热蒙蔽心包引动肝风证的临床表现是身热灼手，四肢厥逆，痰壅气粗，神昏谵语或昏愦不语，或四肢抽搐，颈项强直，甚则角弓反张，舌蹇，色鲜绛苔黄燥，脉细滑数。

因为本证是心包的热邪淫于肝，所以属手、足两厥阴同病，治疗应清营养阴，豁痰开窍，凉肝息风。方用清宫汤加羚羊角、钩藤送服安宫牛黄丸。

清宫汤（方见前）加：羚羊角粉三分 (0.9) 冲服　钩藤五钱 (15g) 送服安宫牛黄丸一九

（四）息风法在湿热病湿热动风证治疗中的应用

在湿热病发展过程中，由于湿热阻滞气机，导致气血不通，筋脉失养，拘急挛缩，也可以发生动风之证。关于此证，薛雪在《薛生白湿热病篇》中曾有论述，他说："湿热证，三四日即口噤，四肢牵引拘急，甚则角弓反张。此湿热侵入经络脉隧中。宜鲜地龙、秦艽、威灵仙、滑石、苍耳子、丝瓜藤、海风藤、酒炒黄连等味。"

湿热动风证的临床表现是身热，牙关紧急，四肢抽搐，颈项强直，甚则角弓反张，或见神昏谵语，舌苔黄腻，脉濡滑或濡滑数。

分析其病机，本证多见于湿热病中湿热并重的证候类型，薛生白所说的"此湿热侵入经络脉隧中"，就是指湿热邪气阻滞气机，导致气血不通，血液不能濡养筋脉，从而使筋脉拘急挛缩而见口噤、抽搐的动风之象。如果湿热酿痰蒙蔽心包，则可出现神昏谵语。因其内蕴湿热，所以舌苔黄腻，脉濡滑或濡滑而数。这类证候多见于暑温、伏暑病中，其动风既不是热极生风，也不是虚风内动，而是气分湿热阻滞气机导致血不养筋而发生的动风。正如

《素问·生气通天论》所说："因于湿，首如裹，湿热不攘，大筋软短，小筋弛长，软短为拘，弛长为痿。"

湿热阻滞气机所导致的动风，治疗应胜湿息风。薛生白在文中只列出药物，未拟出方名，这里可称其为胜湿息风方。

鲜地龙15g　秦艽15g　威灵仙15g　滑石20g（包煎）　苍耳子10g　丝瓜藤10g　海风藤15g　黄连6g

方中的药物可以分为三类：一类祛湿、一类清热、一类通经络。地龙咸寒，清热利尿，通络息风。秦艽苦辛微寒，祛风除湿，清化湿热。威灵仙辛咸温，散风除湿，通经活络。滑石甘淡寒，清利湿热。苍耳子辛苦温，散风除湿。丝瓜藤甘平，祛风通络。海风藤辛苦微温，祛风除湿，通经活络。黄连苦寒，清热燥湿。本方看似平淡，但选药颇具特色。一是大多具有祛湿作用，或发散，或燥湿，或利湿，从不同渠道给湿邪找出路。一是药性平和，但于平和之中又以凉性为主；一是祛风之品居多，取其"风能胜湿"；一是药物多有通络作用。诸药共用，祛湿清热，通经活络，使邪去络通，气血流畅，筋脉得以濡养，则拘挛解而风自息。

由方中药物的组成来看，其适应证应当是湿热并重者。如果又见神昏谵语，可根据湿与热的比重配合苏合香丸或至宝丹，以芳香开窍，苏醒神志。

九、滋阴法

滋阴法，是用生津养阴的药物滋补阴液的治疗方法，适用于温热邪气损伤阴液的证候。在温热病的发展过程中，温热邪气必然耗伤阴液，若在实证阶段，因其以热邪炽盛为主，泄热就可以保津，不必刻意生津养阴，可以根据病情，在泄热的前提下适当兼顾阴液。在温热病的后期，热邪已退或退而未净而阴液损伤未复，治疗则应当以生津养阴为主，以复阴液。因为邪气损伤阴液的程度及脏腑部位的不同，滋阴法所用的药物也有所区别，可以分为滋养肺胃法、增液润肠法、填补真阴法三种类型，现分述如下。

（一）余热未净，肺胃阴伤证

余热未净，肺胃阴伤证的临床表现是身热不甚或不发热，干咳，痰少而黏，口舌干燥，渴欲饮水，舌红苔少，脉细。

分析其病机，这个证候多见于风温病的后期，可以说是后遗症。风温病经过治疗后热邪渐退，但退而未净者，仍然可以见发热，因为邪已不盛，所以身热不甚，仅见低热。如果热邪已退净，也可以不发热。但因在高热过程中肺胃的津液被耗，到后期津液未复，就会出现一派津亏内燥之象。干咳，是肺燥气逆所致。津液因耗损而黏聚，所以痰少而黏，难以咯出。肺胃津亏，所以口舌干燥而渴欲饮水。舌红苔少，脉细也都是津液不足的表现。总的来说，这个证候邪气不重，以肺胃阴伤未复为主。

治疗应滋养肺胃，兼透余邪。方用沙参麦冬汤（《温病条辨》）。

沙参三钱（9g）　玉竹二钱（6g）　生甘草一钱（3g）　冬桑叶一钱五分（4.5g）　麦冬三钱（9g）　生扁豆一钱五分（4.5g）　花粉一钱五分（4.5g）

水五杯，煮取二杯，日再服。久热、久咳者，加地骨皮三钱（9g）。

方中沙参、玉竹、麦冬、花粉四味药都是甘寒清养之品，既能生津液以滋养肺胃，又能清余热。生甘草、生扁豆和胃益气。冬桑叶轻凉，宣肺气而透余邪。本方药物轻灵，养阴而不留邪，去邪而不伤正，是风温病恢复期善后调理的常用方剂。

（二）热邪已退，肺胃阴伤证

热邪已退，肺胃阴伤证的临床表现是不发热或身热不甚，口燥咽干，口渴，或干咳，舌红苔少，脉细。

分析其病机，这个证候见于温热病的恢复期。温热病高热期，或在气分，或在营分、血分，经过治疗后热邪已解，体温已恢复正常，其或有低热，也并非热邪所致，而是阴虚内热，所以热势不高。因其肺胃阴液损伤未复，所以见口燥咽干，或干咳，或口渴，舌干红苔少，脉细等肺胃阴液不足之象。

治疗应甘寒清润，滋养肺胃。方用益胃汤或五汁饮（《温病条辨》）。

益胃汤

沙参三钱（9g）　麦冬五钱（15g）　冰糖一钱（3g）　细生地五钱（15g）　玉竹（炒香）一钱五分（4.5g）

水五杯，煮取二杯，分二次服，渣再煮一杯服。

五汁饮

梨汁　荸荠汁　鲜苇根汁　麦冬汁　藕汁（或用蔗浆）

临时斟酌多少，不甚喜凉者，重汤炖，温服。

益胃汤是治疗温病恢复期胃阴未复的代表方剂。方中的沙参、麦冬、冰糖、生地黄、玉竹都是甘寒清养、益胃生津的药物。益胃汤与沙参麦冬汤都是《温病条辨》中甘寒清养的方剂，它们的区别在于：益胃汤纯属甘寒清养，是在热邪已退的情况下使用；沙参麦冬汤是治疗余邪未尽，肺胃阴伤的方剂，所以在滋养肺胃的同时，用桑叶清透余邪。

如果已无低热，阴伤较轻者，可以用五汁饮以甘寒生津，复其阴液。

（三）液亏肠燥证

液亏肠燥证的临床表现是身热，大便秘结不通，口干唇裂，甚则齿燥，舌苔焦燥，脉沉细。

分析其病机，这种证候类型的形成有两种可能：一种可能是本来就是阴虚之体，热邪传到大肠后，形成燥屎热结，燥热反复伤阴，阴液因越伤越重而致大亏。另一种可能是燥屎热结久聚，过度消耗津液。总而言之，它属于阴液大伤，大肠干燥的证候。其大便不通的原因是阴液大亏，肠道失于濡润，这就如同河道里没有水，船就搁浅了，所以称之为"无水舟停"。身热，大便秘结不通，口干唇裂，甚至齿燥，舌苔焦燥，脉细都是阴伤的征兆。脉沉，是燥屎阻滞气机所致。

治疗应增液润肠，滋阴通下。方用增液汤、增液承气汤（《温病条辨》）。

增液汤

元参一两（30g）　麦冬（连心）八钱（24g）　细生地八钱（24g）

水八杯，煮取三杯，口干则与饮，令尽。不便，再作服。

增液承气汤

即于增液汤内加大黄三钱（9g）　芒硝一钱五分（4.5g）

水八杯，煮取三杯，先服一杯。不知，再服。

《温病条辨·中焦篇》第17条说："阳明温病，下之不通……津液不足，无水舟停者，间服增液，再不下者，增液承气汤主之。"增液汤中元参、麦冬、细生地的用量都相当大，滋阴润下作用颇强。按照吴鞠通的治疗方法，第一步是先用增液汤增液润肠，滋阴通下，如果服用后大便仍然不下，说明推动力不够，就要加入大黄、芒硝，组成增液承气汤以攻补兼施，增水行舟。

（四）真阴耗损证

真阴耗损证见于温热病后期，是热邪深入下焦，耗损肝血肾精的证候。因其真阴大亏，所以治疗应滋补真阴，甚至用大量血肉有情之品以填阴塞隙，根据病情的轻重，选用"复脉辈"诸方。这个问题在前面已讲过，这里不再重复。

综上所述，滋阴法纯属补法，不论病在上焦肺，中焦胃、肠，还是在下焦肝肾，总归都属阴虚证。不论滋养肺胃法，增液润肠法，还是填补真阴法，都需要使用滋补药物。因此，必须在纯虚无邪的情况下才可以使用，在热邪犹存的情况下必须审慎，防其滋腻敛邪，"闭门留寇"。

下 篇

新冠肺炎的研究与思考

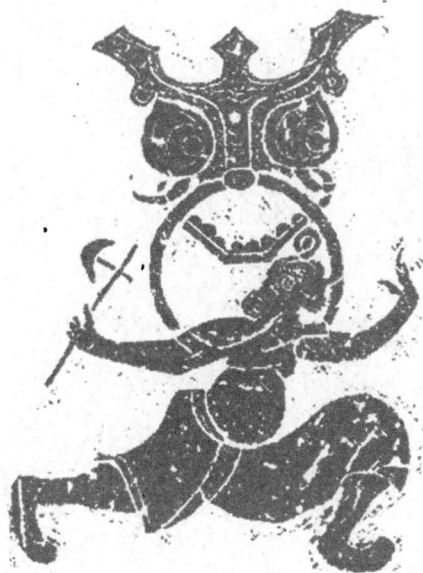

一、生命的宿敌——病毒的前世今生

疫病，伴随着整个人类史。目前，武汉爆发的新型冠状病毒正在肆虐，我们如何针对这种新型病毒展开防治工作？

知己知彼，百战不殆。让我们来了解一下我们的敌人，这个与生命斗争了几十亿年的宿敌。

（一）生命的宿敌——病毒

30亿年前，第一个碳基生命的始祖——细胞诞生，生命自此向多样化、复杂化演化，呈现出地球生态圈，小到细菌，大到蓝鲸。复杂多样生命背后有着共同的祖先：一个能完全运作、自我复制的细胞。由此定义出生命——能够新陈代谢、对外界应激，并能自我复制的有机体。

但是，万事万物总是相反相成的。生命（细胞）诞生之日起，也诞生了持续了几十亿年的宿敌——病毒。在微生物的家族，病毒和细菌有一个共同的祖先，即原始细胞。从那时起，细菌也像人类一样，朝着越来越复杂的方向进化。病毒则反其道而行之，开始逐渐摆脱它一切不需要的结构，直到只剩下核酸和蛋白质外壳，再也无法自我复制，甚至我们不能把病毒称为生命。但它却以生命体为宿主，专门"劫持"细胞、细菌进行自我复制。在旷日持久的细胞与病毒的战争中，双方不断地通过自我改变进行竞赛，从某种角度讲更是协同进化。

病毒和我们人类是怎样相爱相杀的？在几十亿年的生命繁衍过程中，人类相比于微生物是后期物种，也就造成了人体与微生物形成共生体。微生物在人体内大量存在：肠道菌群、噬菌体病毒都是人体生存必不可少的一部分，甚至我们体内用来产热的线粒体也是由微生物转变而来。人类能够有今天的样子，某种意义上还要感谢这些微生物。当然，自然界中也演化出众多有害的微生物。对于人体来说，和有益微生物广泛建立统一战线，打击对人体有害的微生物，才能使我们保持身体健康，否则将会导致疾病，乃至死亡。

（二）人类认识病毒的开端

人类认知世界是一个漫长的过程，在这个过程中，东西方的先驱们认知病毒性疾病分别从宏观、微观两个不同的角度。对于病毒性疾病的治疗，东西方两大医疗体系也给出了不同的方案。

1. 东方

在古老的东方，《黄帝内经》中即有疫病的论述，《素问遗篇·刺法论》云："五疫之至，皆相染易，无问大小，病状相似。"说明当时已经认识到，大流行的传染病，无论老少，发病的症状表现都相似。致病原因有自然界的风、寒、暑、湿、燥、火、疫疬邪气的外部致病因素，也有人体自身抵抗力强弱的内在因素。书中还强调了以预防为主，采取"避其毒气""顺应四时"等措施。

东汉末年，张仲景在《伤寒论》中描述道："余宗族素多，向余二百。建安纪年以来，犹未十稔，其死亡者，三分有二。"大流行的传染病的肆虐让他目睹了这般惨状，于是发奋学习，终成一代宗师，著成《伤寒杂病论》。这部现存最早的理、法、方、药兼备的中医经典书籍，历经近两千年，直到现在仍有效地指导临床。

明末温病学家吴又可发现了通过口鼻传染的疫病，他提出："夫温疫之为病，非风、非寒、非暑、非湿，乃天地间别有一种异气所感。"认为某种致病因素可通过口鼻相互传染，早于西方提出了传染病的概念，并创立了切实有效的防治方法，著成《温疫论》一书。

中华民族的先贤不是以细菌、病毒立论，而是从天地阴阳的角度出发，发展出了伤寒和温病两大学派，针对寒温两大体系的外感病，从理、法、方、药四个方面来诊疗疾病，在几千年医学史中，对国民健康、种族繁衍作出了巨大的贡献。

2. 西方

西医学对病毒的认识，有赖于观测设备的进步。微生物学家们逐渐观察到了肉眼所不能看到的微小生物，首先是细菌。但在早期，人们甚至认为病毒就是细菌，不能把这两个微生物区分开。

在病毒大家庭中，最早被发现的是烟草花叶病毒。19世纪末，俄国、荷兰、德国等国家的多位细菌学家通过一系列实验发现，烟草花叶病的致病因子具有能通过细菌过滤器、仅能在感染的细胞内繁殖、在体外非生命物质中不能生长三个特点。提出这种致病因子不是细菌，和我们定义的生命并不一样，而是一种新的物质，称为"有感染性的活的流质"，并取名为"病毒"，拉丁名叫"Virus"。

病毒的正式命名揭开了病毒研究的序幕，直至今日，人类发现了多种病毒，并发现它们对人体的作用，有有益的，也有有害的，甚至致命的。

（三）病毒与人类疾病

病毒必须通过媒介从一个宿主到达另一个宿主，也就是我们所说的病毒传染过程。

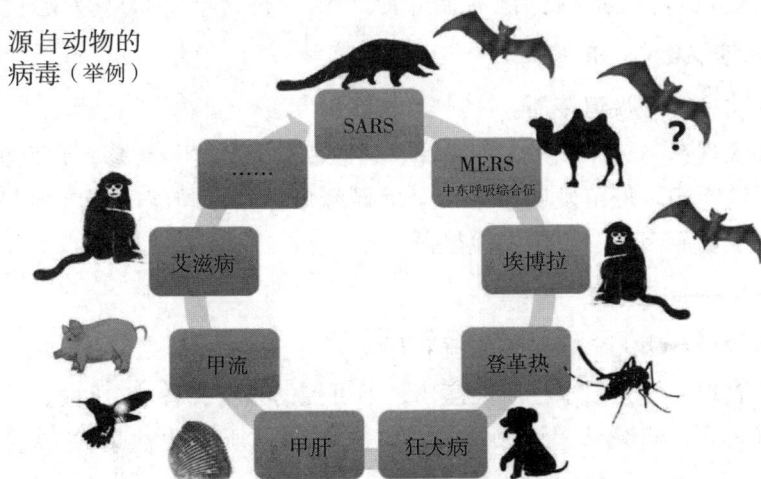

源自动物的
病毒（举例）

科学家们追踪发现，蝙蝠是人类中爆发的许多烈性传染病病毒的自然宿主。狂犬病毒、中东呼吸综合征病毒等致命性病毒，也在蝙蝠身上有携带。这些病毒与它们的自然宿主长期和谐共生，人类的贸然接触，必然会带来严重的后果。人类通常情况下一般接触不到野生动物，但捕杀和食用野生动物，就会导致一些传染性疾病的爆发和传播。人们谈之色变的艾滋病，最初也是由于非洲人捕食野生猴子而感染，最终传播到全世界。

下面我们来看看，截至目前对人类影响较大的几种病毒以及常见的病毒传播方式、染病表现和流行情况。

1. Smallpox——天花

传播途径：飞沫吸入，直接接触。

主要表现：高热，寒战，乏力，皮肤损害。

18 世纪末欧洲约 40 万人死于此病。牛痘疫苗的应用将其根除

2. Ebola virus——埃博拉出血热

传播途径：与感染者分泌物的直接接触。

主要表现：高热，呕吐，肾功能衰竭，弥散性血管内凝血（DIC）。

2014 年西非暴发导致 28638 起病例，两年内 11316 人死亡。目前无有效疫苗，仅可对症支持治疗。

3. HIV——艾滋病

传播途径：血液传播，母婴传播，性传播。

主要表现：免疫缺陷，发热，淋巴结肿大，体重下降，卡波西肉瘤。

尚无疫苗，可通过药物治疗控制进展，至今全球每年超 30000 人死于艾滋病。

4. 麻疹病毒——麻疹

传播途径：呼吸道传播。

主要表现：高热，咳嗽，流鼻涕，口腔黏膜斑，全身出疹，色素沉着。

自限性疾病。疫苗发明以来，全世界麻疹死亡率持续下降，但仍然是儿童死亡的主要原因之一，传染性很强。

5. RV——狂犬病

传播途径：病犬、病猫等的唾液叮咬。

主要表现：怕光怕水，肌肉痉挛，不可控的兴奋，昏迷/死亡。

一旦发病，病死率达 100%。一旦被咬伤，须尽快注射疫苗甚至抗毒血清。

6. 乙脑病毒——流行性乙型脑炎

传播途径：蚊虫叮咬传播。

主要表现：高热，头痛，呕吐，昏睡，痉挛/抽搐痉挛，脑水肿，呼吸衰竭，循环衰竭。

是我国夏秋季流行的主要传染病之一，年发患者数 2.5 万，病死率 10%，大约 15% 的患者留有不同程度的后遗症。

7. HBV——乙肝

传播途径：体液传播（如血液）。

主要病症：肝炎/肝硬化/肝癌。

已有疫苗，但接种比例仅 16.25%，治疗三分治七分调，以抗病毒、抗纤维化为主。

8. HCV——丙肝

传播途径：血液传播，性传播，母婴传播。

主要病症：肝炎/肝硬化/肝癌。

抗病毒治疗可治愈，方案包括干扰素治疗或联合利巴韦林治疗等，但有一定副作用。

9. VZV——水痘/带状疱疹

传播途径：呼吸道传播或接触传播。

主要病症：原发感染：水痘/复发感染：带状疱疹/后遗症：神经痛。

治疗以抗病毒为主，可配合外治法。已有水痘减毒活疫苗。

10. 流感病毒——流行性感冒

传播途径：飞沫，直接接触，污染物品接触。

主要表现：头痛热，流涕，肌肉酸痛，肺炎。

通过抗病毒治疗，大部分可恢复。因极易变异，故疫苗接种效果有限，全球每年有 25 万~50 万人死于流感。

（四）冠状病毒

冠状病毒，是一大类病毒的统称。这类病毒拥有包膜，并且在包膜上有棘突。此类病毒通常通过呼吸道和（或）消化道分泌物排出体外，经口液、喷嚏、接触传染。感染高峰在秋、冬和早春。对我们的呼吸道、肠道有嗜性，所以冠状病毒感染人体后主要引起普通感冒，也有引起腹泻的报道。

1937 年，冠状病毒（coronavirus）首先从鸡身上分离出来。1965 年，分离出第一株人的冠状病毒。由于在电子显微镜下可观察到其外膜上有明显的棒状粒子突起，使其形态看上去像中世纪欧洲帝王的皇冠，因此命名为"冠状病毒"。1975 年，病毒命名委员会正式命名了冠状病毒科。根据病毒的血清学特点和核苷酸序列的差异，冠状病毒科分为冠状病毒和环曲病毒两个属。在 2002 年冬到 2003 年春肆虐全球的严重急性呼吸综合征（SARS）就是冠状病毒科冠状病毒属中的一种。

2003 年 SARS 之后，我国科学家、中国科学院武汉病毒所石正丽团队历经十余年的研究，追寻到 SARS 病毒真正来源（天然宿主）是蝙蝠，而果子狸只是 SARS 的一个中间宿主。

冠状病毒基因组为单股正链 RNA 病毒，与双链 DNA 相比，RNA 结构不稳定，复制过程中很容易出现偏差，因而很容易发生变异，这为研制抗病毒药物和疫苗大大增加了难度。

冠状病毒感染宿主范围非常广，包括许多家畜、宠物、人类，骆驼和蝙蝠也可成为自然宿主。事实上，2003 年 SARS 之前，对冠状病毒的研究多限制在兽医领域。从冠状病毒系统发生树可以看出，可感染人类的冠状病毒只占少数，共有 6 种，其中，SARS 和 MERS 造成了两次程度极重、影响甚广的疫病，严重程度远超其他 4 种只引起一般感冒的病毒。

2020 年 1 月 23 日，石正丽团队在 BioRxiv 预印版平台发表文章，报道本次新型冠状病毒与 SARS 具有同一祖先，也就是说属于近亲。并基于过去十几年追踪 SARS 自然宿主的研究基础，发现本次病毒的序列与一种蝙蝠中的冠状病毒序列一致性高达 96%。所以有学者提出，本次疫情流行，仍是食用野味惹的祸。

这两种相隔 17 年的病毒，源头相同，感染机制也相同。都是通过 S-蛋白与呼吸道 ACE2（血管紧张素转换酶 2）蛋白结合而进入细胞，使人体产生呼吸道症状，炎症反应，发热，同时影响肺部气体交换，导致呼吸困难，甚至危及生命。两种病毒不同的是，该过程的 5 个关键氨基酸中，有 4 个发生了变化。也就是"毒力"会小一些，病程进展会慢一些。但是，正因为症状较轻，不易察觉，反而让传播变得更容易。所以人们必须提高警惕，做好防护。

《黄帝内经》云："正气存内，邪不可干。"戴好口罩、勤洗手，是为我们的免疫系统再加上一道防线。中药预防同样也是以扶助自身正气、增强机体免疫力为目的。

事实上，除新型冠状病毒外，呼吸道病毒还有许多种类（表 3-1），当前正值流感高发期，若出现呼吸道症状，仍有很大可能是甲流、乙流，抑或是普通感冒。

表 3-1　呼吸道病毒分类表

病毒科	病毒种类	所致疾病
正黏病毒	甲、乙、丙型流感病毒	流行性感冒
副黏病毒	副流感病毒 1~5 型	普通感冒、支气管炎等
	呼吸道合胞病毒	婴儿支气管炎、支气管肺炎
	麻疹病毒	麻疹
	腮腺炎病毒	流行性腮腺炎
披膜病毒	风疹病毒	小儿风筝、胎儿畸形
小 RNA 病毒	鼻病毒	普通感冒、急性上呼吸道感染
冠状病毒	普通冠状病毒	普通感冒、急性上呼吸道感染
	SARS 冠状病毒	SARS（严重性呼吸道感染综合征）
	MERS 冠状病毒	MERS（中东呼吸综合征）
	2019-nCov	新型冠状病毒肺炎
腺病毒	腺病毒	小儿肺炎

（本文于为作者刘宁奔赴武汉疫区前一天即 2020 年 1 月 26 日完成初稿，并日在"刘宁学术交流平台"公众号发布。）

二、病毒无情人有情——一位中医眼中的抗击新型冠状病毒斗争

2019 年底，中国武汉发现了新型冠状病毒感的肺炎，这一急性传染病随后快速传播开来，像历史上的每次疫病一样，对人民的生命健康产生巨大危害。依据《中华人民共和国传染病防治法》，国家把此次疫病定为乙类传染病，按甲类防控，实行最严限行令——对武汉等重点疫区采取果断"封城"措施，来阻断病毒的传播和扩散。

国家卫生管理部门防控疾病，就像人体的免疫系统抵御外邪一样，怎样有条不紊地面对突如其来的传染病？这是一场战役，在人体和病毒之间，在中华民族和传染病之间同时进行。中华民族在历史的危难时刻，总有挺起脊梁者，不顾个人安危，舍生取义，为了种族的延续，为了国家的强大，为了人民的健康，奋勇直前。这些人逆流而上，走进隔离病房，冒着被传染的生命风险，冲在抗击病毒的最前线，他们就是我们的医护人员，和新型冠状病毒斗争的"战士"，是最可爱的人。

刘宁在疫情暴发后，第一时间向上级申请驰援疫区，志愿作为国家中医医疗队成员，和各位战友一同竭尽全力，抗击疫情。

战争，要知己知彼，方能百战不殆。我们来看看两种不同文化体系演化出来的中西医两大医疗体系。

（一）认识生命的不同角度

中西医两大医疗体系研究的对象都是人体。大家都知道，西医学有解剖学、生理学、生化学等学科，从实体结构、生命物理学、生命化学来解析人体生命运行的规律，其理论基础是建立在解剖观察基础上，进而向微观运行机制研究下去。中医学是如何研究人体的呢？《黄帝内经》云："上古圣人，论理人形，列别脏腑，端络经脉，会通六合，各从其经。"

"论理人形"是研究形体，"列别脏腑"是剖而视之，这就是中医学的解剖学，甚至从食道到肛门长度的记载和现代解剖学完全相同，在此基础上，中医学向各个方向发展。外科方面，在《灵枢》的九针中，有很多针具就是用来切割的，可惜的是，很多外科技术失传了。而中医内科，则在形体的基础上继续向宏观整体的方向研究。古人认识到，形体研究对生命的认识是有限的，进而"端络经脉"。中医的经脉直到现在也没有在实体研究上取得结论，但在临床应用上确有疗效，并传播到全世界。美国现已有学者应用针灸止痛替代副作用极大的阿片类药物治疗，疗法还被纳入其国家医保。从现代物理学角度看，古人所说的经脉之气是从能量角度来观察生命。

"会通六合"是什么？"六合"指天地、宇宙。人体的能量场是受天地宇宙的能量场影响的，其间互相沟通的是信息。正如《黄帝内经》所说："人以天地之气生，四时之法成。"中医学把人放在天地、宇宙的坐标系当中去研究，人是天地的产物，时令不同，感受邪气不同，人体发病亦不同，传染病即是按照季节流行发生的。治疗传染病，在辨证论治的同时，要找到导致人体发病的节气原因，此为审时求因，用以预测疾病的发生发展规律。这在《黄帝内经》中体现于"七篇大论"论述的五运六气学说，也可以说是时间辨证医学。

可以说，中医学是从神、气、形三个层面来研究人体，也就是信息、能量、物质三个层面。而西医学建立在物体观察角度，大部分停留在形体的微观观察。

（二）诊治疾病的不同思维模式

1. 诊断方法

中医学的望、闻、问、切，西医学的视、触、叩、听，同样都是在通过观察人体外在的表现进而探知人体内部的病理变化。中医学在阴阳理论的指导下，知外揣内，进而探知机体功能失衡的原因。按照表里部位、寒热属性、虚实性质来定性、定位诊断，进而给出宏观补虚泻实的治疗原则。西医学则是向现代检查仪器探求数据指标，结合症状、体征来判断机体的病变，进而给出局部微观的对症治疗。影像学检查的进步，依赖于检查仪器的进步，我们中医是否同样可以借鉴？作为望诊的延伸，胃镜可以看作舌诊的延伸，胸片可以直观看出肺部的病变，中医临床同样可以应用。

2. 治疗理念

中医学认为，治病之道，无非调和阴阳，扶正祛邪。怎样扶正？顺其势，顺应人体正气祛邪的方向。怎样祛邪？逆其性，寒者热之，热者寒之。我们治疗的目的就是调整、恢复人体自身的动态平衡，这就是在扶正。针对病毒性疾病的治疗，重在帮助机体免疫系统逐渐增强，产生自身抗体，而不是针对病毒的干扰和阻断。所以，在中医眼里，不看病毒本身，而是看遭受病毒侵犯后人体作出的反应，给他粮草，帮助人体进行抵抗，并帮他开辟驱除邪气的道路。

人体应对病毒的侵犯，是一个免疫识别和战争的过程。免疫系统首先要尽量阻击，同时识别这种人体从没见过的病毒的特点，告知免疫器官令其组建精准打击的部队，形成特异性淋巴细胞，或直接攻击被侵染的细胞，或分泌特异性抗体针对病毒进行绞杀，最后再清理战场，将代谢产物清除出去。这个过程就是人体发病到痊愈的过程。如果初始的免疫反应过度，战争过于激烈，就有可能出现生命危险。如果机体免疫低下，不能有效地组建特战部队精准消灭病毒，代偿性地暴发过度的炎症反应，不分敌我地激烈混战，或者不能及时将战场清扫干净，代谢产物广泛沉积阻塞血运，就会造成人体的严重损伤，最终导致死亡。医生所要做的，就是在人体与邪气的斗争中尽量调节体内的动态平衡，扶正祛邪，帮助机体从病态的失衡逐渐达到健康的动态平衡。也就是《黄帝内经》所说的"谨察阴阳之所在，以平为期"。

中医学把人放在天地的坐标系中，认为是大环境的改变导致病毒的传播。当人体受到病毒侵袭时，应该帮助人体的免疫系统来对抗病毒，也就是扶正。给邪气以出路，就是祛邪。正所谓上兵伐谋，不战而屈人之兵。

治疗不只是改善表面的症状或指标，而是要治病求本。一辆汽车油箱缺油会报警，不去加油而只是把报警线路中断，就如对疼痛性疾病只单纯止痛是一个道理。同样一个炎症，血液检查白细胞增高，中医还要辨寒热虚实，而非单纯地抗感染治疗。

中医学是调整人体的整体状态，把人体能量场从失衡状态调到平衡状态。《伤寒论》的三阳三阴学说就是把人体分为六种状态，这个调整过程，就是让机体自身恢复的治疗过程。

（三）对中西医两个医学体系的认知过程

在现行的学院教育模式下，我早期对中医学充满了迷茫，认为西医学的量化、直观，更直接，更容易接受。但随着中医师承的学习，逐渐对中医学产生了浓厚的兴趣，发现了西医学认识的局限性，很多疾病病理机制能够明确，但缺乏有效的治疗方法。人体是复杂的多系统调节机制，单纯局部对症治疗不能解决整体大环境病变的根本问题，只对一个系统治疗很难改变全局。

随着临证阅历的增加，学识的丰富，认识到医学应不分中西，就像东西半球都叫地球，左右手要一起协作才能更好地工作，虽分工不同，但必须协调工作。我们的医学也不能分割为中西，而是都叫医学。虽然各有作用，但要共同协作才能更好地为治疗疾病所用，用微观病理机制观察验证，宏观方法治疗调控，才能更好地解决问题。所谓的高低之分，其实是认识疾病、解决疾病的水平高低不同罢了。

我认为，真正的中西医结合，是在中医学整体观念、辨证论治的基础上，吸收西医的检验指标作为参考，应用更为先进的检查、治疗手段。例如：重症呼吸衰竭，呼吸机的代偿；肾功能衰竭，血液透析的应用。这些支持替代疗法对维持生命是必要的。

　　我曾多次会诊重症患者，一位院内重症呼吸衰竭、不明原因发热的 80 岁女性患者，反复高热，以白虎汤 1 剂，而患者热退神清。（图 3-1）

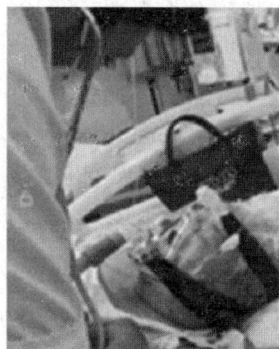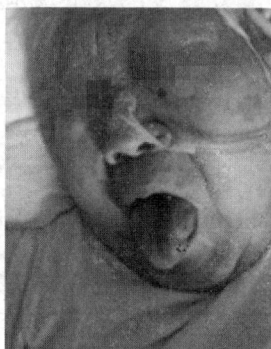

初诊　　　　　　　　　　　二诊

扫一扫查看高清彩图

图 3-1　会诊重症患者服药前后对比照片

　　一位 80 多岁女性患者，在上海某三甲医院诊断为混合性结缔组织病。使用单克隆抗体后出现再生障碍性贫血三系低下，反复输血，继而出现心、肺、肝多脏器衰竭，被告病危，家属被告知准备后事。抱着对我个人充分信任的决心，坚持来京治疗，从上海坐救护车来我院住院。入院后又出现继发性血色病、低蛋白血症等。我和肾病科赵丽大夫（中国协和医科大学中西医结合博士）合作，施以中西医结合治疗且针药并用。治疗 3 个月后康复出院，迄今已经 4 年，老太太每年拄着拐杖从上海来京感谢。还有一例灾难性抗磷脂抗体综合征患者，坚持针药并用，存活超过 10 年，多家三甲医院的西医同仁都认为是奇迹。这都是中西医结合，坚持中西医并重，以中医为主导的临床思维模式应用的真实效果。

　　毛泽东主席等老一辈党和国家领导人大力支持中医，中华人民共和国建国初期的"西学中"热潮，是建立在中医的疗效基础之上的。我的母亲王庆侠教授毕业于北京中医药大学，曾经在北京协和医院中医科工作多年。当时北京协和医院中医科主任史济招教授就是西医学习中医，成为著名的中西医结合专家的。史教授在临床擅长治疗肝病的同时，对妇科、内科杂病疗效也非常好。她非常善于思考，在临床对疾病观察中，发现很多疾病病因不清，但是检查肝功能都不正常，同时 IgA、IgG、IgM 这些免疫指标都下降。她提出了如果肝脏功能不好，免疫指标下降，就会在临床上出现很多的内科疾病。这就是中医学说的"邪之所凑，其气必虚"。比如荨麻疹的患者，检查肝功能不正常，临床治疗就要兼顾对肝脏的治疗，用逍遥散加减，疗效显著。她认为，气虚功能低下是很多疾病的发病机制，用补中益气汤加减治疗，效果都很好。她自己还创制了"活血片"，是协和医院的协定处方，为临床所常用。她在临床发现有很多占位病变，比如乳腺增生、子宫肌瘤等，还有些肿瘤疾病，检查发现肝功能都有问题，同时发现肝功能不正常的患者也很多有占位性病变。所以在临床上擅长用补中益气汤加上活血片，扶正攻邪，活血化瘀，大部分疾病效果都很好。小时候经常去史奶奶家里玩，她老人家曾经摸着我的头和我说：要是将来学医，我带你。可惜我长大学医了，史奶奶已经走了，但她用西医的微观指标观察，中医的宏观治疗调控的中西医结合的思维，深深影响着我。还有协和医院中医科老主任祝谌予教授，师承京城名医施今墨先生，也非常注重中西医结合，现在我母亲的中药处方里还能看到祝老传授的施老"对药"的影子。现在协和医院神经内科一位医生是我的好友，失眠时也会来找我针灸治疗，而我遇到神经内科的一些问题，也经常向她请教。

我临床中，在西医明确微观病理机制，中医宏观辨证应用中药、针灸手段治疗下，多例间质性肺炎患者临床症状改善明显，慢性萎缩性胃炎、各种肿瘤疾病、皮肤病、内科多种疑难杂病效果显著。尤其是外感病，小儿感冒，急、慢性扁桃体炎，变异性哮喘，大多临床治愈，以至于不少全国各地的患者前来就诊。

总之，中西医互相融合，对临床诊疗大有裨益。

（四）病毒性疾病的治疗

对于病毒性疾病的治疗，东西方两种文化体系所主导的医疗制度，给出了两种截然不同的方法。西医针对的是病毒本身，而中医从宏观的角度调整人体整体的运行机制，看的是人。人体是一个高度智能的整体，病毒入体，人体免疫系统在识别对抗病毒的同时会出现机能紊乱，表现出外在的症状。基于症状，帮助人体扶正祛邪，使机体恢复正常的运转，使得病毒失去了继续利用机体的能力，也就是人体自身抗体的产生。顺从人体抗邪的趋势，帮助其战胜邪气，这就是中医的思维模式。从中华人民共和国成立以后两次大型传染病的诊疗过程，就可以看出中西医治疗理念的区别。

1. 中华人民共和国成立初期的流行性乙型脑炎

早在中华人民共和国成立初期，河北省石家庄市暴发流行性乙型脑炎，发病患者伴有高热、神志昏迷、意识障碍、肢体拘急甚至抽搐等表现。当时西医还没有特效治疗药物，只能对症支持治疗。患者可在短时间内死亡，死亡率高达50%，即便抢救成功，也有相当一部分患者留有精神障碍、瘫痪、痴呆等后遗症，致残率较高。

中医学经典古籍中没有所谓"乙脑"的记载，但从乙脑的发病节气、以发热为主症且具有强烈传染性等临床表现来看，其应该属于中医温病学中"暑温""暑热疫"的范畴。郭可明老中医团队经研究确立"清热，养阴，解毒"的六字原则，以白虎汤和清瘟败毒饮为主方，重用石膏。1954年，在这种治疗方案的指导下，经中西医合作治疗的34名乙脑患者无1例死亡，取得了奇迹般的效果。1955年的治疗也获得了90%以上的治愈率。郭可明老先生因为攻克石家庄乙脑获卫生部肯定，卫生部向以郭可明为首的石家庄市传染病医院乙脑中医治疗小组颁发了中华人民共和国成立后的第一个部级科技进步甲等奖。

1955年，一位援华的苏联专家不幸在北京罹患乙脑，时任卫生部部长李德全邀请郭可明先生来给这位苏联专家治病，并委派卫生部中医司魏龙骧先生及西医专家林兆耆教授共同参与治疗。当时患者高热昏迷，痰声辘辘，昏不识人。郭可明先生以白虎加人参汤、安宫牛黄丸、至宝丹加减，连续治疗7天。患者逐渐清醒，可以自主进食，并能够坐起身跟医生打招呼，用俄语说"你好！""谢谢！""再见"。李德全部长接到治疗效果汇报后非常高兴，对治疗效果非常满意，并称赞说："中医不但治疗乙脑有效，对乙脑的后遗症治疗同样有效！"毛泽东主席接见郭可明先生时，握着他的手说："了不起啊，了不起。"中央新闻纪录电影制片厂还拍摄了纪录片，并将领奖时的照片刊登在《人民画报》上。卫生部决定向全国推广石家庄中医治疗乙脑的经验，并向全世界公开。

1956年，北京市也爆发了乙脑，周恩来总理组织了以蒲辅周先生为首的专家小组研究此次问题。蒲辅周先生亲自参与了北京儿童医院和第一传染病医院的会诊，提出"暑温有偏热、偏湿，伏暑，暑风和暑厥不同，不能死执一方、一法、一药"。拟定了辛凉透邪等八法，随证选用三仁汤、三石汤、二香汤、橘皮竹茹汤、千金苇茎汤，五个加减正气散等多方，取得确定疗效。1957年9月，蒲辅周、沈仲圭等专家发表"流行性乙型脑炎中医辨证施治的一般规律"论文。在随后的科研中，研究人员发现无论是白虎汤的组方应用还是单味药石膏，都没有杀灭病毒的作用，推测中医治疗乙脑病毒并不是直接作用于病毒，而是应有其他机制。

由于我和郭可明老先生的孙女郭媛都是温病学家刘景源教授的学术传承弟子，有缘得以看到很多当时的病案。郭老用白虎汤，在实际应用中非常灵活，一个患者不同时期用药截然不同，不同患者用药也不相同。而且加减变化非常灵活，就是白虎汤的甘草也可能会换成山药，这就是中医学所说的圆机活法。

2. 2003 年流行的 SARS

2003 年的 SARS 许多人仍记忆犹新。SARS 病毒属于冠状病毒，其传染性强，症状严重，远超一般病毒性疾病。此前从未在人类身上发现过，其起源地是广州。临床表现为急性起病，持续高热、咳嗽，伴随全身症状与呼吸系统症状。以发热为首发症状，继而出现咳嗽咳痰，随着病程加重，在 10～15 天达到高峰，出现全身感染中毒症状，呼吸困难，咳嗽加重。其发展迅速，很容易引起免疫系统过度反应，导致远高于其他冠状病毒疾病的致死率。

除了对症治疗与支持疗法外，直到目前，西医尚未有针对 SARS 的特效治疗药物。SARS 发生时，当时的治疗指南要求按照甲类传染病进行上报，对患者和接触人员进行隔离治疗和观察。对患者给予补液、吸氧、物理降温等治疗。对于急重症出现呼吸衰竭患者，给予机械通气支持。高热 3 天以上，或者 48 小时内胸片肺部阴影面积扩大超过 50%，或者出现急性呼吸窘迫综合征时，可使用糖皮质激素，但这往往伴随着较大的副作用。

在 SARS 后期，温家宝总理、吴仪副总理批示：抗击非典要充分发挥中医的作用。中医介入治疗后，起到了极大的作用。中西医结合治疗 SARS，在缩短平均发热时间、改善全身中毒症状、促进肺部炎症吸收、降低重症患者病死率、改善免疫功能、减少激素用量、减轻临床常见副作用等方面有明显优势。很多后期参与治疗的中医同仁因对抗击 SARS 有重大贡献，都受到国家的表彰。

SARS 结束后，我们进行了研究，发现面对冠状病毒类急性传染病，中医的宏观治疗与西医的对症支持缺一不可，不应有中西之争，而是应携手并进。中医辨证用药加上西医支持疗法，能有效降低死亡率，减少后遗症发生。

（五）对冠状病毒类疾病的思考

疫病的发生，是天灾，也是人祸。当季节时令适合传染病的传播时，人类又去主动招惹携带病毒的野生动物，疾病就此发生。虽然我们能够战胜这场疫病，绝大多数患者也必将转危为安，但这场从有生命以来就有的战争，必定还会持续下去。在长期的战争中，我们不太可能消灭这从远古时代就存在的几乎和生命同时诞生的另一种形态。更多的时候，我们之间是一种平衡状态，每个物种经过几十亿年的演化，已经和病毒达成了和解并刻在每个其遗传信息基因里，成为一种共生状态。如果人类还继续侵犯被我们挤压到几乎灭绝的野生物种，那么它们身上携带的病毒对人体就是新的入侵者。本已经在和病毒形成平衡的野生动物体内是共生关系，但到人体内则是毁灭性的敌人。我们人类的进化过程中，对这种病毒没有形成与之共生的基因，和它斗争到和解的过程也许很长，这就会以死亡大量的生命为代价。而且在人类的生命周期里，都不一定能演化出这种平衡机制，艾滋病就是一个例子。

《道德经》云，"不知常，妄作凶"。大自然自身有很好的平衡机制，这就是生命体系的常态。过度索取，打破平衡，这就是"妄做凶"，人类也就凶多吉少了。我们人类不要过度索取自然，地球是一个共生的生态圈，每个物种之间都应和谐共生。维持这个生态平衡，保护野生动物，不要扑杀食用，这是多种病毒性传染病给人类的警示。

在病毒性疾病的治疗上，西医学更关注病毒本身，和病毒短兵相接，对病毒进行干扰或者截断病毒的复制过程。由于冠状病毒为单链 RNA，变异极快，所以当一种新型冠状病毒暴发时，先进行新病毒基因组的分析，针对性进行抗病毒药物、疫苗的研发与生产。但这需要很长一段时间，且成本很高。直到现在，仅有少部分病毒性疾病研制出有效的抗病毒药物，且副作用较大。在有效的特异性药物发现之前，患者只能通过对急性上呼吸道感染的常规对症支持治疗维持生命，包括吸氧、排痰、抗感染、纠正电解质平衡等。

（六）对此次冠状病毒治疗的意见

针对此次变异的冠状病毒，我们应该怎么办呢？作为一场战争，敌我双方的实力对比要明确，敌我形势要分清。

战略上蔑视敌人，中华民族对疫病有几千年的斗争经验，有中医、西医的保驾护航，还有 2003 年 SARS 的治疗经验，面对 SARS-CoV-2 病毒，我们有必胜的信心。

战术上重视敌人，在狡猾的病毒随时存在变异的情况下，如同两军对峙，不打无准备之战。在明确病原微生物为前提的情况下，坚持中西医并重，以中医为主，西医支持，保障人民群众的生命健康。

1. 治疗

打仗不仅要知道敌人是谁，还要知道敌人的意图，以及我们用什么武器才能打败对方。利用天时、地利、人和，避实就虚，则形圆而不可败。

能使人体受到伤害的病因大致可以分为三类：有物理伤害，即风、寒、暑、湿、燥、火；有机械伤害，即内外应力不均；还有生物伤害，及疫疠邪气。

疫病，属中医学温病范畴，不同于其他外感病，"非风、非寒、非暑、非湿，乃天地间别有一种异气所感"。

从病原微生物角度十分明确，此次疫病确认为 SARS-CoV-2 病毒。它对人体的损伤靶向非常明确，是通过 S-蛋白结合 ACE2 受体，侵入细胞，激活免疫反应，一步步引起症状，乃至危及生命，这是微观机理。在西医尚未研制出特异性靶向药物（疫苗、抗病毒药物）之前，怎样有效地改变大环境，让病毒不容易破坏细胞，这就是祛邪。让机体免疫细胞系统针对性地更加强大，这就是扶正。

下面我们从外部环境对病毒的影响来分析，就很容易找到它的弱点了。冠状病毒的一个共性是，感染高峰在秋、冬和早春。从时间规律上分析，秋、冬、早春是一年之阴，即是气候寒凉之时，此病毒适于在寒冷的环境对人体发动进攻，我们就可以把它看作是"寒邪"。湖北地处中国地域的中部偏南，近一个月以来，阴雨连绵，正值寒湿之季，天地大环境都是寒湿，也就是运气学说的"土运不足"。结合人体内状态，就是脾肾阳虚为本，一旦气温上升，进入晚春或者夏季，即是气候温热之时，病毒就丧失了进攻的能力，不用我们打它，自然而然它就不适于生存了，更别提来攻击我们了。既然了解了这个特性，我们就应利用大势来制约它。孙子曰："上兵伐谋，不战而驱人之兵。"

明确了"寒"为基本病机，针对人体来说，治疗的大原则，就是"寒者热之"。怎么热？就是我们改变人体内外的大环境，把人体从"寒态"变为"热态"，也就是在人体制造一个夏天的环境。环境不适合病毒生存，病毒自身难保，还怎么侵犯人体呢？

本次疫病以中医学的"寒湿疫"命名最为恰当。温阳法应该是贯穿始终的治疗根本大法，这是这次疫病总的治疗原则。脾肾阳虚为内寒，寒邪闭肺为外寒，麻黄附子细辛汤最为对证。具体遣方用药，则应结合地域特点和患者体质随证加减。从目前的病证来看，南方寒湿之地，用麻黄附子细辛汤合理中汤最为合适。北方寒冷干燥为主，应以四逆汤加麻黄为主方。外治法中，艾灸是很好的疗法，也是很好的预防方法。

总之，医生所做的，只要让人体的阳气升发起来，则"阳气所至，阴寒散尽"。寒为邪，逆其性，寒者热之；热为正，顺其势，温养阳气。

从病程上来看，分为初期、中期、末期，结合人体正邪相争不同的反应，给予相应的治法，"观其脉证，知犯何逆，随证治之"。

前文的分析是这次新冠肺炎初期，以寒湿证型为主的情况。如果素体阳盛，则可能化热，转变为温热病，需要清热解毒。如果阳明热盛，燥屎内结，则需用通下之法，可选用宣白承气汤宣肺化痰，泄热攻下。如热入血分，须用清营凉血之法，可选用清营汤合犀角地黄汤。如热毒炽盛，则可用清瘟败毒饮合甘露消毒丹。如邪伏膜原，则可用达原饮。如素体湿热内蕴，则为湿热病，分消走泄是大法，中华人民共和国成立初期流行的乙脑后期，上次SARS 的后期，很多患者都转化为湿热病，应用分消走泄法效果显著。

现在看来，此次疫病初起应该为寒湿，后期随着节气变化可以转变为湿热，具体需随证变法。如果急性期上焦肺气郁闭较重，宣肺药物必用生麻黄，组方以麻黄剂为主。病在中焦，由于体质不同，有从阳化热转化为湿热，或从阴化寒转化为寒湿伤阳。热者三仁汤、温胆汤为主，寒者附子理中汤为主。注意不要过用寒凉，总体的选择是温。下焦以温化为主，四逆汤加减，总之以通为用。只要把阻碍阳气运行的病理障碍清除掉，阳气通达，则病必自愈。

"六经为病尽伤寒，气同病异岂期然。推其形藏原非一，因从类化故多端。明诸水火相胜义，化寒变热理何难。漫言变化千般状，不外阴阳表里间。"由于我们祖国地域辽阔，不同地域、不同体质用药必有所不同，必亲诊方可处方用药，各地区医生要具体情况具体分析。急症用药须精准掌握邪正对比，辨证须准，用药须狠。

疾病的过程就是不断地正邪相争的过程。遣方用药，务必精确判断正邪之势，对则一战驱敌，错则一败涂地。尤其是急重症，生死在一线间，如不能准确用药，甚至辨证错误，会雪上加霜。治病如上将用兵，正确的调兵遣将方能一战而胜。

2. 预防

从某种角度来说，中医学是实践医学，讲究辨证论治。关于预防用药，由于季节不同，地域不同，每个人的身体状况不同，应结合具体情况而给出处方，不能胶柱鼓瑟。目前各地都根据国家卫健委的指导原则，结合地方情况，给出指导用方，大家可以参考。如从整体扶正角度来看，刘景源教授在接受媒体采访时已经讲得很清楚了，具体处方可以参考附篇的"抗击新型冠状病毒感染疫情，中医义不容辞"。

传染性疾病最重要的是注意防护，不接触传染源就不会感染，如果已经确诊，应积极隔离治疗。应特别注意的是，儿童并非不易感，只是接触得少，现在已有儿童病例，正值春节放假期间，还望大家少带孩子串门。此外，目前报道的死亡病例，大多数是体质虚弱或基础病较多者，即使一个普通流感也有可能有生命危险。个别青年死亡病例和自身体质免疫机能不足有关，但这毕竟是极少数，大家不必过分恐慌。怎样以最小的代价换取最大的疗效，尽快阻断传染，尽快治愈疾病，尽量少死人，尽量减少后遗症发生，这是医生的最终目的，也是战争的最高境界，需要大家一起努力。

以上分析，是结合 SARS 治疗经验及个人临床经验对这次疫病的个人想法，分析不当之处还请各位同道斧正。

（本文为作者刘宁奔赴武汉疫区前一天即 2020 年 1 月 26 日完成初稿，并于 1 月 27 日在"刘宁学术交流平台"公众号发布，有删改。）

三、武汉抗疫阵地战的研究与思考

作为国家中医药管理局派遣的国家中医医疗队第二批队员，我现在武汉的湖北省中西医结合医院。来抗疫一线半个月的时间里，在临床治疗的同时，一直在学习、研究新冠肺炎和新型冠状病毒，综合患者的临床症状、体征以及该病的中西医病理机制，进行了思考。目前对这次的新冠肺炎基本上有了一个整体性的认识，对它的病因病机和治疗思路进行了梳理，在这里向大家做一个汇报。

（一）关于新型冠状病毒

首先对引起这次发病的新型冠状病毒进行一个概述。在来到武汉之前写了两篇文章，其中一篇就详细论述了病毒性疾病的产生和机制。其实病毒类生物，严格意义上讲，它不属于生命。它由 DNA 或 RNA 与蛋白质外壳构成，不能自我复制，只能寄宿在其他细胞内进行复制和繁衍。人类作为高等级的动物，其实已经和微生物，包括多种细菌和病毒，达成了一个共生的状态。人体内存在着大量的微生物，甚至它们的数量已经超过人体细胞的数量，而且我们随时还要遭受外来的一些微生物的侵害。人体内的免疫机制，也就是中医讲的正气，能够对绝大部分外来的细菌或者病毒进行一种无差别的消灭。

这次感染我们人类的这种新型冠状病毒，以前是没有被发现的。它怎么突然出现了呢？科研人员在很短的时间内就解析了它的结构，并找到了它的宿主，就是蝙蝠。通过蝙蝠或者中间的其他的一些宿主，现在研究可能是穿山甲等，感染到人类。

我们追根溯源，它发生的原因是什么？可以用我国古代的《黄帝阴符经》里面的一句话做一个概括性的解释。《黄帝阴符经》说："天地，万物之盗；万物，人之盗；人，万物之盗。"简单地解释一下，"天地，万物之盗"是说，天地就像一所大房子，为万物提供了生存的空间，生化万物，长养万物，也就是说，我们人类和万物都是在天地提供的大的空间里生存，天地给予我们生存的空间和养分，所以天地为万物所盗。"万物，人之盗"是说，万物和人同生于天地之间，住在同一屋檐下，万物为人提供了生存的条件，我们吃的、喝的都是万物提供给我们的。万物养育了人类，造化了人类，人通过万物来把自己长养起来，所以万物为人所盗。而"人，万物之盗"是说，人盗万物的同时，万物也利用人来生存和繁衍。正如前文所述，人体本身就是一个共生体，大量的细菌和病毒与我们处于和谐的共生状态，组成了一个大的家庭，共同生存发展。也就是说，万物养育人类、造化人类的同时，反过来，万物也利用人来生存繁衍，所以说人也为万物所盗。正如毛泽东主席在诗词中所说，"鹰击长空，鱼翔浅底，万类霜天竞自由"。我们人类要和万物和谐相处，才能正常生活。当我们作为强势物种，把地球上野生动物，包括蝙蝠——这种隐藏在深山里，只是昼伏夜出的动物的生存环境都挤压到一定程度，并且肆意饱口腹之欲的时候，那么在它们体内的微生物，就会感染到我们人类，成为一种烈性的致病因素，一旦传播开来，那就是一场灭顶之灾。蝙蝠的体内携带了大量的病毒，在它们体内，这些病毒和它们和谐共生，就像人类的体内和某些病毒已经达到共生状态一样。蝙蝠携带的病毒对于人类来说，是一种新的、从没接触过的病毒，在人类史上，有很多烈性的病毒都来源于动物，包括埃博拉、SARS、MERS、艾滋病毒，等等。到目前为止，对于其中绝大多数的病毒，人类仍旧没有找到对抗的办法。

凡事一定要找到它的根本原因，否则下次很可能还会出现同样的问题。我们分析疾病，就是要分析病因和病机。有党和国家防治传染病正确决策和科学有效的政策、制度保障，全国各地大量精锐的医生团队上万人支援武汉，抗击疫情很快就取得了阶段性的胜利。但是，这次疫情过后会怎样？整个人类以后又会怎样？我们和万物之间是怎样的关系，如何和谐相处？这是我们需要思考的。

这次引起疫情暴发的病毒，科研人员很快就把它解构出来了，是冠状病毒，而且和引起2003年SARS的冠状病毒十分相近，也可以说，是"表兄弟"的关系。它们的外形基本一致，但细节的结构不太一样，可以用来结合人体细胞的蛋白数量不同。形象地说，上次的病毒外面有5个爪，这次的病毒外面只有1个爪。因此上次的病毒对人体的危害力，也就是毒性，相对的要比这次大。如果把病毒侵犯人体比作打架的话，SARS病毒有5条胳膊来打人，而这次的病毒只有1条胳膊。所以两个病毒虽然都属冠状病毒，而且非常相近，但是侵害人体以后出现的战争形式，也就是呈现出的临床表现，是不一样的。

经历过2003年SARS的医生们可能还有印象，当时发病非常急，感染者突然就出现了体内的应激反应，马上就出现了高热以及重症肺部感染，而且年轻人也可能从急性发病迅速进展，直至死亡，其进展速度比老年人更快。

也就是说，SARS 冠状病毒侵入人体以后，直接激发了免疫系统，快速进展，成为一种人体内的斗争，而出现了免疫过激行为。所以年轻人相对的反应过于激烈，反而出现重症和死亡。老年人相对的免疫机能较弱，免疫应答反应相对缓慢一些，所以进展还不是太快。这次的病毒，我认为，其实它不是变异了，而是本身就存在，只不过是人类继续在侵扰野生动物的领地，而出现了又一次的剧烈的反击。这种新型冠状病毒它应该比人类社会——现在我们了解的文化社会存在的时间还要长，最起码在 1 万年以上。和 SARS 病毒相比较，新型冠状病毒是非常聪明的，它侵犯人体以后引起反应的速度相对缓慢，人体的反应相对不是那么迅猛，所以本次疫病具有隐匿性。这种隐匿性就导致了初期大量的传播。既然这个病毒毒力没有那么大，是不是就不必恐慌了？在医生的眼里，这次的新冠病毒对人体的侵犯，只要保持正常的免疫反应，其实是没有什么问题的，比起上次的 SARS，它对人体侵犯的力量是小很多的。

（二）发病机制与多脏器损害

新型冠状病毒与人体特异性结合的受体是 ACE2（血管紧张素转换酶2）。ACE2 在人体内其实是大量存在的，人体组织表达 ACE2 的器官有肺脏、肝脏、小肠、心脏、肾脏等。也就是说，人体血液循环非常丰富的地方，新型冠状病毒都有可能侵害。

刚进入湖北省中西医结合医院病房的时候，我详细地询问了二十多位患者的病史，并进行了细致的查体，结合临床表现、影像学和实验室检查分析，新型冠状病毒对人体的侵害并非只有呼吸系统，而是全身多脏器的侵害。我们来看看不同脏器的反应。

中医的温病学讲"温邪上受，首先犯肺"。肺是人体进行呼吸、气体交换的场所。肝、心、脾、肺、肾，所有这些脏器中，只有肺是和外界直接相通的，所以新冠病毒首先侵犯的就是肺脏。中医讲"肺为娇脏"，不耐寒热，肺是人体对外应激反应非常强烈的一个脏器，只要是进入一种微生物，它就会激烈地反抗，进行激烈的免疫应答。这就是为什么初期就会出现咳嗽，或者胸闷、憋气的症状。症状轻的患者或者不是太重的患者，主要是肺部的症状。

临床观察发现，大量新冠病毒感染者都出现了腹泻的症状，同时，在脐周，也就是小肠部位，触诊都有明显的压痛和抵抗的感觉。小肠是人体非常特殊的一个器官，人体只有小肠这个部位是碱性环境。中医学中，称小肠为"火府"，它是人体吸收营养的器官。因为在高温的情况下，它才能把饮食物吸收，所以小肠部位是人体脏器中体温相对高的器官。小肠内有大量的菌群，也就是我们所说的益生菌。同时，小肠本身还是一个碱性的环境。因此，虽然这里的 ACE2 受体非常的丰富，但是由于环境不太适于病毒的生存，病毒侵犯小肠后，只是干扰了肠道正常的消化功能。当然，后期是否对消化系统形成不可逆的损伤，还有待病理学的观察。

在问诊中得知，几乎所有的患者都出现了口干和口苦的症状，同时触诊肝区肿大，这说明病毒对肝系统产生了影响。中医学认为，肝胆相表里，胆汁是由肝脏分泌而后浓缩形成的。所以病毒侵犯肝脏以后，患者表现为胆汁上泛，出现口苦。

肺脏、肝脏、肾脏是我们人体内毛细血管网团非常密集的地方，肺脏的功能是气体交换，肝脏的功能是调节营养物质的吸收和代谢，肾脏的功能是代谢产物的排泄。轻症患者可能肾功能、肝功能还是正常的，但从重症来看，肾脏其实应该是和肺脏同时损伤的，很多患者后期在出现呼吸功能衰竭的同时，出现了暴发式的肾功能衰竭，这就是病毒对肾脏产生了破坏，类似膜性肾病的改变。武汉协和医院有大量的重症患者，在呼吸机应用的同时，几乎都上了血滤，也就是说，呼衰和肾衰是同时发展的，而且肝功能也是严重受损。

心脏内膜也是 ACE2 十分密集的地方。患病初期，肺部 CT 多发斑片状磨玻璃样改变，随着病程的进展，重症和危重症患者 CT 上均发现伴有心包膜和胸膜增厚。新冠病毒侵害人体，如果突破了黏膜系统进入血液，它一定会是浸润性的多脏器的损伤，这是非常重要的表征。我和我们放射科的陈正光主任观看了大量的影像学资料以后发现了这一现象，这是非常重要的发现！

总之，除了对肺脏的侵袭，一旦突破黏膜进入血液循环系统以后，就形成了一个全身性的、浸润性的、弥散性的多脏器损伤，肺、心、肝、肾、小肠都受到了病毒的侵害。

（三）病程进展与人体免疫机制

解决一件事情必须把它的机理分析清楚了，如果机理不明白，治疗就无从谈起。在我眼里，发病机理没有中医和西医的分别，只是我们怎样把它搞清楚，从宏观和微观找到最有效的治疗方法。我们可以从临床中三种情况来思考。

从临床发病来看，有三种情况：一是突然就发病并且非常重，一是感染后无症状，还有一种是正常的感染。第一种情况，患者初起症状并不严重，但是后期突然出现了炎症风暴，或者说"全身炎症反应综合征（SIRS）"，突然出现多器官的衰竭，呼衰、心衰、肾衰，很快出现死亡。第二种情况，感染者可能从始至终也没有出现任何的症状，或者症状极为轻微，顶多就觉得稍微有点乏力，可能核酸检测都是阴性，即使查出阳性，没过几天也好了，但病毒确实感染他们了，因为发现他们能传染其他人，这叫作无症状感染者。第三种情况，也就是大多数患者的情况，感染后机体表现出一个正常的免疫反应的过程。

这几种情况大家可能都看到了，很多人感到很奇怪，同样的病毒侵犯人体后表现为什么如此不一致？简单地说，这三种不同情况的出现，就是由于人体内战争的正邪双方，强势和弱势的对比关系不同。

新型冠状病毒侵犯人体以后，它是直接和免疫系统开战，其实这就是一场人体内部的战争，病毒是一个外来的入侵者，我们人体的免疫系统是抵抗军。这场战争的胜负取决于双方实力的对比，以及时机的掌握和治疗的介入。

人体的免疫系统中，有中性粒细胞、单核细胞、巨噬细胞等固有免疫细胞。只要有病原微生物侵犯人体，它就无差别地进行剿灭，但是它的战斗能力是非常有限的。就像民兵一样，并不是专业的特战部队。它对待这种新型冠状病毒的方式，就是肉搏、手撕，把对方吞噬掉，然后再代谢出体外。这种抵抗的能力是有限的，叫作先天免疫，或者叫作固有免疫。比人类低等的一些动物，比如无脊椎动物体内是没进化出后天免疫的，只有先天免疫，但是它们的先天免疫能力要比人类高很多。

病毒突破了黏膜系统进入了血液循环，产生全身性的播散，人体势必与之抗争。这种抗争的力量，中医称之为正气，西医称之为免疫系统。在先天免疫的过程中，也就是民兵在和病毒斗争的同时，会不断地通告体内的免疫器官病毒是什么特性。骨髓马上就会源源不断地分化出淋巴细胞，进入外周免疫器官，这些器官就是淋巴细胞的培训中心。在这里，淋巴细胞在抗原的刺激下活化、增殖，形成足够数量的效应淋巴细胞，其中效应 T 细胞可以精准攻击已被侵染的细胞，而效应 B 细胞能够分泌大量的抗体，可以精准地与病毒结合，通过中和作用让病毒失去攻击力，阻止它继续攻击人体细胞。此时，不再是以肉搏战的形式，而是精准打击，直接抓住病毒。只要病毒进入体液中，就会被源源不断地派出的这种精准识别的武器捕捉。抗体抓住病毒以后，还会激活补体系统，补体一方面可以通过调理作用增强巨噬细胞、中性粒细胞的吞噬作用，另一方面可以帮助已经结合起来的抗体和病毒，也就是免疫复合物，黏附到红细胞、血小板上，由它们经血液循环带到肝脏、脾脏内，进行集中的吞噬、分解代谢。众多环节正常运转，多种免疫器官、免疫细胞紧密配合，才能将病毒彻底清除，这就是后天免疫的过程。

哺乳动物在病毒侵犯后的正常发病周期，一般是 7～14 天。在前 7～8 天是固有免疫，即先天免疫的过程，在战争过程中逐渐启动并升级到了后天免疫。后边的 8～14 天，也就是第二周，是特异性绞杀的过程，普通人的免疫系统如果正常启动，是能够把这个病毒消灭掉的。

无症状的感染者，就是中医说的人体"正气存内，邪不可干"。他们的先天免疫非常强大，即原有的这些民兵就非常的强大。有可能不用启动后天免疫就解决战斗了，或者他能快速的启动后天免疫系统，快速结束战斗。也就是说，病毒在刚刚入侵时，就直接被消灭于萌芽之中。表现出来的就是无症状，或者微微有点恶寒，微微有点发热，过几天就好了。对于一般的正常人来说，先天免疫没有这么强大，病毒侵染人体后会进入血液循环系统，但经过正常的免疫应答，多数人是能够痊愈的。只有极少数的患者，例如老年人或者有基础病的人，即免疫功能低下者，才会很危险，容易出现重症，甚至死亡。

中医学所说的人体的正气是否充足，就相当于西医学所说的免疫力的强弱。如果人体的免疫机制足够强大，能够产生出足量的免疫细胞，同时每个细胞的力量又非常的强大，能够精准地识别，而且将病毒捕捉以后能够正常地吞噬，分解代谢也非常快速，那么疾病也就能够快速痊愈。如果在免疫过程的任何一个环节中出现了问题，都可能导致战争的拖延以至失败。具体而言，问题主要集中在两个方面。一是免疫细胞是否能够对病毒进行精准地打击。单兵作战能力的强弱也是决定战争胜利与否的一个重要因素。如果激活了后天免疫，产生了特异性免疫细胞，但其分泌的特异性抗体不能够精准地识别敌人，或者不能紧紧地抓住敌人，也就是说，虽然是正规军，但单兵作战能力比较弱，不能够稳、准、狠地打击敌人，那么同样不能取得胜利。另一个问题是，病毒被抗体结合以后，不能够及时地转运、代谢掉，那么就会在局部形成大量的免疫复合物的堆积。临床上有很多患者，即使核酸检测阴性，但肺部病变的进展还在继续，这就是免疫复合物堆积于微循环所导致的。肺部的毛细血管网是非常丰富的，免疫复合物不能够及时被清除，就会导致肺间质的微循环障碍。这就是这次疫情重症患者肺部进行性间质性损伤的原因。形象地说，就是打仗以后，战场上留下的尸体不能及时地清除和运走，于是引起了一系列的连锁反应。

新冠肺炎，其实就是进行性间质性肺炎后继发肺间质水肿，并导致混合性的水肿，极可能是免疫机制的平衡彻底失衡，没有足够的能力清除炎性代谢产物，体内严重的酸中毒和钙离子代谢的失衡，暴发激烈的炎症风暴，致心、肺、肾功能失守，微循环障碍等诸多问题。

肺部的间质性细胞，主要起到支撑结构的作用。间质的末端循环出现大量的阻塞以后，就会导致局部组织的坏死，形成间质性的损伤。间质损伤会逐渐扩大，就如同农村包围城市，从胸部 CT 来看，初期表现为典型的中下肺外周部位磨玻璃样斑片样改变，即肺部的末端循环障碍导致的沿肺外围段支气管分布的间质性损伤。随着病情发展，胸部 CT 过渡到混合样片状甚至大片状混合铺路石样磨玻璃样改变。磨玻璃样改变，就像雾一样，混合性铺路石样磨玻璃样改变，是雾里边好像又看见了实体，也就是说，实质性的损伤更大了，而且它损伤了稍粗点的小血管。如果再进展的话，就会出现更严重到损伤肺致混合性的水肿，就出现了"大白肺"，整个肺部几乎全部失掉了通透性，乃至变白，是整体的间质性的弥漫性改变的表征。其原因就是人体免疫力低下，不能及时代谢病理产物，导致末端的病理产物堆积，形成了微循环障碍，逐渐扩展到全身的代谢障碍。

肺部的炎性反应以及致大白肺，并不是病毒本身多么可怕。而是患者的免疫机能失衡，不能有效地和病毒斗争，或者斗争以后，战场不能及时地被清除，而堵塞了正常的血运和代谢，从而出现炎性坏死组织增多、堆积，又进一步激发炎性因子到暴风样释放，促进身体诸多重要脏器损伤和功能障碍。

如果初期不能有效地激发人体的免疫力，后期更加担心的问题其实不是感染者的死亡率。这次疫病粗略来看，病毒传染性超强，致病率高，死亡率相对较低，对人体的侵害的强度可能也是相对比较低的。但是应该警惕的是继发反应，就是在间质性的损伤同时，会直接导致不可逆的肺组织纤维化，乃至多脏器纤维化等不可逆的改变。也就是说，后遗症是非常令人烦恼的。

到这里，基本上已经把这次新冠病毒侵犯人体的微观的病理机制做了较为详细的解析。可以说，这次疫病就像一场战争，是病毒和人体的免疫机制进行的战争。

（四）治疗理念和思路

战争的胜利与否完全取决于双方实力对比。对于免疫力足够强大的人来说，病毒入侵后，人体虽然没识别过这种病毒，但直接用先天免疫，或者快速启动后天免疫，直接就能够把它灭掉了。即使病毒再次侵犯，也没有问题。这种人甚至直接进入隔离病房，也不会有任何症状，被传染后也不会发病。或者有几天轻微的症状，消失了就痊愈了。这就是《黄帝内经》所说的"正气存内，邪不可干"。而对于免疫力没有无症状感染者那么强大，但是又没有特别的低下的正常人来说，治疗方案的正确选择尤为重要。我们提出的中医治疗方案的早期干预或许可以及早阻断或者逆转前文所述的严重连锁反应和后遗的不可逆的脏器纤维化。

这次新冠肺炎暴发，中医做到了早期介入。我作为国家中医医疗队第二批队员于 2020 年 1 月 27 日就来到了武汉。通过临床观察总结，中医的治疗是非常有效的。中医的处方也有一个优化和选择的过程。也就是说，要找到最佳的治疗途径，用最少的代价，换取最高的疗效，并且预防阻断不可逆的肺纤维化。这是我们抗疫的最终目的，也是我们的能够达到的最高的境界。

中医学有张仲景的《伤寒论》，有吴又可的《温疫论》，有叶天士、吴鞠通等人的温病学著作，这些都是中医学的宝贵财富，也是战胜疫邪的利器。中华民族乃至全人类的历史，从某种角度来说，就是和疾病、和传染病的斗争史。中华民族在几千年的文明史中，在医学上积累了和外感传染病斗争的丰富经验。从中医学的角度来分析，其实这次病毒的侵袭和我们以前认识的一些病种是不一样的。总结外界致病因素对人体的伤害，无非三大类。一种是物理性伤害，也就是中医所说的风、寒、暑、湿、燥、火，即六淫邪气。受凉了、受热了，环境的这种物理性的改变，导致人体运行机制的紊乱，而出现的各种疾病，就需要按这各种邪气性质的不同，来针对性地治疗，寒者热之，热者寒之。另一种损伤就是致病微生物的伤害，例如这次新型冠状病毒的伤害，前面已经对它的病理机制进行了分析。吴又可说得非常好，这类疾病"乃天地之间别有一种异气所感"，他称这种异气为"戾气""疠气"，侵袭人体的途径是"口鼻而入"，是典型的微生物直接进入呼吸道黏膜，突破黏膜屏障，进入血液循环的侵袭过程。其实，六淫邪气和疫疠邪气致病，都属于外感病的范畴，其区别主要在于传染与否。还有一种伤害就是应力性的损伤，包括扭伤、挫伤，以及长期静坐位的静力性损伤，这叫内外应力的损伤。

怎样应用更好的方法来解决病毒损伤人体的问题？在前面的分析过程中已经谈到了，决定战争胜负的关键是人体免疫机制是否足够强大。外邪侵犯人体，中医的治法就是扶正祛邪。准确地说，病毒侵犯的是人体的免疫系统。怎样有效地帮助人体的免疫系统强大起来，快速地消灭病毒，这是中医学站在人的角度来治疗新型冠状病毒疾病的一个视角。病毒侵犯人体以后，中医、西医两个不同的文化背景下产生的医学体系，针对疾病的解决思路是不一样的。西医主要是针对病毒的干扰或者阻断。但是，由于病毒感染的机制所致，抗病毒药物的作用靶点与人体内日常进行的反应必然十分相似，因而这些药物进入体内之后引起的副反应通常很严重，甚至不可预知。尤其核苷类抗病毒药物，它对人体的细胞的干扰是很大的，副作用十分明显。

前几天有报道称双黄连口服液在体外研究发现有抑制病毒的作用。依此说法，大批的苦寒药，如：蒲公英、苦地丁、金银花等，这些药物在体外研究都有广泛的抑制病毒的作用。但是这种抑制病毒的作用，在人体内并不一定是有效的。也就是说，体外的研究，并不等于临床的治疗。体外观察到的对病毒的抑制作用，并不等于在体内实际的抗病毒作用。就比如，酒精对这种病毒的杀灭作用是100%的，你能说喝酒就能治疗这个疾病，就能消灭病毒吗？这是一样的道理。依个人之见，单用苦寒类的药物来治新冠肺炎，是不可取的。

对抗病毒，人体的免疫系统是最有效的。如何辅助人体提高免疫力，我们的祖先已经总结出了很好的经验。

金元时代的李东垣在《内外伤辨惑论》中云："盖胃气不升，元气不生，无滋养心肺，乃不足之证也。计受病之人，饮食失节，劳役所伤，因而饱食内伤者极多，外伤者间而有之，世俗不知，往往将元气不足之证，便作外伤风寒表实之证，而反泻心肺，是重绝其表也，安得不死乎？《难经》云：实实虚虚，损不足而益有余，如此死者，医杀之耳！然则奈何？曰：惟当以甘温之剂，补其中，升其阳，甘寒以泻其火则愈。《内经》曰：劳者温之，损者温之。盖温能除大热，大忌苦寒之药泻胃土耳。今立补中益气汤。"文中明确提出了外感病和内伤病的关系，他认为，凡是外感病，都有内伤的基础。这种内伤的基础，其实就是人体的免疫系统出现了问题，也就是正气不足。老子说"知常曰明"。现在许多人的生活方式都不是常态了，因为熬夜、嗜食生冷、纵欲过度等不良习惯，使精气神过度耗散，导致了体内的空虚状态。也就是说，其实大部分人的免疫力是比较低下的。李东垣的当归补血汤证，他说是"状似白虎"，就是说像白虎汤证那样有发热。但是这种热，不是实热，而是因气血不足而发热，治疗要用补法，而不是用清法来治疗。他所创制的补中益气汤，有补中气之功，即可取得甘温除热之效。

此次疫病中的危重、死亡病例，多为老年或有基础病者，如气管炎、糖尿病、心脑血管病的患者。其原因，就在于这些人正气虚于先，疫邪感于后。即使没有基础病的人，扶正固本也是必要手段，因为扶正就可以敌邪。所以要慎用攻伐之品，否则徒泄其表，以致正气损伤，无力抗邪，反使病进。

以补中益气汤为基础，根据患者体质的不同酌加温阳、养阴、辛宣温化的药物，寓通于补，补而不滞，通而不泻，使元气充足，则病可除。"谨察阴阳之所在，以平为期"，扶正即所以驱邪。

清代张璐的《张氏医通》里对疫病有很好的解释，他说："问时疫初起，用人参败毒，得毋助邪为虐之患乎？"就是说，用人参会不会敛邪气呢？人参败毒散方中大多是发散的药物，辛温发散解表的药物，是针对外来寒邪的方剂。其中用人参这种补气药会不会敛邪，导致气机不能流通？又说："又何以治非时寒疫，汗后热不止？盖时疫之发必入伤中土。"他所说的"入伤中土"，就是说入伤了人体的元气。"土主百骸，无分经络，毒气流行，随虚辄陷。最难叵测。"其立方之妙，全在人参一味，重点是在这里。这个方解里边的点睛之笔，全在人参一味。即他所说的："力致开合，始则鼓舞，羌活、独活、柴胡、前胡，各走其经而与热毒分解之门，继而御津精血气，各守其乡，以断邪气复入之路。以非时之邪，混厕经中，非藉人参之大力，不能载之外泄也。"这段话说得非常的精妙，就是告诉后人，在祛邪之中加入扶正的人参，有托邪外出之功，特别强调了在外感病的治疗中，扶正的重要性。

之前，第一批国家中医医疗队——中国中医科学院西苑医院和广安门医院进驻了武汉金银潭医院，金银潭医院有很多重症的患者，当时他们传出了一个消息说，用人参败毒散，半服中药，就能把体温降下来，而且患者的血常规检查白细胞计数也上来了，呼吸的血氧饱和度也升高了。这其实就是扶正祛邪的作用。在来武汉之前，我自己也做了一个详细的理论分析，现在通过临床的对比发现，对于这次疫病，其实扶正是第一要务，扶正不会敛邪。也就是说，我们有针对性地辅助、增强人体的免疫系统，是最有效的抗邪的方法，扶正即能祛邪。武术界有句话叫"一力降十会"，通过扶正，直接使免疫系统强大了，病毒也就被消灭了，不需过多的技巧。

（五）中医诊疗方案

扶正之品，不外乎黄芪和人参。现在我形成了自己的一个中医诊疗方案，就以是黄芪和人参为君药。这两味药自古以来，包括现代的药理学研究也支持，它们是最有效的、能够提高人体免疫系统功能的药物。黄芪能够固表，从微观的现代药理学研究来说，它能够直接提升人体的免疫系统的功能。有学者认为，黄芪能升白细胞。形象地比喻来说，打仗需要粮食，所谓"兵马未动，粮草先行"。怎样有效地为我们的免疫细胞补充"粮食"？这些"粮食"从脾胃而来。食物进入人体以后，营养经脾胃运化而布散至全身，就增强了抗病能力。所以患病不要紧张，要好好休息，多吃饭，少输液，多喝温水，要保持自己的营养充盛。初期血常规检查示白细胞计数降低、淋巴细胞降低，其实这就是外周的固有免疫细胞开始和病毒斗争，直接导致免疫细胞的缺乏和损伤。黄芪和人参这两种药物进入人体内，可以直接帮助人体将所摄入的营养物质为免疫系统所用，所以初期运用就可以提早增强免疫系统功能。

　　根据人体不同的体质，临床是有不同表现的。六经为病尽伤寒，气同病异岂期然？同样的邪气，同样病毒侵犯人体以后，每个人的表现是不一样的。疫情早期，武汉有一些医护人员没有及时的隔离，被感染了。有两位护士和一位体格健硕的主任，一起住到病房里。两位护士看似很瘦弱，但是没有几天就痊愈出院了。反倒是主任看似体型非常壮硕，实际上是气虚于内。免疫系统不能够有效地激活，病情不断加重，最后转到武汉协和医院，用的体外呼吸机 ECMO 支持勉强渡过难关，把命保住了。所以初期的这种提升免疫力的治疗是非常必要的，而且现在看来，是能够阻断和截断病情向中期和重期发展的，尤其能够预防肺纤维化。也就是说，在打仗的时候，提前就把部队强壮起来，这样后期就不用担心了。战争只要一打起来，就必有伤害，尤其越到后期，对人体的伤害就越大。

　　这种 SIRS——全身炎性反应综合征，其实是免疫机能失衡的结果。也就是说，后天免疫没有被正常激活，或者虽然激活了，却不能够完全地清除病毒，那么人体的固有免疫，也就是我们说的这些民兵怎么办？没办法了，只能高度地亢奋，虚张声势，高度激活来消灭敌人。但是，就像两个人在屋子里打架一样，打得天翻地覆，一地鸡毛，这时候整个机体也遭受了巨大的创伤。所以治疗要早期介入，掌握这个时机，及早增强免疫力，不让它向中期和重症期发展。

　　我在武汉期间，有的朋友感染新型冠状病毒，请我为他远程指导用方。有一位患者是当地县里的医生，问服中药后肺功能为什么这么快就改善了，吸收得也非常快，同时血氧饱和度根本就没往下掉，觉得非常神奇。这就是因为及时地把他的免疫机能给激活了，增强了。我在中医治疗方案里，简单地分了三种类型。

1. 阴盛阳虚型

　　这种类型多见于体型偏胖者，现在阴盛阳虚的人比较多，这是因为熬夜、嗜食生冷、欲望过多等不良习惯消耗人体的阳气比较多。治疗主方就是以黄芪建中汤合附子理中汤加减变化的，在早期，补气的力量不建议太大。《黄帝内经》说，"少火生气，壮火食气"，如果早期补的力量太大，有可能导致在特异性免疫反应启动之前，直接过度增强固有免疫反应，直接过度强化了民兵系统，而促使战争早期直接进入白热化阶段。因为固有免疫细胞不是特种兵，对新型冠状病毒没有针对性，不能精准地杀灭敌人，所以会导致我们人体，也就是整个战场，受到剧烈的损伤。所以早期的补气，是要微微的少火以生气，就像小火慢炖一样，把人体的免疫机制激活。到中期，免疫机能明显下降，特异性免疫力量不足，这种情况就需要扶正药物量大一些。尤其到重症期的时候，不应该用苦寒的药物，而是要扶助正气，在扶正的同时才可以兼以清除邪气。过用苦寒，恐致寒凝、冰伏，甚至进一步浇灭已然被压制的阳气。问渠哪得清如许，为有源头活水来。真正地想让水流动起来，需要给它原始的动力，就是增兵，给他粮食，把它推动起来。中医学讲，气行则血行，气行则津化，因此，需要黄芪、人参这类大补肺气、大补元气的药物进入人体后，帮助营养物质化生成为免疫细胞，以增兵的办法来对抗病毒，同时促进免疫复合物的清除。

我用药，在黄芪、人参这些补益肺气、补益中气的基础之上，稍加温化，再给他一些号召。就像打仗一样，士兵作战能力强的基础上，还需要将领有号召力，使士兵有不怕死的牺牲精神，才能打赢这场战争。初期的治疗中，有用麻黄剂的，也有用柴胡剂的，中医认为这些都是发散的药物。这些药物的作用，就像激励士兵，给他们鼓舞士气，如同敢死队，冲锋陷阵，在短时间内可能有效，但是临床观察，用发散药物治疗，不能够有效地提高氧合，尤其有可能过度地耗散人体的正气。过用宣散之品，有可能导致表面症状改善，但内脏病理加重。很多患者表面症状消失，但从胸部 CT 看还在进展，甚或后期出现肺纤维化。所以，辛温发散、苦寒直折的药物都要慎用。这就是阴盛阳虚型的组方原则。

2. 阳盛阴虚型

人的体质是不一样的，现在看来，还有一些人是阳盛阴虚。我们在平时也能见到，有些人天天脑袋冒汗，感觉热，冬天就穿件单衣，这就是阳盛的表现。岭南地区的人一般偏阳盛阴虚的比较多。这种人，在用黄芪、人参补气的同时，还要相应地加入沙参、麦冬、玄参、生地黄这类养阴的药物。单纯地补气，津液补充不上也是不行的。根据阴阳两类人，我们就制定了两类不同的处方，并根据病情程度各分为三个阶段予以处方。

3. 平和质型

还有一种就是平人，阴阳比较平衡的人，治疗方法就是在补气和养阴中稍加温化的药物。在临床早期使用这类药物，患者几乎都不会发展成中期，很平稳就会结束这场战争。从目前总结的临床病例来看，有一些患者，已经出现了重症，估计可能是早期没有及时地针对免疫系统进行补充，因而发展为重症。

武汉大学中南医院重症医学科彭志勇主任近期在 JAMA 杂志上发表了一篇论文，结合临床，回顾 138 位患者患病 19 天的过程。发现临床死亡的患者白细胞指标是在第 7 天开始快速上升，到第 9 天到达高峰，并且一直维持在较高水平。我分析，这种患者的后天免疫没有有效地激活，而是在先天免疫即民兵抗战的形势下，以快速地用一地鸡毛的斗争方式，把体内的白细胞直接激发到最高水平。其实背后隐藏的是后天免疫的低下。他们的中性粒细胞在第 7~9 天也到达了高峰，正常人其实在这个时候白细胞是开始下降的。他们的淋巴细胞也是同样的表现。而且从凝血功能的指标来看，他们在 9~11 天出现了高凝状态，这是由于爆发式的炎症反应和免疫复合物的堆积所致。同时患者的肌酐和尿素氮也出现了异常，也就是说肾功能在这个时期也出现了损伤。所谓的免疫过激，其本原是免疫低下，这种患者早期应用中药治疗，一般是不会进展到重症的。这是非常重要的，早期治疗，提升免疫系统功能，是能够帮助机体过渡到特异性免疫阶段的。这样可以避免鱼死网破的民兵抗战。

　　这就是我来到湖北省中西医结合医院以后，经过临床的诊治、观察以及收集整理研究，总结出的新冠肺炎的治疗思路和方案。

（六）针灸

　　对于疾病来说，只要把它的机理分析清楚了，其实治疗只是方法的问题。除了中药的治疗，中医还有很多有效的方法。我在进病房以后，给多位患者进行了针灸治疗，同时让他们练习腹式呼吸，很多症状都能及时明显地快速地缓解。针灸的效果非常好。我夜班时有两位患者症状非常严重。一位患者老太太，她表现的症状是憋闷、躺不下、后背剧烈疼痛，当时是半夜，从外边取药是来不及的。就直接给她用的针刺疗法，通阳宣肺，一共就扎了两个穴位，不到 10 分钟就缓解了，躺下就非常安稳地睡着了。第二天下午查房时她还问，能不能继续给她扎针。还有一位患者，症状是咳嗽、咳逆、高热，非常难受。也直接用的针刺疗法，一共扎了 6 个穴位，扎完以后也是不到 10 分钟，症状全部缓解，马上就躺下睡着了。针灸现在看来效果良好。也就是说，通过外治，扶助正气，改善微循环是有效的，刮痧、艾灸也是有效的。当然，呼吸系统疾病，艾灸会产生一些烟雾，但是我个人认为，在能够有效排除烟雾的情况下，艾灸也是非常可取的一种疗法。

（七）谨慎使用解热镇痛药

　　还有一点需要注意，病毒进入人体以后，整体免疫机制启动，就会出现发热，中医学解释为正邪相争，功能亢奋。在这种情况下，不要轻易使用解热镇痛药。因为发热本身是人体免疫系统激活的一个反应，体温升高，病毒本身在体内就不容易复制、繁殖。如果强行地用药物压制免疫系统，让体温降下来，这不就是压制正气吗？所以尽量地让它发起热来，不要用解热镇痛药强行退热。当然，也是有一定限度的，发热到机体不能耐受的情况下，可以适当干预，但是不要过多地干预人体正常的免疫应答反应。

（八）预防

关于预防方法，首先要注意吃好、睡好，还可以选择站桩、练习太极拳等方法增强体质。尤其腹式呼吸，能够很好地改善肺部的通气量，也能够激活机体的免疫机制。多喝温水，让身体保持温暖的状态，微微出汗的状态是最好的。

中药预防方面，可以参考疫情发生早期刘景源教授在接受媒体访谈时推荐的玉屏风散合生脉散。这两个药的君药就是黄芪和人参，能很好地起到预防作用，可以短期服用，一般不宜超过1周。但需要注意，具体到每个个体的用药，还需根据个人体质灵活选择。

（九）部分重症患者肺部CT图像（图3-2~图3-5）

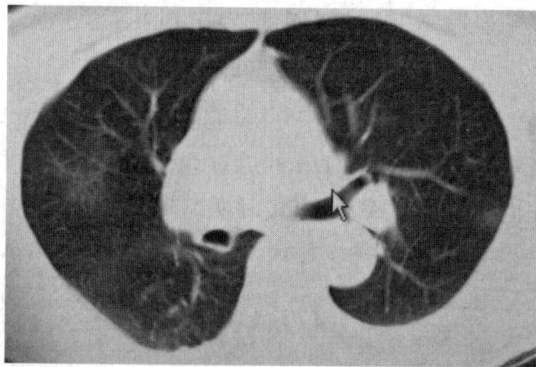

图 3-2　双肺多发斑片状磨玻璃样改变（注：患者男，66岁，重症早期）

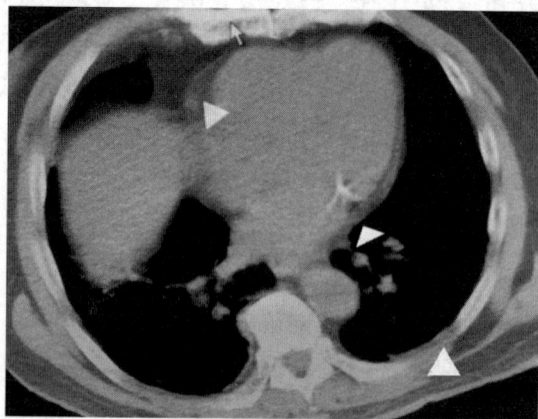

图 3-3　心包膜和胸膜增厚（箭头所示）（注：患者男，74岁，重症进展期）

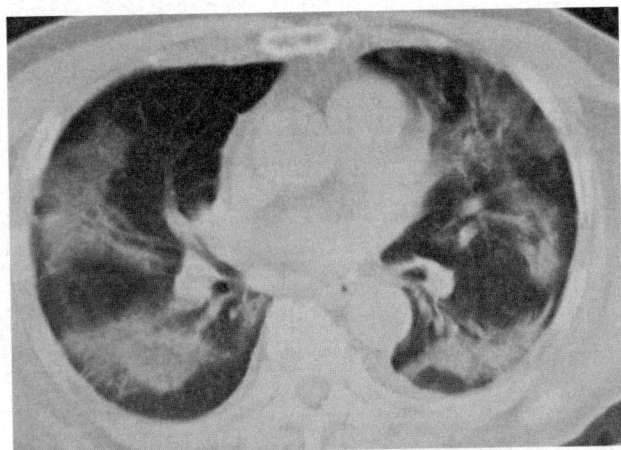

图 3-4　混合性铺路石样磨玻璃样改变（注：患者女，68 岁，重症恢复期）

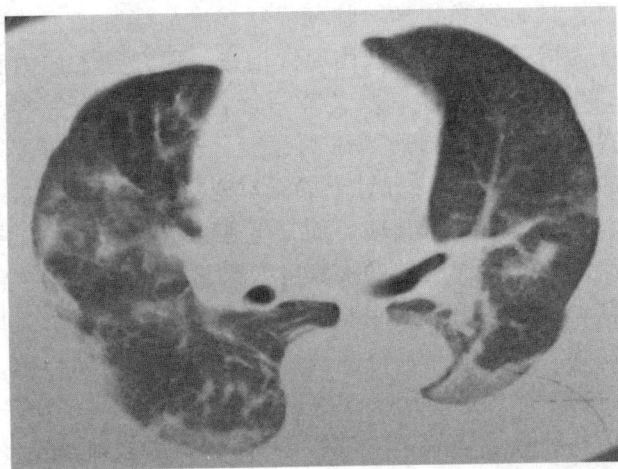

图 3-5　弥漫大片状影——白肺（注：患者男，80 岁，危重症急症期）

（本文由作者刘宁于 2020 年 2 月 11 日上午接受中国日报、广州日报等多家媒体和"悦读中医"线上访谈的录音整理修订而成。期间得到了北京中医药大学东直门医院放射科陈正光教授的指导和呼吸科吴华阳副主任医师、北京中医药大学赵鹏飞博士的大力支持，在此一并谨致衷心谢忱。）

附一：刘宁博士答网友问题

"悦读中医"公众号刊发刘宁博士"新冠肺炎"文章后，引起广泛社会反响，编辑从众多条留言中选取比较有代表性的问题，请刘宁集中解答和回应。

1. 大家对用针灸治疗新冠肺炎非常感兴趣，能否分享下您针灸治疗时的思路以及常用穴位？

针灸治疗和运用中药一样，都是中医临床常用的治疗方法，并且其具有操作简便、施术容易、疗效快速的特点。我在临床中治疗疾病多是针药并用，疗效比单纯中药治疗更好，尤其对急症、重症效果立竿见影。新冠肺炎属于病毒感染性疾病，具有发病快速、临床症状多变、多脏器损伤的特征，临床治疗以经络辨证为指导，大部分选用原穴治疗。原穴是人体内脏腑原气经过和留止的部位，十二经脉在腕、踝关节附近各有一个原穴，合为十二原穴。在临床上，原穴可以治疗各自所属脏腑病变，也可以根据原穴的反应变化，推测脏腑功能的盛衰。《灵枢·九针十二原》说："五脏有疾也，应出十二原。而原各有所出，明知其原，睹其应，而知五脏之害矣。"因病毒损伤人体脏器，所以应用原穴治疗内在脏腑的疾病，效果显著。我临床结合患者肺脏损伤，憋气、喘息、咳嗽的症状选用肺经的原穴太渊（附图1、附图2、附图3）。中医理论认为，肺主呼气，很多病人有心脏的损伤，心痛、心慌、心率加快、失眠等症状，针刺手厥阴心包经的内关、手少阴心经的神门，心率可以从每分钟100多次直接降到70多次（扫下方二维码观看针灸治疗视频），且心痛症状明显减轻，失眠患者可以安稳入睡。针对后背疼痛，阳气不通的患者针刺手少阳三焦经的中渚和手太阳小肠经的后溪（附图4、附图5），后溪为八脉交会穴可通督脉阳气，患者疼痛立减而可平卧。此次疫病期间，我在湖北省中西医结合医院呼吸与重症6病区广泛开展针灸治疗，效果非常好，许多病人开始持怀疑态度，经过一两次针灸治疗后，转变成追着我要做针灸治疗。这就是因为针灸能很快地改善患者的临床症状，促进疾病向愈。临证中选穴有多种配伍方法，需灵活辨证应用，在新型冠状病毒感染性疾病的治疗中，针灸疗效显著而且快速，可广泛推广应用。

针灸治疗视频二维码

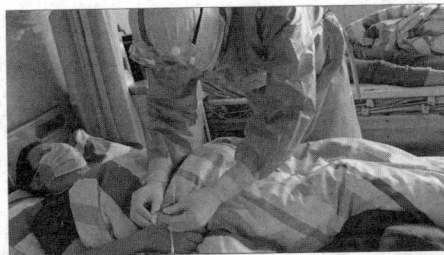

附图 1　针刺太渊穴 A

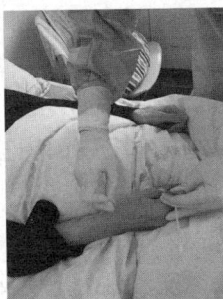

附图 2　针刺太渊穴 B

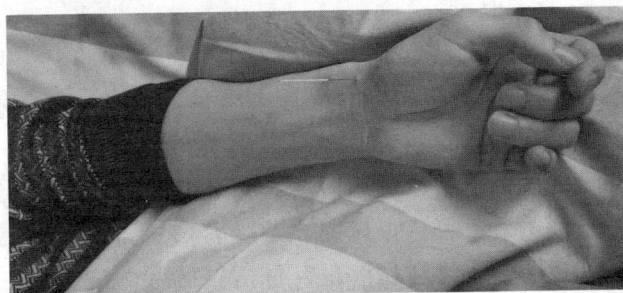

附图 3　针刺太渊穴 C

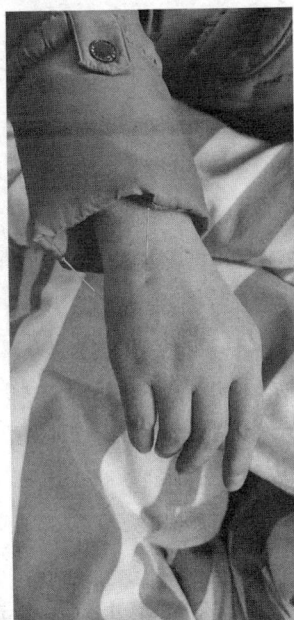

附图 4　针刺中渚穴和后溪穴

扫一扫查看高清彩图

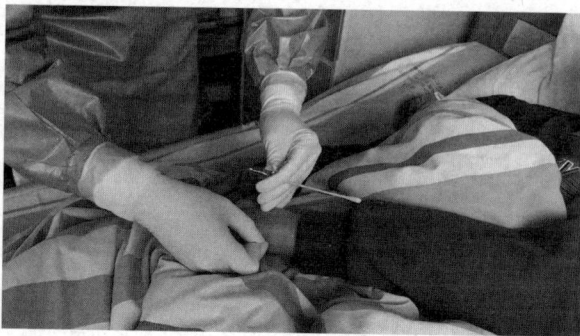

附图5 针刺后溪穴

2. 很多读者对于您的"扶正祛邪"治疗思路十分认同，希望您能分享下目前临床患者的舌象、脉象有什么样的特点。另外，大家想了解下患者们服用中药之后的病情转变如何，有没有比较典型的案例？

患者的舌象普遍呈厚腻之象，有白腻苔，有黄腻苔，舌体有胖大舌色淡白的，也有瘦小舌色红绛的，脉普遍为浮大、数脉。病人的病情不同、所处的病程阶段不同，表现有差别，但总体还是以湿邪伤阳、伤正为主要表现，患者服用补气健脾的中药后普遍都有改善，有的效果很明显。中医看病一定要辨证准确，效果才能好，有一些病案和舌象可以分享给大家。

【案1】患某，男，59岁，2020年2月9日入院。主诉：发热半月余，伴气短、呼吸困难1天。现病史：患者1月21日受凉后出现间断低热，体温37.3~38℃，流涕、身痛，自行服用阿莫西林、莫西沙星等药物，症状时有反复。2月2日出现气短、呼吸困难，自觉吸气无力，咳少许白色黏痰，倦怠乏力，于外院行胸部CT示双下肺多发磨玻璃影（附图6A、附图6B）。2月3日新型冠状病毒核酸检测阳性，甲型流感病毒检测阴性。于外院门诊静脉滴注消炎、抗病毒药物，仍有项背强痛、倦怠乏力，气短，呼吸困难，偶有干咳，大便不成形。为求系统诊治，由急诊以"新型冠状病毒肺炎"收入院。刻下症：气短，呼吸困难，活动后加重，偶有干咳，乏力汗出，心烦，口干口苦欲饮，项背强痛，倦怠无力，纳食差，睡眠欠佳，大便不成形，小便可。查体：体温36.2℃，血氧饱和度（SpO$_2$）92%。双肺呼吸音粗，未闻及明显干湿啰音。舌淡暗，苔白厚中心略黄（附图7A）。西医诊断：新型冠状病毒肺炎（重型）。中医诊断：疫病（寒湿郁热）。西医予吸氧、抗病毒（阿比多尔）等对症支持治疗。

一诊（2020年2月11日）：患诉胸闷、气短，胸痛不适，部位以双侧上胸部为主，深呼吸及咳嗽时加重，双侧膝关节疼痛及双下肢发热汗出，眠差。舌淡红，苔白厚中心淡黄（附图7B）。体温37℃，$SpO_2$98%。辨证：脾胃气虚，运化失权。治法：补气建中，健胃消食。方药：西洋参片6g，党参10g，黄芪30g，红景天15g，炒谷芽10g，炒六神曲10g，焦山楂10g，鸡血藤30g，川牛膝30g，炒鸡内金6g。3剂，日1剂，水煎饭后服，3次/日。

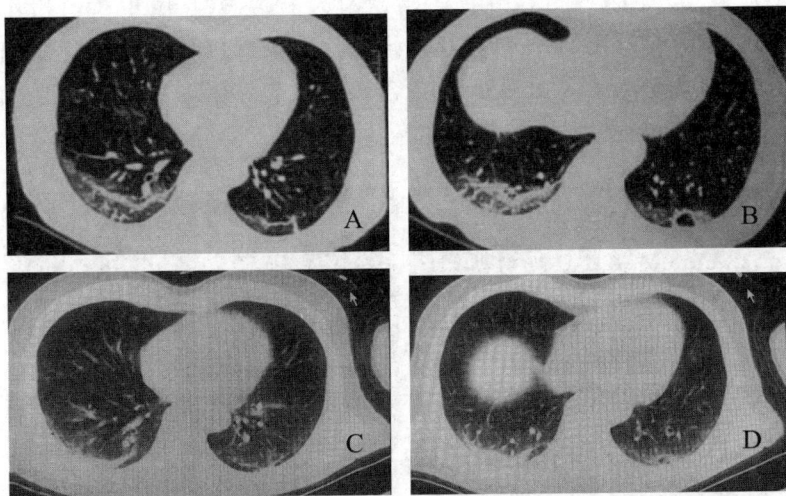

图6　案1患者治疗前后胸部CT变化

注：A、B为2020年2月2日CT：双下肺多发磨玻璃影；C、D为2020年2月20日CT：双肺多发感染，炎症较前稍吸收。

二诊（2020年2月13日）：舌淡红，苔黄腻，中有裂纹（附图7C）。上方继服。

三诊（2020年2月15日）：患者精神尚可，诉胸闷、气短较前稍有好转，深呼吸及咳嗽时仍有胸骨不适，眠差。体温37℃，$SpO_2$98%。舌略红，苔薄白中心淡黄略厚（附图7D）。辨证：气阴两虚，余邪不净。治法：益气养阴，兼祛余邪。方药：淡竹叶6g，生石膏20g（先煎），麦冬20g，太子参15g，芦根30g，佩兰10g，北沙参10g，生薏苡仁30g。2剂，日1剂，水煎饭后服，3次/日。

四诊（2020年2月17日）：患者神清，精神可，诉胸闷气短较前好转，纳可。舌淡红，苔少（附图7E）。$SpO_2$98%。辨证：气阴两虚。治法：补益气阴。方药：生黄芪15g，人参12g，桔梗12g，炙甘草6g，升麻6g，厚朴6g，玫瑰花9g，苏叶6g，陈皮6g，玄参9g，薤白9g，炒白术9g。2剂，日1剂，水煎饭后服，3次/日。

五诊（2020年2月19日）：患者胸闷、气短症状进一步好转，未诉特殊不适，食欲可。舌淡红，苔薄白根稍黄腻（附图7F）。SpO$_2$ 99%。辅助检查：2020年2月18日新型冠状病毒核酸检测阴性。上方继服。

六诊（2020年2月21日）：患者精神可，未再发热，未再出现咳嗽、胸闷，活动后短气，偶有咽干，纳可。舌淡红，苔薄白（附图7G、附图7H）。辅助检查：2020年2月20日新型冠状病毒核酸检测阴性。2020年2月20日胸部CT：双肺多发感染（附图6C、附图6D）。患者近几日未再发热，临床症状明显好转，两次核酸检测阴性，CT检查示肺部炎症较前稍吸收。

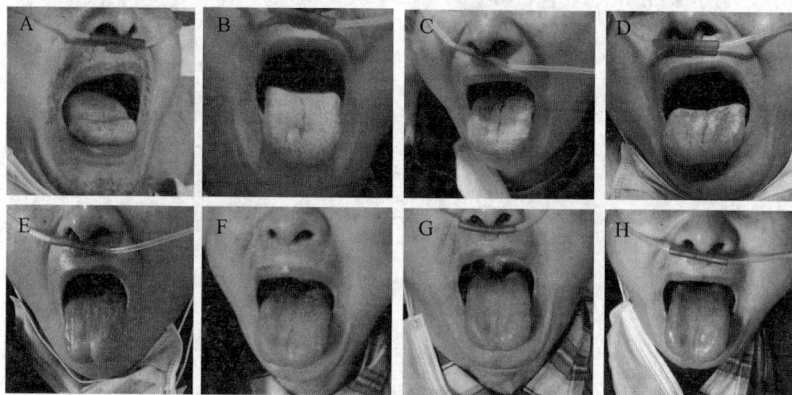

附图7 新型冠状病毒肺炎（重型）患者治疗前后舌象变化

注：A.治疗前（2020年2月9日）：舌淡暗，苔白厚中心略黄；B.2020年2月11日：舌淡红，苔白厚中心淡黄；C.2020年2月13日：舌淡红，苔黄腻，中有裂纹；D.2020年2月15日：舌略红，苔薄白中心淡黄略厚；E.2020年2月17日：舌淡红，苔少；F.2020年2月19日：舌淡红，苔薄白，根稍黄腻；G.2020年2月21日：舌淡红，苔薄白；H.2020年2月22日：舌淡红，苔薄白。

【案2】患某，女，38岁。

2020年2月3日CT显示（附图8、附图9）如下。

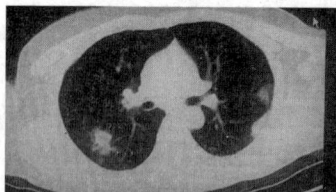

附图8

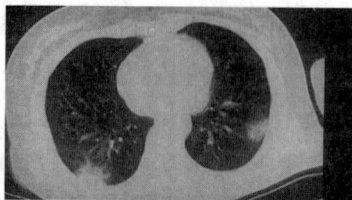

附图9

经中药、针灸治疗后，CT显示好转（附图10、附图11）。

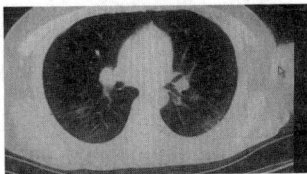

附图 10

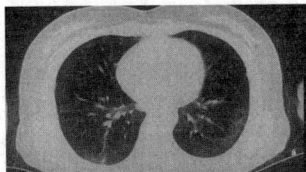

附图 11

【案 3】患某，女，59 岁。

2020 年 2 月 16 日 CT 显示（附图 12、附图 13）如下。

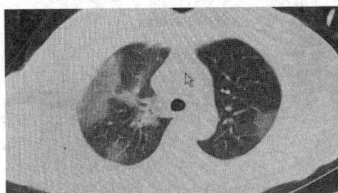

附图 12

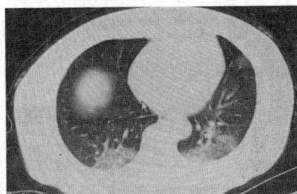

附图 13

经中药、针灸治疗后，CT 显示好转（附图 14、附图 15）。

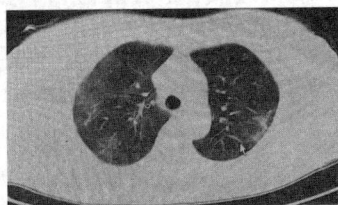

附图 14

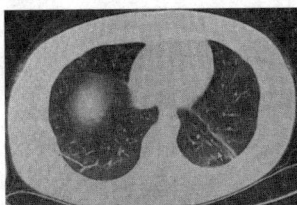

附图 15

3. 对于黄芪一类扶正药物的使用，也有一些读者表示不太理解。我听到在这次的采访中，您对此有相关论述，能否更为精要地解答一下关于使用温补药的理由？

如果大家到临床看到病人，就会明白为什么要扶正，很多患者发病初起即有乏力、短气、胸闷等气虚的表现，很多 40 岁以上的患者在急性期起床都很费劲，上趟厕所都要喘很久，有报道说其他医疗队有的患者去趟厕所就出不来，急性期出现肺损伤，间质性肺炎、肺泡损伤、氧合下降、心率加快，如过用解表耗散之品会徒耗正气，于病无益。黄芪，《本经》列为上品。李时珍在《本草纲目》释名谓："耆，长也。黄耆色黄，为补药之长，故名。"黄芪能大补肺气，升阳气，药理学研究发现它能有效改善肺部炎性反应，预防肺纤维化的发生。黄芪是非常好的增强免疫功能、修复肺损伤的药物。急性应激反应、免疫过度时要适当配伍黄芩、玄参之类的寒凉养阴之品，清虚火以抑制免疫过度。人参，

《本经》曰："补五脏，安精神。"叶天士《本草经解》说："肺为五脏之长，百脉之宗，司清浊之运化，为一身之橐籥，主生气。"人参气寒清肺，肺清则气旺，而五脏俱补矣。人参可大补元气，健脾益气，使中焦化生有源，防止邪气侵犯。黄芪、人参这两位药自古以来都是常用的补气药，在《汤液经法》中治疗外感天行病非常重要的大阳旦汤，就是黄芪、人参并用。至于敛邪之说，当视疾病不同、病人状况不同而定，此次新型冠状病毒感染性疾病的病机以正虚为主，法当补气扶正，至于驱邪则有汗、消、下等法，结合病人具体情况可酌情辅以治之，切勿以攻邪发表为主，慎之慎之。

4. 还有一个类似的问题，就是很多读者问既然将新冠肺炎归为温病，为何没有使用传统概念中的温病方剂？

温病学作为中医学的一门学科，是指因感受温邪所引起的一类外感急性热病的总称，又称为温热病，属广义的伤寒范畴。以发热，易化燥伤阴为临床主要表现。温病包括的范围很广，吴又可在《温疫论》中指出："疫者，感天地之厉气。""此气之来，无论老少强弱，触之即病。"一般的急性传染病、急性热病都属于温病的范畴，比如鼠疫、天花、霍乱、SARS 和此次的新冠肺炎都属急性传染病，在中医学就属温病学范畴，疫病中由于感受的邪气不同，分为诸多病种，其中有温疫、湿热疫，也有寒疫、寒湿疫，其共同特征是都有急性发热过程。前人多将外感热邪所引起的疫病称为温疫或瘟疫，从而将其隶属于温病的范畴。可以说，温疫是温病中的一种类别，就二者的关系而言，温病之义广而温疫之义狭。

从此次感染的病毒性质分析，冠状病毒一个共性：感染高峰在秋冬和早春。从时间规律上分析，秋冬、早春是一年之阴，即是气候寒凉之时，此病毒适于在寒冷的环境对人体发动进攻，那么我们就可以把它看作"寒邪"。湖北地处中国地域的中部偏南，发病时正值寒湿之季，天地大环境都是寒湿，也就是运气学说的"土运不足"，结合人体体内状态，就是脾肾阳虚为本，病毒侵犯以损耗人体正气、阻遏人体阳气为主要病机，所以治疗以补气温化为法。从温病学的病名来看，"寒湿疫"应最为恰当。

至于用方来说，愚以为汤液经的大阳旦汤最为适合，临证是圆机活法，不必局限，温病学来源于伤寒论，吴鞠通说"羽翼伤寒"，丰富和发展了伤寒论的治疗范围，有很多方剂都是从伤寒论演化出来的，比如《温病条辨》的五承气汤等。此次疫病，伤正则湿气不化，在扶正基础上辅以分消走泄法，应用温胆汤等效果也非常好，总之是以扶正为基本大法，根据个人体质不同、症状不同、传变不同，灵活加减应用，如兼有表寒可佐以辛温解表，如兼有表热可佐以辛凉解表，如兼有阳明热盛可佐以清热泻下，如兼有是湿热阻滞可佐以分消走泄，如兼有寒湿困脾可佐以温阳祛湿之品，但驱邪一定不忘扶正，方随证变，机圆法活，则病必除。

附二：抗击新型冠状病毒感染疫情，中医义不容辞
——2020年1月23日刘景源教授接受环球网访谈

记者： 从中医的角度对冠状病毒怎么看？

刘景源： 中医和西医对传染病的认识理论体系不一样，西医是从病原微生物的角度，比如说，细菌、病毒、螺旋体、衣原体、支原体、原虫，等等，这些都是病原微生物，冠状病毒属于病毒里面的一种，所以西医认为这次的肺炎是冠状病毒导致的。中医不是这个概念，中医对传染病的认识是从自然界气候的变化来分析，因为一年四季气候不一样，所以自然界存在着风、寒、暑、湿、燥、火这六气，这是正常的气候特点，人生活在自然界中，适应这种气候，不会导致病变，这叫六气，是自然界正常的气候变化。但是如果气候的变化超过了正常的限度，人体不能耐受了，忍耐不了了，就导致了疾病，这就叫六淫。六淫就是不正常的大，这种气候特点超出了正常的范围，就会导致疾病。除了风、寒、暑、湿、燥、火之外，还有温毒和疫疠邪气。这个温毒和疫疠邪气本身不表示病变的性质，是强调它的传染性。比如说这次的冠状病毒导致的肺炎，我们中医就把它认为是疫疠，疫疠是指它的强烈传染性。人们认为所有的传染病都叫做温疫，这个概念有点偏颇。为什么呢？有的疫疠它导致的病变是寒性的，有的导致的病变是热性的。临床表现有的为寒，有的表现为热。就是说，有的患者他初起特别怕冷，同时又发热，以怕冷为主，发热不如怕冷明显，这叫恶寒重发热轻，这种我们中医把它叫作外感寒邪，如果传染性非常强，古代就管它叫寒疫，古代就有寒疫这个名称。如果患者表现为以发热为主，发热重恶寒轻，如果传染性很强，就把它叫做温疫。从病因上说叫外感风热，如果传染性强了就叫做温疫。所以说，我们中医对疫病的认识，不都是现在人们说的温疫，有温疫也有寒疫。

至于说这次的冠状病毒所导致的肺炎是寒疫还是温疫，那就要根据具体患者来分析。因为我没有到临床第一线，没有观察，没有发言权，我只能说它现在传染性非常强，它是疫疠邪气导致的病变。至于属于寒疫还是温疫，

那应该在临床上去观察。

我觉得冠状病毒从西医角度来说，对病变的致病微生物认定很准确。从我们中医角度来讲，统称都是疫疠邪气造成的。具体是寒是热，我们要到临床上去观察，辨证论治。我的看法对不对请同道们指正。

记者： 在中医历史上此类病如何治疗？

刘景源： 在中医历史上传染病发病率相当高，尤其在中华人民共和国建国之前，在旧社会，这些传染病因为当时的防护措施不及时，人们的生活条件不好，发病率非常高。据文献记载，明、清两代平均每四年发生一场疫疠，发病率相当高，而且死亡率也相当高。当时的防护措施和治疗措施都跟不上，所以在历史上这类疾病很多。中医在治病的过程中，不断在总结经验，每一次发生的传染病类型都不一样，它有变异，今年新发的、突发的传染病来了，在临床中，医生就在不断地总结经验，而且是在大量死人的基础上总结经验。也就是说传染病它不仅仅是传染病人，不只是在病人之间传播，医生也是人呀，也同样被传染。所以，每一次传染病来袭，都伴随着患者的死亡和医生的死亡，可以说，我们中医的外感病学说，是建立在大量死人的基础上，从临床实践中总结出来的宝贵经验。每一次疫疠都有一次新的总结。

每次疫力虽然不一样，但是它都有共同点。都是传染病嘛，它一般来说都有发热，另外呢，有些病状也相似。所以古代的医学家们对它加以总结，最后经过漫长的历史时期，起码是在一两千年的历程中，把它总结出一套成熟的经验，到了清朝的中后期形成了温病学派。1800多年前，张仲景的《伤寒论》问世，那是中医学的一大突破，温病学派的形成又是一大突破。所以，中医对外感病的认识，从《伤寒论》发端到温病学派的形成，两个学派加在一起，对外感病的认识包括疫疠，已经非常的深刻，非常的全面了。

怎么治？叶天士总结出了卫气营血辨证，吴鞠通总结了三焦辨证，这两位都是清代著名的医学家，他们总结的这两套辨证体系对临床指导意义都很大。它不是针对哪一种病，对所有的外感病都有指导意义。寒疫应该按照伤寒论方法治疗，温疫应该按照温病的方法治疗。六经辨证、卫气营血辨证、三焦辨证对临床有广泛的指导意义，今天我们还在用，疗效非常好，而且没有抗药性。因为我们中医不仅是治病而且还治人，不管是什么病，和人的体质关系非常密切，所以不同的人，不同的年龄，不同的体质，我们用药也不完全一样，同一种病治疗也不完全一样，所以不存在抗药性的问题。

中医的治疗讲究辨证论治，根据它的临床表现进行具体的治疗。但是它也有普适性，因为传染病都是类似的，所以总的原则是一样的，根据不同的患者用药又不完全一样。这个是我们从历史上也好，到今天也好，对这类疾病的治疗。

按照六经辨证、卫气营血辨证、三焦辨证具体地进行治疗。因为温疫本身，有的患者夹湿，有的患者不夹湿，所以有的是暑燥疫，那就是纯属热病，有的就夹有湿邪，那就是湿热病，也不一样。根据具体患者、具体病种，辨证论治。这是我们治疗的大方向，大的原则。

记者：现阶段从中医角度看如何预防？有何经方、验方可以应用？

刘景源：对于这个问题，这几天我也一直在网上看。很多专家都发表了自己的看法，也拿出了预防的方案，我觉得见仁见智，都有可取之处。总的来说，我们中医的预防方法和西医很多地方是相同的。比如说空气流通、不到人群密集之处、对患者采取隔离、经常喝温水、戴口罩、见面别握手。我们古代人见面是作揖，尤其是现在是春节了，见面作揖不握手，这是非常科学的，避免互相的传染。这个中医和西医没有太大的区别。从药物防治的经验来讲，古代有很多防治经验。比如晋代葛洪的《肘后备急方》，唐代孙思邈的《备急千金要方》，唐代王焘的《外台秘要》都有一些措施，比如制成药物，通过烧烟熏进行预防。具体来说，我自己认为关键是人体免疫力的强弱。《黄帝内经》讲得很清楚，"正气存内，邪不可干"。人的免疫力强，抗病能力强，一般不会得病。"邪之所凑，其气必虚"，体质虚的人就容易得病。从增强免疫力的角度，简单用一些防治的药物，比如玉屏风散，只有三味药，黄芪、白术、防风这三味药。它能够固表，什么叫"固表"呢？即增强人体体表对自然界致病因素的抵抗能力，增强免疫力。黄芪、白术、防风这三味药药性偏燥，所以也都不是所有人都合适。有的人，比如阴虚的人就不太合适，可以配合着生脉散，现在中成药有生脉饮。生脉散是人参或者党参、麦冬、五味子组成，这里面就有养阴生津的药物，这两个方配合起来玉屏风散、生脉散一共是六味药，既能补气固表，又能养阴生津。对于增强免疫力，非常有好处。但是它对外界的邪气作用不强，主要是增强人体的免疫力。疾病已经开始流行了，必须芳香辟秽。清代喻嘉言有个说法，在疫病没有发病之前，先饮芳香正气药，采取预防措施。藿香、银花、苏叶、白芷，这些药物都有辟秽作用。所以我建议用玉屏风散、生脉散，这两个方合起来一共有 6 味药，再加上藿香、银花、苏叶，一共是九味药，既能够增强免疫力，又能够辟秽解毒。同时如果有湿的话，还能去湿，因为芳香能够化湿浊。如果用成药的话，玉屏风散有颗粒剂，一袋6g可以冲服，生脉饮有口服液。一袋玉屏风散和一支生脉饮，再配上藿香、银花、苏叶，各5g开水冲，送服玉屏风散、生脉饮就可以了。也可以藿香、银花、苏叶各5g，开水冲服贞芪扶正胶囊。贞芪扶正胶囊由黄芪和女贞子组成，黄芪补气，女贞子补阴，合起来补益气阴，阴阳平衡。药物用量不要太大，也不要太偏，这样既不伤阴，又不伤阳，能够增强人体的免疫力，同时能够辟秽解毒。应当说明的是，这是预防的方法，不是治疗用药。我个人的看法，给大家作为参考。

记者：接下来最后一个问题是治疗期间中医如何介入？

刘景源：这个问题您提的非常好，因为中医学在我们国家有几千年的发展历史，是我们的前人在大量死人的基础上，在临床实践中总结出来的宝贵经验。在我们中国古代没有西医的时候，不是也照样治病吗？中华民族之所以能够有14亿人口，谁起的作用，应该说在医疗保健方面，中医的作用是非常重要的。如何介入，中医怎么介入？我觉得应该给中医提供一个平台，让中医深入到第一线。到第一线干什么？从始至终全过程地观察，光看一阶段不行。中医讲辨证论治，因为这个证候它是疾病发展过程中某一个阶段所出现的临床表现的归纳，它不是全过程，所以我们应该从入院开始一直到患者痊愈，全过程观察。大量地观察病例之后，再总结出治疗方案来，这样才有指导意义。所以我觉得，提供机会，搭建平台，深入第一线全过程观察，然后总结经验，拿出方案。其中特别是和西医配合起来，比如说，高热的患者，由于长期高热消耗体液，可能导致电解质不平衡了，中医就是说伤阴了，如果采取西医的方法，适当地给一点液体，支持疗法也是必要的。中西医结合起来，我觉得疗效会更好。治疗以中医药治疗为主，拿西医的支持疗法作为辅助手段。这是我从中医角度说，用中西医结合。当然，西医有西医的治疗方法，在临床上大家"八仙过海，各显神通"。总而言之，为人民服务，为患者服务。

共同努力，把这场疫情扑灭，是我们最终的目的。

（原文责任编辑：薛艺磊，摘录有删改）